中药学综合知识与技能

2017

国家执业药师资格考试命题研究委员会　编写

U0200481

科学出版社

北京

内 容 简 介

　　本书参照执业药师资格考试最新考试大纲和教材，精选教材重点知识，力求全面覆盖考点，依据命题规律精编试题。本书分为考点提炼、真题再现、强化练习、模拟测试四大模块。考点提炼精炼书本内容，减少复习压力，有效利用备考时间；真题再现部分"以点带题"，将考点与真题一一对应，帮助考生熟悉命题形式；强化练习则是"以题带点"，用精心编写的练习题强化考点，学以致用；模拟测试为每个章节末的模拟试题，用以检验学习的效果。经过多轮多层次的训练，帮助考生强化应试能力，提高应试技巧，顺利通过国家执业药师资格考试。

　　本书是执业药师资格考试应试人员的复习备考用书。

图书在版编目（CIP）数据

中药学综合知识与技能：2017 / 国家执业药师资格考试命题研究委员会编写. —北京：科学出版社，2017.4
　　国家执业药师资格考试卓越速通宝典
　　ISBN 978-7-03-052478-2

Ⅰ. ①中… Ⅱ. ①国… Ⅲ. ①中药学–资格考试–自学参考资料 Ⅳ. ①R28

中国版本图书馆 CIP 数据核字（2017）第 069819 号

责任编辑：张天佐 / 责任校对：桂伟利
责任印制：赵 博 / 封面设计：范 唯

科 学 出 版 社 出版
北京东黄城根北街 16 号
邮政编码：100717
http://www.sciencep.com

北京市密东印刷有限公司 印刷
科学出版社发行 各地新华书店经销
*

2017 年 4 月第 一 版 开本：787×1092 1/16
2017 年 4 月第 一 次印刷 印张：11 1/2
字数：342 000

定价：45.00 元
（如有印装质量问题，我社负责调换）

前　言

　　根据国务院印发的《"十三五"国家药品安全规划》中对未来执业药师队伍的要求可知，到 2020 年，执业药师服务水平要显著提高。每万人口执业药师数须超过 4 人，所有零售药店主要管理者必须具备执业药师资格、营业时有执业药师指导合理用药。不难看出，国家对执业药师队伍的培养日益重视，执业资格证书行业前景不容小觑。然而，参加药师考试的考生，不可谓专业不精，知识不全，但面对考试，总显得束手无策，屡屡失败。如何破解学与考脱节的困境呢？药学相关知识厚重而渊博，全面而精深，执业药师资格考试，有规律、有重点、有方向，两者并不矛盾，只是需要打通知识与考试的通道。

　　"国家执业药师资格考试卓越速通宝典"应运而生。本丛书是一套由全国知名执业药师资格考试考前培训学校"环球卓越"策划，众多一线辅导专家倾情加盟，联袂为众多志在考取执业药师资格的考生量身定做的应试辅导丛书。本丛书参照最新考试大纲和教材，精选教材重点知识，力求全面覆盖考点，并结合历年考试的具体情况和新版大纲的修订内容精编部分试题，帮助考生全面掌握知识点，提高应试答题技巧，顺利通过国家执业药师资格考试。

　　本丛书特点如下：

　　一、名师执笔，实用性强

　　编写本丛书的作者常年活跃在教学一线，精研教材，深谙大纲，丛书内容是他们多年辅导经验的提炼和结晶，实用性非常强，专为执业药师考生定制。

　　二、体例独特，一书多用

　　本丛书体例为考点提炼、真题再现、强化练习、模拟测试。考点提炼是将原有的大篇幅的书本内容，提炼为精炼的考点，减小复习压力，更有效地利用备考时间；真题再现，则针对每个考点，将最近几年真题中相应的命题挑选出来与之对应，帮助考生熟悉命题形式；强化练习则是一点一题，用一组相关的练习题强化一个考点，学以致用；模拟测试为每个章节精心编写一套模拟试题，用以检验学习的效果。本丛书内容总结性和针对性很强，经过多轮多层次的训练，考生的应试能力得以大幅提升。

　　三、超值服务，锦上添花

　　文字内容有限，为了让考生全方位提升应试能力，本书随书附赠分册专属名师网络课堂，让读者结合图书，聆听名师的倾心讲解。轻轻一扫封面二维码，便可将本书变成行走的有声课堂。此外，更有海量资料赠送，真正物超所值。

　　为了保证编写质量，我们参考了诸多国内外文献，但并未一一注明。我们也引用了部分已出版过的试题和练习，因篇幅所限，也未能一一讲明出处。在此，我们谨对有关作者一并表示感谢。

　　书中可能还有些遗漏，敬请同行和广大读者指出，待再版时纠正。

国家执业药师资格考试命题研究委员会

2017 年 1 月

目　　录

科 目 概 述

一、科目特点

综合知识与技能，是一个综合性的科目，共计有 11 个章节组成。

章节	内容	分值
第一章	中医基础理论	12 分
第二章	中医诊断基础	14 分
第三章	常见病辨证论治	29 分
第四章	民族医药基础知识	2 分
第五章	常用医学检查指标及临床意义	2 分
第六章	中医文献信息与咨询服务	2 分
第七章	中药调剂操作的基本技能知识	21 分
第八章	中药的贮藏与养护	6 分
第九章	中药的合理应用	16 分
第十章	特殊人群的中药应用	8 分
第十一章	中药不良反应	8 分
合计		120 分

二、科目复习指导

【第一阶段】复习时间 2 个月

复习内容：

第一章　中医基础理论

第二章　中医诊断基础

第三章　常见病辨证论治

解读：中医基础理论是最基础的章节，中医诊断是连接于中医基础和常见病辨证论治的桥梁学科,常见病辨证论治是本科目占分比值最大的章节。故在复习之初，应该先复习一~三章。

【第二阶段】复习时间 15 天

复习内容：

第六章　中医文献信息与咨询服务

第七章　中药调剂操作的基本技能知识

解读：第六章内容少，重点集中，易拿分，第七章，重点集中，占分比值大。故为复习的重点章节。

【第三阶段】复习时间 15 天

复习内容：

第十章　特殊人群的中药应用

第十一章　中药不良反应

第九章　中药的合理应用

第八章　中药的贮藏与养护

第四章　民族医药基础知识

解读：按照以上次序进行复习，善于抓住重点，对于一些内容多，分值少的考点，可适当的放弃。

【第四阶段】复习时间 15 天

复习内容：

第五章　常用医学检查指标及其临床意义

解读：以上学习过的章节进行总的复习，对于没有掌握的知识点突击强化。

【第五阶段】复习时间 15 天

复习内容：大量做复习题，进行模拟测验，检测自己的盲点、难点，进行考前的最后突击。

第一章　中医基础理论

章 节 概 述

中医基础理论是执业中药师综合知识与技能科目中最为基础也最为重要的章节，依据历年的考试分析来看，本章节占到的分值约为12分，表面看是占着整个科目的10%的分值，但因为中医基础理论是最为基础的一个章节，这个章节的掌握程度，影响着第二章中医诊断基础和第三章常见病辨证论治的一部分分值。故应作为重点章节进行复习。

本章节共计分为 10 个小节，分值分布比较均匀，基本每个章节都会有 1 分的分值体现（表1-1）。其中第2节阴阳学说、第3节藏象、第 5 节生命活动的基本物质、第 8 节病因、第 9 节发病与病机，对于后续的第二章中医诊断基础和第三章常见病辨证论治的铺垫较多。因此在复习时这 5 个小节应重点复习。

表 1-1

章节	内容	分值
第一节	中医学的基本特点	1分
第二节	阴阳学说	1分
第三节	五行学说	1分
第四节	藏象	2分
第五节	生命活动的基本物质	1分
第六节	经络	1分
第七节	体质	1分
第八节	病因	1分
第九节	发病与病机	2分
第十节	预防与康复	1分
合计		12分

第一节　中医学的基本特点

考点 1　中医学理论体系的主要特点

1. 整体观念 人体内外环境的统一性

（1）人是一个有机整体：人体以五脏为中心，以心为主宰。

（2）人与自然环境的统一性。

（3）人与社会环境的统一性。

2. 辨证论治

【真 题 再 现】

多项选择题

中医学的基本特点有

A. 整体观念　　　　B. 阴阳学说

C. 八纲辨证　　　　D. 辨证论治

E. 五行学说

答案：AD

【强 化 练 习】

最佳选择题

中医学认为，构成人体的中心是

A. 五脏

B. 六腑

C. 奇恒之腑

D. 形体官窍

E. 经络

参考答案：A

考点 2　症、证、病的概念

症——疾病的外在表现，即症状（恶寒，发热，嗳气）。

病——疾病的简称（感冒）。

证——机体在疾病发展过程中某一阶段的病理概括，包括病变的部位、原因、性质，以及邪正关系。（风寒犯肺；气滞血瘀；肝胃不和；津亏）。

【真 题 再 现】

最佳选择题

1. 中医理论认为"症"、"证"、"病"含义不同，下列表述中，属于"证"的是（2015 年 A 型 1 题）

A. 感冒　B. 咳嗽　C. 风寒犯肺

D. 鼻痒喷嚏　　　　E. 恶寒发热

2. 根据中医理论，"症""证""病"含义不同，

下列表述中属于"证"的是（2016年A型1题）

A. 胸痹　　B. 心悸　　C. 气滞血瘀

D. 脘腹胀满　E. 胸痛彻背

答案：1. C　2. C

【强化练习】

最佳选择题

1. 下列表述中属于症的是

A. 咳嗽　B. 恶寒　C. 肺痈　D. 水肿　E. 消渴

2. 属于疾病名称的是

A. 湿热　B. 瘀血　C. 肝郁　D. 暑湿　E. 感冒

3. 属证的是

A. 发热恶寒　B. 肝胃不合　C. 胸胁胀满

D. 头身疼痛　E. 纳呆食少

4. 下列属于症的是

A. 嗳气　B. 食积　C. 热淋　D. 鼻渊　E. 虚劳

5. "证"是指

A. 疾病的体征与症状

B. 对疾病的症状与体征的调查

C. 对疾病的症状与体征的分析

D. 对疾病全过程规律的认识

E. 对疾病某一阶段的病理概括

参考答案

最佳选择题：1. B　2. E　3. B　4. A　5. E

考点3　"同病异治"与"异病同治"

"同病异治"——同一种疾病，由于发病的时间，地区及患者机体的反应不同，或处于不同的发展阶段，所表现的证不同，因而治法就各异。

同一个疾病——不同的证型——不同的治法——不同的方药

"异病同治"——不同的疾病，在其发展过程中，由于出现了相同的病机，因而也可以采用同一种方法来治疗。

不同的疾病——同一个证型——同一治法——同一个方药

【真 题 再 现】

配伍选择题

A. 辨证论治　B. 对症治疗　C. 异病同治

D. 同病异治　E. 辨病论治

1. 同种疾病，若其表现的证不同，则治法应采用

2. 不同的疾病，由于出现了相同的病机，其治法应采用

答案：1. D　2. C

第二节　阴阳学说

考点4　阴阳属性

以水火而言，则"水为阴，火为阳"。

阳（火）——剧烈运动的，外向的，上升的，温热的，明亮的，或属于功能方面的。

阴（水）——相对静止的，内守的，下降的，寒冷的，晦暗的，或属于有形的物质方面的。

【真 题 再 现】

最佳选择题

根据阴阳理论，下列属阳的是（2016年A型2题）

A. 滋润　B. 兴奋　C. 抑制　D. 凝聚　E. 收敛

答案：B

【强 化 练 习】

多项选择题

属于阳的属性有

A. 温煦　B. 升腾　C. 抑制　D. 推动　E. 滋润

参考答案

多项选择题：ABD

考点5　阴阳属性的相对性

主要表现在两个方面：

其一，阴阳的可分性，即阴阳双方中的任何一方又可以再分阴阳，即所谓阴中有阳，阳中有阴。如昼为阳，夜为阴。白天的上午与下午相对而言，则上午为阳中之阳，下午为阳中之阴；夜晚的前半夜与后半夜相对而言，则前半夜为阴中之阴，后半夜为阴中之阳。

其二，阴阳的相互转化性，即在一定条件下，阴阳可以发生相互转化，阴可以转化为阳，阳也可以转化为阴。

【真 题 再 现】

配伍选择题

A. 阳中之阳　B. 阴中之阳　C. 阳中之阴

D. 阴中之阴　E. 阴中之至阴

1. 在不同时间段的阴阳属性划分中，下午为

2. 在不同时间段的阴阳属性划分中，前半夜为

答案：1. C　2. D

【强化练习】

最佳选择题

1.《内经》认为"阴中有阳，阳中有阴"体现出阴阳的

A. 普遍性　B. 相关性　C. 可分性

D. 转化性　E. 规定性

多项选择题

2. 阴阳的相对性表现在

A. 阳制约阴　　　　B. 阴根于阳

C. 事物的无限可分性　D. 阴消则阳长

E. 阴阳相互转化

参考答案

最佳选择题：1. C

多项选择题：2. CE

考点 6　阴阳的相互关系

1. 阴阳的对立制约——"寒者热之，热者寒之"。

2. 阴阳的互根互用——"阴在内，阳之守也；阳在外，阴之使也""阳损及阴，阴损及阳"。

3. 阴阳的消长平衡——"阴消阳长，阳消阴长"（量变）。

4. 阴阳的相互转化——"寒极生热，热极生寒""重阴必阳，重阳必阴"（质变）。

【真题再现】

最佳选择题

根据阴阳相互关系"寒极生热，热极生寒"，属于阴阳的（2015 年 A 型 2 题）

A. 相互交感　B. 对立制约　C. 互根互用

D. 消长平衡　E. 相互转化

答案：E

【强化练习】

最佳选择题

1. "阴在内，阳之守也；阳在外，阴之使也"说明了阴阳的哪种关系

A. 互根互用　B. 对立制约　C. 消长平衡

D. 相互交感　E. 相互转化

2. "阳损及阴，阴损及阳"体现阴阳的病理方面的哪种关系

A. 对立制约　B. 互相转化　C. 互根互用

D. 阴阳消长　E. 阴阳平衡

参考答案

最佳选择题：1. A　2. C

考点 7　依据阴阳学说确定治疗原则

1. 阴阳偏胜的治疗原则——"损其有余""实则泻之"。

阳胜则热——实热证——热者寒之；

阴胜则寒——实寒证——寒者热之。

[备注：偏胜（盛）针对的都是实证，阳胜就是火多，火多就热，所以阳胜就是实热证；阴胜就是水多，水多就寒，所以阴胜就是实寒证]

2. 阴阳偏衰的治疗原则——"补其不足，虚则补之"。

阴虚——虚热证——"壮水之主，以制阳光"——阳病治阴

阳虚——虚寒证——"益火之源，以消阴翳"——阴病治阳

（备注：①偏虚（衰）针对的都是虚证，阴虚，就是水少，水少就是寒凉的少，寒凉的少就相对较热，所以阴虚是虚热证；阳虚，就是火少，火少就是温暖的少，温暖的少就相对较寒，所以阳虚就是虚寒证。②壮水，是因为水少才需要壮水，水少就是阴虚，阴虚就需要治阴，制阳光，是针对阴虚表现出来的虚热，虚热就是阳光，因为是热的性质，所以也在说明病的性质是阳病。所以阳病针对的是阳光，治阴针对的是壮水。

同理：益火是因为火少才需要益火，火少就是阳虚，阳虚就需要治阳，消阴翳，是针对阳虚表现出来的虚寒证，虚寒就是阴翳，因为是寒的性质，所以也在说明病的性质是阴病。所以阴病针对的是阴翳，治阳针对的是益火。）

阴阳偏衰的治疗，明代张景岳根据阴阳互根的原理，提出了阴中求阳，阳中求阴的治法

用补阳药时，须佐用补阴药——阴中求阳

用补阴药时，须佐用补阳药——阳中求阴

（备注：补阳配伍补阴药，目的是要达到补阳的效果，这就是求阳，阴中是指配伍的补

阴药。通过佐用的补阴药，最终达到求阳，也就是补阳的效果。后者同理。）

【真 题 再 现】

最佳选择题

在阴阳学说中，"益火之源，以消阴翳"是什么治疗原则

A. 阳病治阴　B. 阴病治阳　C. 阴中求阳

D. 阳中求阴　E. 阴阳双补

答案：B

【强 化 练 习】

最佳选择题

1. 阴邪盛而导致的实寒证，其治疗方法是

A. 阴病治阳　B. 阳病治阴　C. 寒者热之

D. 虚者补之　E. 热者寒之

2. 阴病治阳的病理基础是

A. 阳虚　　B. 阴虚　　C. 阴胜

D. 阳胜　　E. 阴阳两虚

3. "壮水之主，以制阳光"适用于

A. 阴病治阳　B. 阳病治阴　C. 阳中求阴

D. 阴中求阳　E. 阴阳双补

4. 阴中求阳的适应证是

A. 阳虚　B. 阴虚　C. 阴盛　D. 阳盛　E. 阴阳两虚

配伍选择题

A. 阳中求阴　B. 阴中求阳　C. 阳病治阴

D. 阴病治阳　E. 补阴补阳

5. 补阴时适当配以补阳药即是

6. 补阳时适当配以补阴药即是

A. 实寒证　B. 实热证　C. 虚寒证

D. 虚热证　E. 真寒假热证

7. 阳虚所致的证候是

8. 阴盛所致的证候是

多项选择题

9. 阴阳偏衰的治疗原则是

A. 实则泻之　B. 虚则补之　C. 损其有余

D. 补其不足　E. 阴阳双补

参考答案

最佳选择题：1. C　2. A　3. B　4. A

配伍选择题：5. A　6. B　7. C　8. A

多项选择题：9. B　D

考点8　依据阴阳理论归纳药物的性能

1. 药性

阴——寒凉——具有减轻或消除热证作用的中药（黄芩、栀子）；

阳——温热——具有减轻或消除寒证作用的中药（附子、干姜）。

2. 五味

阴——酸、苦、咸；

阳——辛、甘、淡。

3. 升降浮沉

阴——泻下、清热、利尿、重镇安神、潜阳熄风、消导积滞、降逆、收敛——沉降；

阳——升阳、发表、祛风、散寒、涌吐、开窍——升浮。

【真 题 再 现】

最佳选择题

其性属阳的药是

A. 菊花　B. 黄柏　C. 附子　D. 麦冬　E. 石斛

答案：C

【强 化 练 习】

多项选择题

在药物的五味中，属阴的是

A. 辛　B. 咸　C. 酸　D. 苦　E. 甘

参考答案

多项选择题：BCD

第三节　五行学说

考点9　五行的特性

1. 木——木曰曲直——引申为生长、升发、调达舒畅等作用的事物。

2. 火——火曰炎上——引申为温热、升腾等作用的事物。

3. 土——土曰稼穑——引申为生化、承载、受纳等作用的事物。

4. 金——金曰从革——引申为清洁、肃降、收敛等作用的事物。

5. 水——水曰润下——引申为寒凉、滋润、向下运行等作用的事物（表1-2）。

表 1-2

自然界							五行	人体					
五音	五味	五色	五化	五气	五位	五季		五脏	五腑	五官	五体	五志	五声	五动
角	酸	青	生	风	东	春	木	肝	胆	目	筋	怒	呼	握
徵	苦	赤	长	暑	南	夏	火	心	小肠	舌	脉	喜	笑	忧
宫	甘	黄	化	湿	中	长夏	土	脾	胃	口	肉	思	歌	哕
商	辛	白	收	燥	西	秋	金	肺	大肠	鼻	皮	悲	哭	咳
羽	咸	黑	藏	寒	北	冬	水	肾	膀胱	耳	骨	恐	呻	栗

【真题再现】

最佳选择题

在五行中，"木"的特性为

A. 升发 B. 清洁 C. 滋润 D. 生化 E. 温热

答案：A

【强化练习】

最佳选择题

1. 在五行中，"火"的特性为

A. 升腾 B. 收敛 C. 滋润 D. 升发 E. 生化

2. 在五行中，"土"的特性为

A. 升腾 B. 升发 C. 滋润 D. 生化 E. 收敛

3. 根据五行学说，金的特性为

A. 生长 B. 升发 C. 生化 D. 收敛 E. 滋润

4. 根据五行学说，水的特性为

A. 生化 B. 生长 C. 升发 D. 收敛 E. 滋润

5. 下列属于五行中"金"的是

A. 脉 B. 筋 C. 肉 D. 皮 E. 骨

参考答案

最佳选择题：1. A 2. D 3. D 4. E 5. D

考点 10 五行的生克乘侮

1. **五行相生的次序** 木生火、火生土、土生金、金生水、水生木。

相生关系为"母"和"子"的关系；"生我"者为母，"我生"者为子。

如：木生火，火生土，故木为火之母，土为火之子。

2. **五行相克的次序** 木克土、土克水、水克火、火克金、金克木。

相克关系为"所不胜"和"所胜"的关系；"克我"者为"所不胜"；"我克"者为"所胜"。

如：水克火，火克金，故水为火之所不胜，金为火之所胜。

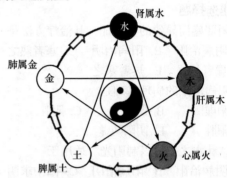

3. **五行相乘的次序** 木乘土、土乘水、水乘火、火乘金、金乘木。

4. **五行相侮的次序** 土侮木、水侮土、火侮水、金侮火、木侮金。

总结一：相生和相克是生理性（正常）的，相乘和相侮是病理性的（不正常）。

总结二：依据木火土金水，依次的顺序是相生，隔一个连接的相克（外圈的是相生，内圈五角星是相克）。

总结三：以生为界限，生前面的是后面的木，生后面的是前面的子。

总结四：以克为界限，克前面的是后面的所不胜，克后面是前面的所胜。

总结五：相乘的次序和相克的次序一样，相侮是相乘的反次序。

【真题再现】

最佳选择题

"见肝之病，知肝传脾"，从五行的相互关系看，其所指是

A. 木疏土 B. 木克土 C. 木乘土

D. 土侮木 E. 木侮土

答案：C

【强 化 练 习】

最佳选择题

1. 属于"子病犯母"的是
A. 肝病及心　B. 脾病及肺　C. 脾病及肾
D. 肝病及肾　E. 肺病及肾

2. "肝火犯肺"属于
A. 母病及子　B. 相侮　C. 相克
D. 相乘　　　E. 子病犯木

3. 按五行相克规律，水的所不胜是
A. 木　B. 火　C. 土　D. 金　E. 水

4. 下列五行生克关系中表述错误的是
A. 火生土　B. 木克土　C. 火克水
D. 金生水　E. 金克木

5. 按五行生克乘侮的关系，肾病及脾者属于
A. 相克　　　B. 相侮　　　C. 相乘
D. 子病犯母　E. 母病及子

6. 下列属于相侮传变规律的是
A. 心病及脾　B. 脾病及肝　C. 脾病及肾
D. 脾病及心　E. 肾病及肺

7. 临床常见的心火引动肝火的病证，属于
A. 相乘传变　B. 子病犯母　C. 母病及子
D. 相侮传变　E. 反克传变

配伍选择题

A. 相乘　　　B. 相侮　　　C. 相克
D. 子病犯母　E. 母病及子

8. 脾病及肾属于
9. 肺病及心属于

参考答案

最佳选择题：1. D　2. B　3. C　4. C　5. B
6. B　7. B
多项选择题：8. A　9. B

考点 11　根据相生相克规律确定的治法

1. 根据相生规律确定的治法

（1）滋水涵木法：滋补肝肾之阴，以涵敛制肝阳的治法，又称滋肾养肝法、滋补肝肾法。

（2）金水相生法：滋补肺肾阴虚的治法，又称补肺滋肾法、滋养肺肾法。

（3）培土生金法：通过补脾益气而益肺气的治法，又称补养脾肺法。

（4）益火补土法：温肾阳以补脾阳的治法，又称温肾健脾法。

2. 根据相克规律确定的治法

（1）抑木扶土法：疏肝健脾或平肝和胃的治法，又称疏肝健脾法。

（2）培土制水法：健脾利水以制约水湿停聚的治法，又称敦土利水法。

（3）佐金平木法：滋肺阴、清肝火的治法，又称滋肺清肝法。

（4）泻南补北法：泻心火、补肾水的治法，又称泻火补水法、滋阴降水法。

【真 题 再 现】

多项选择题

1. 依据五行相克规律确定的治法有（2015 年 X型 111 题）
A. 培土制水法　B. 滋水涵木法
C. 泻南补北法　D. 佐金平木法
E. 抑木扶土法

2. 根据五行相生规律确立的治法有（2016 年 X型 113 题）
A. 抑木扶土法　B. 培土生金法
C. 滋水涵木法　D. 金水相生法
E. 益火补土法

答案：1. ACDE　2. BCDE

【强 化 练 习】

配伍选择题

A. 滋水涵木法　B. 益火补土法
C. 培土生金法　D. 金水相生法
E. 抑木扶土法

1. 温肾阳以补脾阳的治法是
2. 用泻肝健脾法治疗肝旺脾虚证的方法又称

参考答案

配伍选择题：1. B　2. E

第四节　藏　象

考点 12　五脏、六腑与奇恒之府的特性

1. 五脏：心、肺、脾、肝、肾，主化生和贮藏精气，以藏为主，"藏而不泻"。

2. 六腑：胆、胃、小肠、大肠、膀胱、三焦，传化水谷，传化物而不藏"泻而不藏"。

3. 奇恒之府：胆、脑、髓、骨、脉、女子胞，形似六腑，功能似五脏。

【真题再现】

最佳选择题

具有"藏而不泻"特点的是

A. 五脏　　　B. 六腑　　　C. 奇恒之府

D. 五液　　　E. 五体

答案：A

【强化练习】

最佳选择题

1. 即属于六腑，又属于奇恒之府的脏器是

A. 胆　B. 胃　C. 大肠　D. 小肠　E. 膀胱

2. 五脏共同的生理特点是

A. 受盛和传化水谷　　　B. 推动血液运行

C. 促进水液输布与排泄

D. 主生长，发育与生殖　E. 化生和贮藏精气

参考答案

最佳选择题：1. A　2. E

考点 13　五脏的别称

1. 心——"五脏六腑之大主"。

2. 肺——"华盖""娇脏""贮痰之器"。

3. 脾——"后天之本""气血生化之源""生痰之源"。

4. 肝——"刚脏""血海"。

5. 肾——"先天之本""脏腑阴阳之本"。

【真题再现】

配伍选择题

A. 肺　B. 心　C. 脾　D. 肝　E. 肾

1. 称为"贮痰之器"的脏是（2016 年 B 型 75 题）

2. 称为"生痰之源"的脏是（2016 年 B 型 76 题）

答案：1. A　2. C

【强化练习】

最佳选择题

1. 五脏六腑之大主是指

A. 心　B. 肝　C. 肾　D. 脾　E. 肺

2. 下列称为娇脏的是

A. 心　B. 肺　C. 脾　D. 肝　E. 肾

3. 有"气血生化之源"之称的脏腑是

A. 心　B. 肺　C. 脾　D. 肝　E. 肾

4. "后天之本"指

A. 心　B. 肝　C. 脾　D. 肺　E. 肾

5. 称为"刚脏"的是

A. 肝　B. 心　C. 脾　D. 肺　E. 肾

参考答案

最佳选择题：1. A　2. B　3. C　4. C　5. A

考点 14　五脏的生理功能

（一）心的生理功能

1. **心主血脉**　心推动血液在脉管内运行；心对血液的生成也有一定的作用。

2. **心主神明**　心藏神，即心有主宰生命活动和主宰意识、思维、情志等精神活动的功能（与神志活动关系最密切）。

（二）肺的生理功能

1. **肺主气，司呼吸**　肺具有主呼吸之气和主一身之气的作用。是体内外气体交换的场所。（主气功能的核心是主呼吸）。

2. **肺主宣发和肃降**

主宣发：排出体内的浊气；

将脾所传输的津液和水谷精微布散周身，外达皮毛；

宣发卫气，调节腠理开合，将津液化为汗液，排出体外；

主肃降：吸入自然界的清气，下纳于肾；

将脾转输至肺的水谷精微向下布散于其他脏腑，并将津液下输于肾；

清肃呼吸道的异物，保持呼吸道的通畅。

3. **肺主通调水道**　是指肺气宣发和肃降对于体内津液代谢具有疏通和调节的作用。

4. **肺朝百脉，主治节**　肺气具有辅心行血的作用。

（三）脾的生理功能

1. **脾主运化**　运化水谷和运化水湿。

2. **脾主统血**　能统摄、控制血液，使之正常地循行于脉内，而不逸出于脉外。

（四）肝的生理功能

1. **肝主疏泄**——核心是疏泄气机（肝体阴而用阳）。

（1）调畅情志（与情志抑郁关系最密切）。

（2）促进消化吸收：促进胆汁的分泌和排泄。

（3）促进血液运行和津液代谢。

2. 肝主藏血 具有贮藏血液、调节血量和防止出血的功能。

（五）肾的生理功能

1. 肾藏精，主生长，发育与生殖 肾所藏之精包括禀受于父母，与生俱来的"先天之精"和出生之后，来源于饮食，通过脾胃运化功能而生成的"后天之精"。

（"天癸"：肾中精气不断充盈，产生的具有促进人体生殖器官发育成熟和维持人体生殖功能作用的精微物质）

2. 肾主水 肾的气化功能，对于体内津液的输步和排泄，维持津液代谢平衡，起着极其重要的作用。

3. 肾主纳气 保持吸气的深度。

【真题再现】

配伍选择题

A. 肝 B. 脾 C. 肺 D. 心 E. 肾

根据中医藏象学说

1. 主统血的脏是（2015年B型41题）

2. 主藏血的脏是（2015年B型42题）

答案：1. B 2. A

【强化练习】

最佳选择题

1. 与神志活动关系最密切的脏是
A. 脾 B. 肺 C. 肾 D. 肝 E. 心

2. 心对血液的主要作用是
A. 藏血 B. 统血 C. 行血
D. 调节血量 E. 防止出血

3. 肺主气功能的核心是
A. 主气的生成 B. 主呼吸 C. 调节气机
D. 主肃降 E. 主宣发

4. 下列不属于肺气宣发功能的是
A. 排出体内浊气
B. 将水谷精微布散全身，外达皮毛
C. 将津液输布全身，外达皮毛
D. 宣散卫气于体表
E. 使全身的血液汇聚于肺

5. 下列不属于肺气肃降功能的是
A. 吸入自然界的清气 B. 排出体内浊气
C. 将津液和水谷精微向下布散

D. 清除肺和呼吸道异物 E. 助大肠传到糟粕

6. 肺"通调水道"主要依赖于
A. 肺主一身之气 B. 肺朝百脉
C. 肺司呼吸 D. 肺主宣发
E. 肺主宣发和肃降

7. 脾主运化是指脾能够
A. 运化水谷 B. 运化水液 C. 化生血液
D. 化生气血 E. 运化水谷和水液

8. 肝主疏泄生理功能的核心是
A. 疏泄气机 B. 调畅情志 C. 促进脾胃运化
D. 促进生殖 E. 促进血行和津液代谢

9. 与情志抑郁关系最密切的是
A. 肺气虚弱 B. 心神失常 C. 肝失疏泄
D. 肾精不足 E. 脾失健运

10. 肾所藏之精是
A. 先天之精 B. 后天之精 C. 先后天之精
D. 生殖之精 E. 脏腑之精

11. 天癸的产生主要取决于
A. 肝血的充足 B. 肾中精气的充盛
C. 脾气的健运 D. 肾阳的蒸化
E. 肾阴的滋润

12. 对维持呼吸深度起重要作用的脏是
A. 心 B. 肺 C. 肾 D. 脾 E. 肝

13. 肾在呼吸运动中的作用是
A. 呼气 B. 纳气 C. 吸气 D. 藏气 E. 行气

14. 脾为"气血生化之源"的生理基础是
A. 脾化生水谷精微 B. 脾主统血
C. 脾主升清 D. 脾为后天之本
E. 人以水谷为本

15. 脾统血的机制主要是
A. 脾阳的温煦作用 B. 脾气的固摄作用
C. 脾气的升举作用 D. 脾的升清作用
E. 脾气的气化作用

16. 主藏血功能的脏是
A. 心 B. 脾 C. 肺 D. 肝 E. 肾

17. 肝主疏泄和藏血的关系，常表述为
A. 肝体阴而用阳 B. 肝为刚脏
C. 肝用常有余 D. 肝体常不足
E. 肝为将军之官

18. 主气，司呼吸的是
A. 肝 B. 肾 C. 脾 D. 肺 E. 心

19. 患者素体虚弱，易于感冒，并见自汗，活

动则气喘，呼多吸少等表现，应属
A. 肺失宣肃　B. 脾气虚弱
C. 肺气虚弱　D. 肾不纳气
E. 肾阳虚

20. 患者见腹胀，纳差，便溏，并伴心悸，失眠，多梦，舌淡，脉细弱无力等，应属哪些脏腑功能失常所致
A. 心脾两虚　B. 心肝血虚　C. 脾肾阳虚
D. 脾气虚弱　E. 心血不足

21. 胆汁的分泌和排泄主要取决于
A. 胆贮藏胆汁　B. 胆排泄胆汁
C. 脾运化水谷　D. 胆主决断
E. 肝疏泄气机

参考答案

最佳选择题：1. E　2. C　3. B　4. E　5. B　6. E　7. E　8. A　9. C　10. C　11. B　12. C　13. B　14. A　15. B　16. D　17. A　18. D　19. D　20. A　21. E

考点 15　五脏之间的关系

1. **心与肺的关系**　气与血的关系。
2. **心与脾的关系**　血液生成；血液运行。
3. **心与肝的关系**　血液与神志的依存与协同。
4. **心与肾的关系**　"水火既济""心肾相交"。
5. **肺与脾的关系**　气的生成；津液输布代谢。
6. **肺与肝的关系**　气机的调节。
7. **肺与肾的关系**　津液代谢——肺为水之上源，肾为水之下源；
呼吸运动——肺为气之主，肾为气之根。
8. **肝与脾的关系**　饮食物的消化和血液生成、贮藏及运行方面。
9. **肝与肾的关系**　精血同源（肝肾同源）；藏泄互用（调节女子排卵，月经来潮和男子的排精功能）；阴阳互资（肝体阴而用阳，肾为脏腑阴阳的根本）。
10. **脾与肾的关系**　先后天相辅相成；津液代谢。

【真题再现】

最佳选择题

"水火既济"是指
A. 心与肾的关系　B. 心与肝的关系

C. 心与脾的关系　D. 心与肺的关系
E. 脾与肾的关系
答案：A

【强化练习】

最佳选择题

1. 两脏之间表现为气血关系的是
A. 心与肺　B. 肺与肝　C. 脾与肾
D. 肺与脾　E. 肝与肾

2. 与呼吸运动密切联系的两脏器
A. 肾肝　B. 肺肝　C. 心肺　D. 肺脾　E. 肺肾

3. 与血液的生成和运行有密切联系的两脏是
A. 心与脾　B. 肝与脾　C. 脾与肾
D. 肝与肾　E. 肺与肝

4. 统藏失司的出血反映哪两脏病变
A. 脾与肺　B. 心与肝　C. 心与脾
D. 脾与肝　E. 脾与肾

5. "肝肾同源"的主要理论依据是
A. 阴液互补　B. 藏泄互用　C. 精血互化
D. 同居下焦　E. 阴阳承制

6. 女子月经和男子精液的正常排泄是哪两脏配合作用的结果
A. 肝脾　B. 心肺　C. 脾肾　D. 肝肾　E. 肝肺

7. 五脏六腑阴阳的根本在于
A. 肝　B. 肺　C. 脾　D. 心　E. 肾

配伍选择题

A. 心　B. 肺　C. 肝　D. 脾　E. 肾
8. 在呼吸运动中，"气之主"是
9. 在呼吸运动中，"气之根"是
A. 心　B. 肺　C. 肝　D. 脾　E. 肾
10. 在津液代谢中，"水之上源"是
11. 在津液代谢中，"水之下源"是

多项选择题

12. 肝与肾的关系表现为
A. 津液代谢　B. 精血同源　C. 藏泄互用
D. 呼吸运动　E. 阴阳互资

13. 脾与肾的关系表现为
A. 先后天相辅相成　B. 呼吸运动
C. 津液代谢　D. 阴阳互资　E. 藏泄互用

参考答案

最佳选择题：1. A　2. E　3. A　4. D　5. C　6. D　7. E

配伍选择题：8. B　9. E　10. B　11. E

多项选择题：12. B　CE　13. AC

考点16　五脏与志、液、体、华、窍的关系

表1-3

五脏	五志	五液	五体	五华	五窍
心	喜	汗	脉	面	舌
肺	悲（忧）	涕	皮	毛	鼻
脾	思	涎	肉	唇	口
肝	怒	泪	筋	爪	目
肾	恐	唾	骨	发	耳及二阴

1. 脉为血之府。
2. 爪为筋之余。
3. 发为血之余。
4. 齿为骨之余。
5. 齿、骨、发为判断机体生长发育状况和衰老程度的客观标志（与肾精关系密切）。

【真题再现】

多项选择题

对脾的"志液体华窍"描述正确的是
A. 在志为悲　B. 在液为唾　C. 在体为肉
D. 其华在唇　E. 在窍为口
答案：CDE

【强化练习】

最佳选择题
1. "骨之余"是指
A. 髓　B. 齿　C. 发　D. 爪　E. 筋
2. "血之余"是指
A. 髓　B. 爪　C. 齿　D. 发　E. 筋
3. "筋之余"是指
A. 肝　B. 发　C. 骨　D. 齿　E. 爪
4. 既为五体，又为奇恒之府的是
A. 肉　B. 筋　C. 胆　D. 脉　E. 髓
5. 肾其华在
A. 爪　B. 口　C. 唇　D. 发　E. 毛

配伍选择题
A. 筋　B. 肉　C. 脉　D. 皮　E. 骨
6. 肝在体合
7. 肺在体合

参考答案
最佳选择题：1. B　2. D　3. E　4. D　5. D
配伍选择题：6. A　7. D

考点17　六腑的生理功能

1. **胆**　贮藏和排泄胆汁；主决断。
2. **胃**　受纳腐熟水谷（"太仓""水谷之海"）；主通降，以降为和。
3. **小肠**　主受盛和化物；泌别清浊（"小肠主液"）（受盛之官）。
4. **大肠**　传化糟粕（"大肠主津"）（传导之官）（为胃气降浊功能的延续）。
5. **膀胱**　贮尿和排尿（有赖于肾的气化固摄）。
6. **三焦**　主持诸气，总司人体的气机和气化，为元气运行的通路和水液运行的通道。（又名"孤府"）。

【真题再现】

最佳选择题
胃的生理功能是
A. 传化糟粕　　B. 泌别清浊
C. 受盛与化物　D. 受纳与腐熟水谷
E. 运化水谷精微
答案：D

【强化练习】

最佳选择题
1. 小肠的主要生理功能是
A. 收纳腐熟　B. 泌别清浊　C. 通调水道
D. 传化糟粕　E. 贮尿排尿

配伍选择题
A. 汗　B. 尿　C. 液　D. 津　E. 泪
2. 大肠主
3. 小肠主

参考答案
最佳选择题：1. B
配伍选择题：2. D　3. C

考点18　五脏（脾）与六腑（胃）的关系

1. **纳运协调**　脾主运化，胃主受纳。
2. **升降相因**　脾主升（维持人体内脏位置的相对恒定），胃主降（升降的枢纽）。

3. **燥湿相济** 脾喜燥而恶湿，胃喜润而恶燥。

【真题再现】

多项选择题

脾与胃的关系主要表现在

A. 纳运相得　　B. 阴阳交通　　C. 升降相因

D. 气血互生　　E. 燥湿相济

答案：ACE

【强化练习】

最佳选择题

1. 脾的生理特点是

A. 喜燥恶湿主升　　B. 喜燥恶湿主降

C. 喜润恶燥主降　　D. 喜润恶燥主升

E. 喜湿恶燥主升

2. 气机升降的枢纽是

A. 心肾　B. 脾胃　C. 肝肺　D. 肺脾　E. 肾肝

参考答案

最佳选择题：1. A　2. B

第五节　生命活动的基本物质

考点 19　气的生成

1. 父母先天之精气——肾。

2. 后天饮食物中的水谷精微——脾胃。

3. 自然界吸入的清气——肺。

【真题再现】

多项选择题

气的物质来源主要包括

A. 脏腑之气　B. 先天之精气　C. 自然界之清气

D. 水谷之精气　　　　　E. 宗气

答案：BCD

【强化练习】

最佳选择题

与气的生产关系最为密切的是

A. 心脾肝　　B. 肺脾肾　　C. 心肺脾

D. 脾肾　　　E. 肺肾心

参考答案

最佳选择题：B

考点 20　气的分类与分布

1. **元气** 又称"原气"，是人体最基本，

最重要的气，是人体生命活动的原动力。根于肾（肾精化生），通过三焦流行全身。

功能：推动和促进人体的生长发育，温煦和激发各脏腑、经络等组织器官的生理活动。

2. **宗气** 积于胸中之气，宗气在胸中集聚之处，称作"气海"，又称"膻中"。

临床常以心尖搏动部位（虚里）的搏动状况和脉象来了解宗气的盛衰。

功能：上走息道以行呼吸，贯注心脉以行气血。

3. **营气** 行于脉内，来源于水谷精气。

功能：营养人体和化生血液。

4. **卫气** 行于脉外，来源于水谷精气。

功能：护卫肌表，防御外邪入侵；温养脏腑，肌肉，皮毛；调节控制汗孔的开合和汗液的排泄，以维持体温的相对恒定。

【真题再现】

最佳选择题

1. 具有调节汗孔开合作用的气是（2015 年 A 型 3 题）

A. 营气　B. 宗气　C. 元气　D. 卫气　E. 真气

2. 具有助心行血作用的气称为（2016 年 A 型 3 题）

A. 营气　B. 宗气　C. 卫气　D. 元气　E. 真气

答案：1. D　2. B

【强化练习】

最佳选择题

1. 元气运行的主要通道是

A. 奇经八脉　B. 十二经脉　C. 血脉

D. 三焦　　E. 肝

2. 主要由肾精所化生的气是

A. 营气　　　B. 卫气　　　C. 元气

D. 后天精气　E. 宗气

3. 体内液态物质的运行，输布和排泄，主要依赖气的哪些功能配合

A. 防御与固摄　B. 推动与温煦

C. 推动与固摄　D. 中介与推动

E. 温煦与凉润

4. 临床上从"虚里"处的搏动状况可以察其盛衰的气是

A. 中气　B. 卫气　C. 营气　D. 元气　E. 宗气

5. 具有推动呼吸和血行功能的气是

A. 元气　B. 宗气　C. 卫气　D. 肾气　E. 营气

6. 营气和卫气的共同特点是

A. 来源相同　B. 特点相同　C. 性质相同

D. 分布相同　E. 功能相同

配伍选择题

A. 血海　　　B. 髓海　C. 气海

D. 水谷之海　E. 十二经脉之海

7. 胃被称为

8. 膻中被称为

参考答案

最佳选择题：1. D　2. C　3. C　4. E　5. B

6. A

配伍选择题：7. D　8. C

考点21　气的运动形式及功能

气的运动而产生的各种变化，称为气化。

运动形式：升降出入。

功能：

1. **推动作用**　推动生长发育及液态（血液）物质的运行。

2. **温煦作用**　表现为维持体温恒定，异常可见畏寒喜暖；血液凝聚。

3. **防御作用**　表现为护卫肌表，异常可见感冒。

4. **固摄作用**　表现为自汗，多尿，出血，遗精。

5. **气化作用**　表现为机体内物质的新陈代谢（如津液变成汗，尿），物质转化和能量的转化。

【真 题 再 现】

配伍选择题

A. 温煦作用　B. 推动作用　C. 防御作用

D. 固摄作用　E. 气化作用

1. 血液在脉内循行是依赖气的

2. 维持人体恒定体温是依赖气的

3. 护卫肌表是依赖气的

4. 防止血液溢出脉外的是

答案：1. B　2. A　3. C　4. D

【强 化 练 习】

最佳选择题

1. 气的运动形式主要有

A. 升降出入　　B. 散敛出入　　C. 出入

D. 升降　　　　E. 透表达内

2. 通过气的运动而产生的各种变化，称为

A. 气逆　B. 气结　C. 气化　D. 气机　E. 气闭

3. 临床出现自汗，多尿，出血，遗精等症，为气的何种功能减退

A. 防御作用　B. 固摄作用　C. 推动作用

D. 温煦作用　E. 气化作用

4. 气的哪项功能减退易于引起感冒

A. 推动作用　B. 温煦作用　C. 防御作用

D. 固摄作用　E. 气化作用

配伍选择题

A. 推动作用　B. 防御作用　C. 温煦作用

D. 固摄作用　E. 气化作用

5. 人的生长发育靠气的

6. 使津液变成汗，尿是气的

7. 多尿与气的哪项功能失常有关

参考答案

最佳选择题：1. A　2. C　3. B　4. C

配伍选择题：5. A　6. E　7. D

考点22　气与血的关系

1. **气为血之帅**　气能生血；气能行血；气能摄血。

2. **血为气之母**　血能载气；血能生气。

【真 题 再 现】

最佳选择题

治疗血瘀证时，常配补气、行气药物的理论依据是

A. 气能行血　B. 气能生血　C. 气能摄血

D. 血能载气　E. 血能生气

答案：A

【强 化 练 习】

最佳选择题

1. 治疗出血证时用补气药物的机制是

A. 气能行血　B. 气能生血　C. 气能摄血

D. 血能载气　E. 血能养气

2. 临床治疗血虚病证时，常于补血药中配以益气药物，这是因为

A. 气能生血　B. 气能行血　C. 气能摄血

D. 血能生气　E. 血能载气

配伍选择题
A. 气脱 B. 气虚 C. 气滞 D. 气逆 E. 气结
3. 大失血导致
4. 血虚可导致

参考答案
最佳选择题：1. C 2. A
配伍选择题：3. A 4. B

考点 23 津液的分布

津：质地清稀，流动性大——布散于体表皮肤，肌肉和孔窍，并能渗注于血脉——滋润作用。

液：质地稠厚，流动性小——灌注于骨节、脏腑、脑、髓等组织——濡养作用。

【真题再现】

最佳选择题
布散于肌肤、孔窍，主要起滋润作用的是
A. 精 B. 血 C. 液 D. 津 E. 气
答案：D

【强化练习】

最佳选择题
1. 血和津液的共同功能是
A. 滋润和濡养作用
B. 作为神志活动的物质基础
C. 调节机体的阴阳平衡
D. 促进头发生长 E. 排泄代谢产物
2. 下列不属于津液范畴的是
A. 胃液 B. 血液 C. 涕液 D. 肠液 E. 泪液

参考答案
最佳选择题：1. A 2. B

考点 24 津液的代谢及作用

代谢：主要通过脾的传输、肺的宣降和肾的蒸腾气化（主宰作用），以三焦为通道而输布于全身。

作用：滋润和濡养作用；化生血液；运输代谢废料。

【真题再现】

最佳选择题
对整个津液代谢起主宰作用的脏腑是

A. 脾 B. 肺 C. 心 D. 肾 E. 三焦
答案：D

【强化练习】

最佳选择题
1. 血液的主要成分是营气和
A. 中气 B. 津液 C. 精液 D. 宗气 E. 元气
2. 血和津液的共同功能是
A. 滋润和濡养作
B. 作为神志活动的物质基础
C. 调节机体的阴阳平衡 D. 排泄代谢产物
E. 促进头发生长
3. 津液输布的主要通道是
A. 三焦 B. 经络 C. 腠理 D. 脉管 E. 分肉

参考答案
最佳选择题：1. B 2. A 3. A

第六节 经 络

考点 25 经络的走向规律

手三阴经，从胸走手；
手三阳经，从手走头；
足三阳经，从头走足；
足三阴经，从足走腹。

规律：1. 手手足足
   2. 阴阳阳阴
   3. 胸手头足腹

【真题再现】

配伍选择题
A. 从头走足 B. 从胸走手 C. 从足走腹
D. 从手走腹 E. 从手走头
1. 足太阴经、足少阴经的走向是
2. 足阳明经、足太阳经的走向是
3. 手阳明经、手太阳经的走向是
答案：1. C 2. A 3. E

【强化练习】

最佳选择题
1. 下列各组经脉中，从头面走向足趾的是
A. 胃、肝、肾经 B. 肝、胆、胃经
C. 肾、膀胱、胆经 D. 膀胱、胃、胆经
E. 膀胱、胃、肾经

2. 下列各组经脉中,从手指末端走向头面的是
A. 小肠、大肠、心包经　B. 小肠、大肠、三焦经
C. 胆、胃、三焦经　　D. 心、胆、小肠经
E. 大肠、三焦、胆经

参考答案

最佳选择题:1. D　2. B

考点26　十二经脉的流注次序及交接规律

手太阴肺经——手阳明大肠经——足阳明胃经——足太阴脾经——手少阴心经——手太阳小肠经——足太阳膀胱经——足少阴肾经——手厥阴心包经——手少阳三焦经——足少阳胆经——足厥阴肝经——手太阴肺经。

1. 手有六条经脉:三条阴经:手太阴肺经、手少阴心经、手厥阴心包经;

三条阳经:手阳明大肠经,手太阳小肠经、手少阳三焦经。

2. 足有六条经脉:三条阴经:足太阴脾经、足少阴肾经、足厥阴肝经;

三条阳经:足阳明胃经、足太阳膀胱经、足少阳胆经。

3. 阴经连接的是五脏,阳经连接的是六腑。

4. 连接规律,表里经(阴阳)和同名经(阳阳)连接。如,手太阴肺经和表里经手阳明大肠经连接,肺和大肠表里,阴经和阳经连接,接下来就是阳经和阳经连接,而且是同名经,就是手阳明接下来就是足阳明,所以手阳明大肠经和足阳明胃经连接,然后又是阳经和阴经,就又是表里经连接了,胃和脾表里,就是足阳明胃经,连接于足太阴脾经。

5. 阴经和阴经的顺序是肺、心、心包。

交接规律:

1. 相为表里的阴经与阳经在四肢部交接。

2. 同名的手、足阳明经在头面部交接。

3. 手、足阴经在胸部交接。

【真 题 再 现】

配伍选择题

A. 手厥阴心包经　B. 手阳明大肠经
C. 足少阳胆经　　D. 足阳明胃经
E. 足太阴脾经

1. 手太阴肺经下接

2. 手少阳三焦经下接

答案:1. B　2. C

【强 化 练 习】

最佳选择题

1. 下列经脉循行流注次序错误的是
A. 胆经,肝经,肺经　B. 肾经,心包经,三焦经
C. 心经,小肠经,膀胱经
D. 脾经,大肠经,胃经　E. 三焦经,胆经,肝经

2. 下列十二经脉气血流注次序中正确的是
A. 足少阳——手阳明——足阳明
B. 手太阴——手太阳——足太阳
C. 足阳明——足少阳——足厥阴
D. 足少阴——足厥阴——手太阴
E. 手厥阴——手少阳——足少阳

3. 按十二经脉的流注次序,小肠经流注于
A. 胆经　B. 膀胱经　C. 三焦经　D. 心经　E. 胃经

配伍选择题

A. 手阳明大肠经　B. 足阳明胃经
C. 足太阳膀胱经　D. 足少阳胆经
E. 手少阴三焦经

4. 根据十二经脉流注次序,足太阴脾经上接

5. 根据十二经脉流注次序,足厥阴肝经上接

参考答案

最佳选择题:1. D　2. E　3. B

配伍选择题:4. B　5. D

考点27　十二经脉的分布

表1-4　四肢部分布

	阴经(属脏)	阳经(属腑)	分布部位(阴经内,阳经外)	
手	太阴肺经	阳明大肠经	上肢	前缘
	厥阴心包经	少阳三焦经		中线
	少阴心经	太阳小肠经		后缘
足	太阴脾经	阳明胃经	下肢	前缘
	厥阴肝经	少阳胆经		中线
	少阴肾经	太阳膀胱经		后缘

注:在小腿下半部,肝经在前缘,脾经在中线。在内踝尖上8寸处交叉后,脾经在前缘,肝经在中线。

头面部分布:

手,足阳明经行于面部,额部;

手,足太阳经行于面颊,头顶及后头;

手，足少阳经行于头侧部。

【真题再现】

最佳选择题

手三阴经在上肢的分布规律是

A. 太阴在前，厥阴在中，少阴在后

B. 太阴在前，少阴在中，厥阴在后

C. 厥阴在前，少阴在中，太阴在后

D. 厥阴在前，太阴在中，少阴在后

E. 少阴在前，太阴在中，厥阴在后

答案：A

【强化练习】

最佳选择题

1. 头痛的部位在前额者，病变多在

A. 厥阴经　B. 阳明经　C. 少阳经

D. 太阳经　E. 少阴经

2. 行于下肢外侧中线的经脉是

A. 胃经 B. 肾经 C. 胆经 D. 膀胱经 E. 肝经

3. 内踝上 8 寸处以下，循行于下肢内侧前缘的经脉是

A. 足少阴肾经　B. 足少阳胆经

C. 足厥阴肝经　D. 足太阴脾经

E. 足阳明胃经

4. 太阳经病所致头痛应表现为

A. 头痛连齿 B. 面额痛 C. 全头痛

D. 后头痛　E. 偏头痛

配伍选择题

A. 下肢外侧后缘　B. 下肢外侧前缘

C. 上肢内侧中线　D. 上肢外侧中线

E. 上肢内侧后缘

5. 患者疼痛沿三焦经放射，其病变部位在

6. 患者病发心绞痛，沿手少阴经放射，其病变部位在

参考答案

最佳选择题：1. B　2. C　3. C　4. D

配伍选择题：5. D　6. E

考点 28　督脉、任脉、冲脉、带脉的基本功能

1. 督脉

（1）调节阳经气血，故称"阳脉之海"；

（2）与脑、髓和肾的功能有关。

2. 任脉

（1）调节阴经气血，故称"阴脉之海"；

（2）主持妊养胞胎"主胞胎"。

3. 冲脉

（1）调节十二经脉气血，故称"十二经脉之海"；

（2）冲为血海。

4. 带脉

（1）约束纵行诸经：环腰一周；

（2）主司妇女的带下。

【真题再现】

最佳选择题

1. 称为"阴脉之海"的经脉是（2016 年 A 型 4 题）

A. 带脉 B. 冲脉 C. 任脉 D. 督脉 E. 阴维脉

2. 称为"十二经脉之海"的经脉是（2016 年 A 型 4 题）

A. 带脉 B. 督脉 C. 任脉 D. 冲脉 E. 阴维脉

答案：1. C　2. D

【强化练习】

最佳选择题

1. 奇经八脉中，起于季胁，环行腰间一周的是

A. 督脉 B. 任脉 C. 带脉 D. 冲脉 E. 阳跷脉

2. 行于腹面正中线的经脉是

A. 足太阴脾经　B. 手少阴心经

C. 足阳明胃经　D. 督脉　E. 任脉

3. 具有"主胞胎"功能的奇经是

A. 任脉 B. 带脉 C. 冲脉 D. 督脉 E. 阳维脉

参考答案

最佳选择题：1. C　2. E　3. A

第七节　体　质

考点 29　偏阳质、偏阴质的特点

1. 偏阳质

（1）具有代谢相对亢奋，身体偏热，多动，好兴奋等特性；

（2）对风、暑、热、燥等阳邪具有易感性，多表现为热证，实证；

（3）用药宜凉润，忌辛香燥热。

2. 偏阴质

（1）具有代谢相对抑制，身体偏寒，喜静

少动等特性；

（2）对寒、湿等阴邪具有易感性，多表现为寒证，虚证；

（3）用药宜温，忌用苦寒。

【真题再现】

最佳选择题

1. 某男，20岁，身体偏热，多动，好兴奋，其体质类型应辨为（2015年A型5题）

A. 偏阴质　B. 偏阳质　C. 瘀血质

D. 痰湿质　E. 阴阳平和质

2. 某女，22岁，身体偏瘦，喜静，少动，其体质类型应该为（2016年A型5题）

A. 偏阳质　B. 气虚质　C. 偏阴质

D. 痰湿质　E. 瘀血质

答案：1. B　2. C

【强化练习】

最佳选择题

1. 根据中医体质学说偏阴者多见

A. 畏寒　　　B. 畏热　　　C. 舌红

D. 喜动　　　E. 急躁

2. 在养生防病时，对阳盛体质的宜忌是

A. 宜寒忌温　B. 宜凉忌热　C. 宜温忌寒

D. 宜泻忌补　E. 宜平忌消

3. 偏阳体质者易于表现为

A. 疲劳　B. 急躁　C. 喜热　D. 少动　E. 喜静

配伍选择题

A. 热化　　　B. 寒化　　　C. 燥化

D. 湿化　　　E. 传化

4. 素体阴虚阳亢者，受邪后多从

5. 素体阳虚阴盛者，受邪后多从

参考答案

最佳选择题：1. A　2. B　3. B

配伍选择题：4. A　5. B

第八节　病　因

考点30　六淫致病的共同特点

1. 外感性

2. 季节性

3. 地域性

4. 相兼性

【真题再现】

多项选择题

六淫致病的共同特点是

A. 外感性　B. 季节性　C. 地域性

D. 相兼性　E. 变化性

答案：ABCD

考点31　六淫的性质及其致病特点

风邪的性质及其致病特点：

1. 风为阳邪，其性开泄（轻扬），易袭阳位。

2. 风邪善行（游走性疼痛，行痹）而数变（如荨麻疹）。

3. 风为百病之长（兼五气）。

寒邪的性质及其致病特点：

1. 寒为阴邪，易伤阳气。

2. 寒性凝滞，主痛（如痛痹）。

3. 寒性收引（气机收敛，筋脉拘挛，屈伸不利，腠理闭塞）。

暑邪的性质及其致病特点：

1. 暑为阳邪，其性炎热。

2. 暑性升散，耗气伤津。

3. 暑多挟湿。

4. 季节性强，只可外感，而无内生。

湿邪的性质及其致病特点：

1. 湿为阴邪，易阻遏气机，损伤阳气。

2. 湿性重浊（小便混浊）（如着痹——关节疼痛重浊）。

3. 湿性黏滞（病程长，缠绵难愈）。

4. 湿性趋下，易伤阴位。

燥邪的性质及其致病特点：

1. 燥性干涩，易伤津液。

2. 燥易伤肺。

火热邪气的性质及其致病特点：

1. 火热为阳邪，其性炎上（易扰心神）。

2. 火易伤津耗气。

3. 火热易生风（肝风内动）动血（出血）。

4. 火热易发肿疡。

【真题再现】

最佳选择题

具有黏滞特性的外感病邪是

A. 风邪　B. 寒邪　C. 湿邪　D. 燥邪　E. 暑邪

答案：C

【强化练习】

最佳选择题

1. 常为外感病致病先导的邪气是
A. 热邪 B. 风邪 C. 暑邪 D. 寒邪 E. 燥邪

2. 六淫中，易导致疼痛的邪气是
A. 寒邪 B. 风邪 C. 暑邪 D. 湿邪 E. 燥邪

3. 燥邪致病最易损伤人体的
A. 津液 B. 气 C. 血 D. 神 E. 精

4. 具有生风动血致病特点的外感病邪是
A. 风邪 B. 寒邪 C. 暑邪 D. 燥邪 E. 火邪

5. 导致着痹发生的主要邪气是
A. 寒邪 B. 湿邪 C. 热邪 D. 风邪 E. 燥邪

6. 六淫中具有病程长、缠绵难愈的邪气是
A. 寒邪 B. 火邪 C. 风邪 D. 暑邪 E. 湿邪

7. 下列哪一项是火、燥、暑共同的致病特点
A. 上炎 B. 耗气 C. 伤津 D. 扰神 E. 动血

8. 在六淫中，易扰心神的邪气是
A. 风邪 B. 寒邪 C. 火邪 D. 湿邪 E. 燥邪

9. 下列属于风性善行致病特点的症状是
A. 四肢游走性疼痛 B. 四肢抽搐
C. 手足震颤 D. 角弓反张 E. 四肢麻木

10. 常引起筋脉拘挛、屈伸不利、腠理闭塞的邪气是
A. 风邪 B. 寒邪 C. 湿邪 D. 火邪 E. 暑邪

11. 易袭阳位、具有升发轻扬特性的邪气是
A. 暑邪 B. 燥邪 C. 风邪 D. 火邪 E. 湿邪

12. 具有升散而又挟湿的邪气是
A. 热邪 B. 燥邪 C. 湿邪 D. 暑邪 E. 寒邪

13. 六淫中具有病程长、缠绵难愈的邪气是
A. 风邪 B. 火邪 C. 寒邪 D. 暑邪 E. 湿邪

14. 易于导致干咳少痰或痰黏难咯，或喘息胸痛等症状的邪气是
A. 风邪 B. 寒邪 C. 暑邪 D. 火邪 E. 燥邪

15. 侵犯人体可引起关节疼痛重着症状的邪气是
A. 风邪 B. 寒邪 C. 暑邪 D. 湿邪 E. 火邪

配伍选择题

A. 脉筋挛急 B. 汗出恶风 C. 形体困重
D. 吐血衄血 E. 干咳少痰

16. 根据六邪致病的特点，寒邪容易出现的病证是

17. 根据六淫致病的特点，火邪容易出现的病证是

18. 根据六淫致病的特点，湿邪容易出现的病证是

A. 疼痛剧烈 B. 肌肤不仁 C. 周身困重
D. 病位游移 E. 破血妄行

19. 风邪的致病特点是

20. 寒邪的治病特点是

21. 火邪的致病特点是

A. 风邪 B. 寒邪 C. 暑邪 D. 湿邪 E. 火邪

22. 具有收引特性的邪气是

23. 具有重浊特性的邪气是

24. 具有上炎特性的邪气是

25. 具有数变特性的邪气是

A. 风邪 B. 寒邪 C. 暑邪 D. 燥邪 E. 火邪

26. 六淫中致病季节性最强的邪气是

27. 为百病之长的邪气是

28. 易致疮痈的邪气是

A. 开泄 B. 收引 C. 干涩 D. 生风 E. 重浊

29. 燥邪的性质是

30. 湿邪的性质是

A. 风邪 B. 寒邪 C. 湿邪 D. 暑邪 E. 火邪

31. 易于阻气的邪气是

32. 易于耗气的邪气是

参考答案

最佳选择题：1. B 2. A 3. A 4. E 5. B 6. E
7. C 8. C 9. A 10. B 11. C 12. D 13. E
14. E 15. D

配伍选择题：16. A 17. D 18. C 19. D 20. A
21. E 22. B 23. D 24. E 25. A 26. C 27. A
28. E 29. C 30. E 31. C 32. E

考点 32 疫疬邪气的致病特点

发病急骤，病情较重；
一气一病，症状相似；
传染性强，易于流行。

【真题再现】

多项选择题

疫疬邪气的致病特点有
A. 发病急 B. 病势重 C. 症状相似

D. 传染性强 E. 易于流行

答案：ABCDE

考点33 七情内伤致病的特点

1. **直接伤及内脏** 首先伤及心神；怒伤肝、喜伤心、思伤脾、悲忧伤肺、惊恐伤肾。

2. **影响内脏气机** 怒则气上、喜则气缓、悲则气消、恐则气下、惊则气乱、思则气结。

【真题再现】

最佳选择题

1. 依据七情内伤致病的理论，悲哀太过常导致（2016年A型6题）

A. 气上 B. 气结 C. 气消 D. 气下 E. 气乱

2. 根据七情内伤致病理论，惊可导致（2016年A型6题）

A. 气上 B. 气结 C. 气消 D. 气下 E. 气乱

答案：1.C 2.E

【强化练习】

最佳选择题

1. 怒则

A. 气上 B. 气下 C. 气缓 D. 气结 E. 气乱

配伍选择题

A. 心 B. 肝 C. 脾 D. 肺 E. 肾

2. 恐伤

3. 忧伤

4. 喜伤

参考答案

最佳选择题：1.A

配伍选择题：2.E 3.D 4.A

考点34 瘀血形成的原因

一是由于气虚、气滞、血寒、血热等原因，使血行不畅而瘀滞；

二是由于内外伤，或气虚失摄，或血热妄行等原因，引起血离经脉，积存于体内而形成瘀血。

【真题再现】

多项选择题

形成血瘀的常见原因有（2015年）

A. 气滞 B. 气虚 C. 外伤 D. 寒邪 E. 热邪

答案：ABCDE

【强化练习】

多项选择题

瘀血形成的主要原因有

A. 外伤 B. 气虚 C. 气逆 D. 气滞 E. 血热

参考答案

最佳选择题：ABDE

考点35 瘀血的致病特点

1. **疼痛** 刺痛，固定不移，拒按，夜间痛甚。

2. **肿块**

3. **出血** 血色呈紫暗色，伴有血块。

【真题再现】

最佳选择题

瘀血形成之后可致疼痛，其特点为

A. 刺痛 B. 掣痛 C. 隐痛 D. 灼痛 E. 胀痛

答案：A

【强化练习】

最佳选择题

瘀血引起的出血的特点

A. 出血量多 B. 出血颜色鲜明

C. 出血伴有血块 D. 出血量少

E. 出血色淡质清稀

参考答案

最佳选择题：C

第九节 发病与病机

考点36 发病

1. 正气不足时发病的内在根据。

2. 邪气是疾病发生的重要条件。

【真题再现】

最佳选择题

疾病发生的内在因素是

A. 正气不足 B. 邪胜正负

C. 邪气强盛 D. 正虚邪去

E. 正胜邪衰

答案：A

考点37 邪正盛衰病机

邪正盛衰与虚实变化：

实证——邪气亢盛；

虚证——正气不足。

邪正盛衰与疾病的转归：

（1）由实转虚；

（2）因虚致实；

（3）虚实夹杂：实中夹虚：邪实为主，兼见正气虚损。

虚中夹实：正虚为主，兼夹邪实；例：脾气虚损，运化无力，导致水湿内停。

"大实有羸状"——实邪结聚，阻滞经络，气血不能外达，可导致真实假虚证；

"至虚有盛候"——脏腑的气血不足，运化无力，可导致真虚假实证。

【真题再现】

配伍选择题

A. 真实假虚　B. 真虚假实　C. 虚中夹实

D. 实中夹虚　E. 上虚下实

1. 大实有羸状，其病机属于

2. 至虚有盛候，其病机属于

3. 实热伤津，气阴两伤，其病机属于

答案：1. A　2. B　3 D

考点 38　阴阳失调病机

阴阳盛衰

1. 阴阳偏盛　阳偏盛——实热证阴偏盛——实寒证。

阳胜则阴病：阳热亢盛，损伤阴液；

阴胜则阳病：阴寒内盛而致阳气受损。

2. 阴阳偏衰　阳偏衰——虚寒证阴偏衰——虚热证。

阴阳互损：是指阴或阳任何一方虚损到相当程度，病变发展影响及相对的一方，形成阴阳两虚的病理机制（关系最密切的脏腑是肾脏）。

阴阳格拒

1. 阴盛格阳　阴寒之邪壅盛于内，逼迫阳气浮越于外，真寒假热证。

2. 阳盛格阴　邪热过盛，深伏于里，阳气被遏，郁闭于内，不能外透达于肢体，真热假寒证。

阴阳亡失

1. 亡阳　冷汗淋漓，肌肤手足逆冷。

2. 亡阴　汗出不止，汗热而黏，手足温。

【真题再现】

配伍选择题

A. 实寒证　B. 实热证　C. 虚寒证

D. 虚热证　E. 亡阳证

1. 阳偏盛病机表现的临床证候是（2015 年 B型 43 题）

2. 阳偏衰病机表现的临床证候是（2015 年 B型 44 题）

A. 阴阳格拒　B. 阴阳互损　C. 阴阳亡失

D. 阴阳格盛　E. 阴阳偏衰

3. 身热反不恶寒，四肢厥逆，下利清谷，脉微欲绝，病机属于（2016 年 B 型 54 题）

4. 冷汗淋漓，四肢厥逆，神情冷漠，脉微欲绝，病机属于（2016 年 B 型 55 题）

答案：1. B　2. C　3. A　4. C

【强化练习】

最佳选择题

1. 阴阳互损是指在阴或阳任何一方虚损的前体下，影响到相对的一方，导致

A. 阴阳偏衰　B. 阴阳两虚　C. 阴阳亡失

D. 阴损及阳　E. 阳损及阴

2. 患者先有阴虚内热病证，后又出现畏寒肢冷，大便溏泄，其病机应是

A. 阳损及阴　B. 阴损及阳　C. 阴阳亡失

D. 阳盛格阴　E. 阴盛格阳

3. 因热极深伏，阳热内结而出现寒象者，其病理变化属于

A. 阳盛格阴　B. 阴盛格阳　C. 阴盛则寒

D. 阳虚生外寒　E. 热极生寒

配伍选择题

A. 阴阳亡失　B. 阴损及阳　C. 阳损及阴

D. 阳盛格阴　E. 阴盛格阳

4. 阴寒之邪壅盛于内，逼迫阳气于外的病理状态是

5. 邪热过盛伏阳于里，不能透达于外的病理状态是

6. 在阳虚的基础上，继而导致阴虚的病理状态是

参考答案

最佳选择题：1. B　2. B　3. A

配伍选择题：4. E　5. D　6. C

考点 39 气血失调病机

气失调

1. **气不足** 气虚。

2. **气行失常** 气滞、气逆、气陷、气闭、气脱。

血失调

1. **血不足** 血虚,血液不足或血的濡养功能减退的病理状态。

2. **出血** 血液不循常道,流出脉外的病理状态。原因有:外伤、气虚、血热。

3. **血瘀** 血液的循行迟缓和不流畅的病理状态。

【真题再现】

多项选择题

出血可能由什么引起

A. 外伤 B. 血虚 C. 气虚 D. 血热 E. 血寒

答案:ACD

【强化练习】

最佳选择题

1. 下列不属于气机失调的是

A. 气脱 B.气陷 C. 气虚 D. 气滞 E. 气闭

配伍选择题

A. 血虚 B. 血热 C. 血瘀 D. 血寒 E. 出血

2. 血液不足,称为

3. 血行不畅,称为

4. 血溢脉外,称为

参考答案

最佳选择题:1. C

配伍选择题:2. A 3. C 4. E

第十节 预防与康复

考点 40 预防

治未病,包括未病先防和既病防变.

1. **未病先防的原则和方法**

(1)培养正气,提高抗病能力:重视精神调养;加强身体锻炼;注意生活起居;人工免疫。

(2)消灭病邪,防止邪气侵害:药物杀灭病邪;讲究卫生;避免病邪侵害;防范各种外伤。

2. **疾病防变的基本措施**

(1)早期诊治。

(2)控制疾病的传变。

【真题再现】

多项选择题

1. 培养正气,提高抗病能力的方法有(2015年 X 型 112 题)

A. 精神调养 B. 讲究卫生 C. 锻炼身体

D. 控制传变 E. 人工免疫

2. 消灭病邪,防止邪气侵害的方法有(2016年 X 型 114 题)

A. 讲究卫生 B. 使用药物 C. 精神调养

D. 人工免疫 E. 防范外伤

答案:1. ACE 2. ABE

【强化练习】

多项选择题

既病防变的原则

A. 人工免疫 B. 个人卫生 C. 疾病的传变

D. 早期诊治 E. 康复复方

参考答案

多项选择题:CD

考点 41 康复

1. **康复的原则**

(1)形神共养。

(2)调养气血阴阳。

①调养气血。

②调整阴阳。

③调理脏腑。

④疏通经络。

2. **常用康复疗法**

(1)药物康复和康复器械辅助疗法。

(2)针灸推拿气功康复法。

(3)体育娱乐康复法。

(4)自然康复法。

【真题再现】

多项选择题

康复的原则有

A. 形神共养 B. 调养气血 C. 调养阴阳

D. 协调脏腑 E. 疏通经络

答案:ABCDE

【单元测试】

一、最佳选择题（A型题）

每题1分。题干在前，选项在后。每道题的备选选项中，只有一个最佳答案，多选、错选或不选均不得分。

1. 人体内外环境的统一性，中医称为（考点1）
A. 辨证论治　B. 恒动观念　C. 整体观念
D. 阴阳互化　E. 综合思想

2. 因中气下陷所致的久痢、脱肛及子宫下垂，都可采用升提中气法治疗，此属于（考点3）
A. 因人制宜　B. 同病异治　C. 异病同治
D. 审因论治　E. 虚则补之

3. 属于阳的属性有（考点4）
A. 温煦　B. 沉降　C. 抑制　D. 寒凉　E. 滋润

4. "寒者热之"的治病方法是阴阳哪种关系的具体应用（考点6）
A. 互根互用　B. 对立制约　C. 消肿平衡
D. 相互转化　E. 相互交感

5. 张景岳提出"阴中求阳，阳中求阴"观点依据的是（考点6）
A. 相互交感　B. 对立制约　C. 消长平衡
D. 互根互用　E. 相互转化

6. "壮水之主，以制阳光"适用于（考点7）
A. 虚寒证　B. 虚热证　C. 实热证
D. 实寒证　E. 阴阳两虚证

7. "阳病治阴"的方法适用于（考点7）
A. 阳偏盛证　B. 阴偏盛证　C. 阳偏衰证
D. 阴偏衰证　E. 阴阳俱衰证

8. 下列药物之味，属性属阳的是（考点8）
A. 酸、苦、咸　B. 辛、苦、咸
C. 辛、甘、淡　D. 甘、淡、涩
E. 甘、苦、淡

9. 金的"所胜"之行是（考点9）
A. 火　B. 水　C. 土　D. 木　E. 金

10. 下列关于五行生克规律的表述中，正确的是（考点10）
A. 木为土之所胜　B. 木为水之子
C. 火为土之子　D. 金为木之所胜
E. 木为火之所胜

11. 下列是按相生规律制订的治则是（考点11）

A. 佐金平木　B. 益火补土　C. 培土制水
D. 抑木扶土　E. 泻南补北

12. 下列治法中根据五行相克规律确定的是（考点11）
A. 金水相生　B. 培土生金　C. 滋水涵木
D. 益火补土　E. 培土制水

13. 具有"泻而不藏"特点的是（考点13）
A. 五脏　B. 六腑　C. 奇恒之府
D. 五体　E. 五液

14. 华盖的脏器（考点14）
A. 心　B. 肝　C. 肺　D. 脾　E. 肾

15. "先天之本"指（考点14）
A. 心　B. 肺　C. 脾　D. 肝　E. 肾

16. 脏腑关系中，被称为"燥湿相济"的是（考点17）
A. 肺与大肠　B. 肾与膀胱　C. 心与肾
D. 肺与肝　E. 脾与胃

17. 胃的生理特性是（考点17）
A. 喜燥恶湿主升　B. 喜燥恶湿主降
C. 喜润恶湿主降　D. 喜润恶燥主升
E. 喜湿恶燥主升

18. 出现畏寒喜暖，是气的哪一项功能失常（考点21）
A. 防御作用　B. 温煦作用　C. 气化作用
D. 固摄作用　E. 推动作用

19. 机体内物质的新陈代谢、物质转化和能量的转化有赖于气的（考点21）
A. 温煦作用　B. 推动作用　C. 固摄作用
D. 气化作用　E. 防御作用

20. 防止血液凝聚主要依赖气的哪一项功能（考点21）
A. 推动作用　B. 温煦作用　C. 防御作用
D. 气化作用　E. 固摄作用

21. 下列不属于液的灌注部位的是（考点23）
A. 脏腑　B. 孔窍　C. 骨节　D. 髓　E. 脑

22. 对津液的代谢起着协调平衡作用的主要脏腑是（考点24）
A. 肺、脾、肾　B. 心、肝、肾　C. 心、肺、肾
D. 肺、肝、肾　E. 心、脾、肾

23. 在十二经脉走向中，足之三阴是（考点25）
A. 从脏走手　B. 从头走足　C. 从足走胸
D. 从足走腹　E. 从手走头

24. 手足三阳经在四肢的分布规律是（考点 27）

A. 阳明在前，少阳在中，太阳在后

B. 少阳在前，阳明在中，太阳在后

C. 太阳在前，阳明在中，少阳在后

D. 少阳在前，太阳在中，阳明在后

E. 阳明在前，太阳在中，少阳在后

25. 在头面部，行于头侧部的经脉是（考点 27）

A. 少阳经　B. 厥阴经　C. 阳明经

D. 少阴经　E. 太阳经

26. 某人身体强壮，胖瘦适中，饮食无偏嗜，二便通调，面色红润，性格开朗随和，精力充沛，举动灵活，睡眠良好。属于（考点 29）

A. 偏阳质　B. 偏阴质　C. 阴阳平和质

D. 阳亢质　E. 痰湿质

27. 某人形体偏瘦，面色红润，食欲旺盛，喜饮冷水，易出汗，性格外向，喜动好强，自制力较差。属于（考点 29）

A. 偏阳质　B. 偏阴质　C. 阴阳平和质

D. 气郁质　E. 阳虚质

28. 某人形体偏胖，面色萎黄，食量较小，喜饮热水，性格内向，动作迟缓，容易疲劳。属于（考点 29）

A. 偏阳质　B. 偏阴质　C. 阴阳平和质

D. 阴虚质　E. 气郁质

29. 六淫致病的共同特点不包括（考点 30）

A. 外感性　B. 季节性　C. 地域性

D. 相兼性　E. 变化性

30. 六淫中易侵犯人体上部和肌腠的外邪是（考点 31）

A. 风邪　B. 寒邪　C. 暑邪　D. 燥邪　E. 湿邪

31. 六淫中易阻遏气机，损伤阳气的邪气是（考点 31）

A. 风邪　B. 暑邪　C. 寒邪　D. 湿邪　E. 燥邪

32. 在六淫中，最易伤肺的邪气是（考点 31）

A. 风邪　B. 寒邪　C. 暑邪　D. 燥邪　E. 湿邪

33. 导致行痹发生的主要邪气是（考点 31）

A. 风邪　B. 湿邪　C. 热邪　D. 寒邪　E. 火邪

34. 寒邪、湿邪的共同致病特点是（考点 31）

A. 阻遏气机　B. 损伤阳气　C. 黏滞重浊

D. 凝滞收引　E. 病程缠绵

35. 下列不属于寒邪致病特点的是（考点 31）

A. 寒为阴邪　B. 寒性黏滞　C. 寒性凝滞

D. 寒性收引　E. 易伤阳气

36. 下列不属于火邪致病特点的是（考点 31）

A. 易伤津耗气　B. 易生风动血

C. 易阻遏气机　D. 易致肿疡

E. 易扰神明

37. 疠气最主要的致病特点是（考点 32）

A. 发病急　B. 病势重　C. 传染性强

D. 由外而入　E. 老少皆能致病

38. 过度悲伤易于损伤（考点 33）

A. 肝　B. 心　C. 脾　D. 肺　E. 肾

39、不属于瘀血形成的主要原因有（考点 34）

A. 外伤　B. 气虚　C. 气逆　D. 气滞　E. 血热

40. 疾病发生的重要条件是（考点 36）

A. 情绪　　B. 正气　　C. 邪气

D. 饮食习惯　E. 生活环境

二、配伍选择题（B 型题）

每题 1 分。备选答案在前，试题在后。每组若干小题。备选项可重复选用，也可不选用。每组题均对应同一组备选答案，每题只有一个正确答案。

A. 感冒　B. 津亏　C. 风疹　D. 发热　E. 痹证

41. 属于"证"的是（考点 2）

42. 属于"症"的是（考点 2）

A. 阳中之阳　B. 阴中之阳　C. 阳中之阴

D. 阴中之阴　E. 阴中之至阴

43. 在不同时间段的阴阳属性划分中，上午为（考点 5）

44. 在不同时间段的阴阳属性划分中，后半夜为（考点 5）

A. 曲直　B. 炎上　C. 稼穑　D. 从革　E. 润下

45. 水的特性是（考点 9）

46. 土的特性是（考点 9）

47. 木的特性是（考点 9）

48. 火的特性是（考点 9）

49. 金的特性是（考点 9）

A. 相生　B. 相克　C. 相乘　D. 相侮　E. 母病及子

50. 火的病变影响及金的称为（考点 10）

51. 土的病变影响及木的称为（考点 10）

52. 水与火的关系为（考点 10）

A. 心　B. 肝　C. 脾　D. 肺　E. 肾

53. 能通调水道的是（考点 14）

54. 能运化水液的是（考点 14）
A. 心　B. 肺　C. 脾　D. 肾　E. 肝
55. 主推动血液运行的脏是（考点 14）
56. 主统摄血液的脏是（考点 14）
A. 心　B. 脾　C. 肺　D. 肝　E. 肾
57. 主宰精神活动的脏是（考点 14）
58. 主司调畅情志的脏是（考点 14）
A. 心与肝　B. 心与肺　C. 肺与肾
D. 肝与肺　E. 脾与肺
59. 与水液代谢和呼吸运动关系密切的是（考点 15）
60. 与气的生成和津液代谢关系密切的是（考点 15）
A. 膀胱　B. 三焦　C. 小肠　D. 大肠　E. 胆
61. "受盛之官"是指（考点 17）
62. "传导之官"是指（考点 17）
A. 宗气　B. 元气　C. 营气　D. 卫气　E. 中气
63. 可以生成血液的气是（考点 20）
64. 能调控腠理的开合及汗液排泄的是（考点 20）
65. 贯心脉以行气血，走息道以行呼吸的是（考点 20）
66. 促进人体生长发育的是（考点 20）
A. 宗气　B. 卫气　C. 营气　D. 中气　E. 元气
67. 积于胸中的是（考点 20）
68. 根于肾的是（考点 20）
69. 行于脉内的是（考点 20）
70. 行于脉外的是（考点 20）
A. 气能生血　B. 气能摄血　C. 气能行血
D. 血能载气　E. 血能生气
71. 气滞引起血瘀的理论基础是（考点 22）
72. 气虚引起血虚的理论基础是（考点 22）
73. "气随血脱"的理论基础是（考点 22）
A. 上肢内侧前缘　B. 上肢内侧后缘
C. 上肢内侧中线　D. 上肢外侧前缘
E. 上肢外侧后缘
74. 手阳明经分布在（考点 27）
75. 手太阴经分布在（考点 27）
76. 手太阳经分布在（考点 27）
77. 手厥阴经分布在（考点 27）
A. 阳脉之海　B. 阴脉之海　C. 气海
D. 血海　　E. 水谷之海

78. 督脉为（考点 28）
79. 任脉为（考点 28）
80. 冲脉为（考点 28）
A. 升散　B. 黏滞　C. 凝滞　D. 重浊　E. 开泄
81. 风邪的性质（考点 31）
82. 寒邪的性质（考点 31）
83. 暑邪的性质（考点 31）
A. 气上　B. 气结　C. 气下　D. 气缓　E. 气耗
84. 喜则（考点 33）
85. 思则（考点 33）
A. 实寒证　B. 实热证　C. 亡阳证
D. 虚热证　E. 虚寒证
86. 阴偏盛病机表现的临床症状是（考点 38）
87. 阴偏衰病机表现的临床症状是（考点 38）
A. 阳虚则寒　B. 阴虚则热　C. 真寒假热
D. 真热假寒　E. 阴阳两虚
88. 阳盛格阴可见（考点 38）
89. 阴盛格阳可见（考点 38）

三、多项选择题（X 型题）

每题 1 分，题干在前，备选项在后。每道题备选项中至少有两个正确答案，多选、少选或不选不得分。

90. 关于肾与志、液、体、华、窍关系的表述正确的有（考点 16）
A. 在志为恐　B. 在液为涎　C. 在体为骨
D. 在华为毛　E. 在窍为耳
91. 肝与志、液、体、华、窍的关系，正确的是（考点 16）
A. 在志为恐　B. 在液为泪　C. 在体为脉
D. 在华为爪　E. 在窍为目
92. 关于心与志、液、体、华、窍的关系，正确的是（考点 16）
A. 在志为喜　B. 在液为血　C. 在体为脉
D. 在华为发　E. 在窍为舌
93. 与气的生成关系最为密切的是（考点 19）
A. 心　B. 脾　C. 肝　D. 肺　E. 肾
94. 十二经脉的交接规律正确的有（考点 26）
A. 手太阴肺经交接手阳明大肠经
B. 足阳明胃经交接于足太阴脾经
C. 足厥阴肝经交接于手太阴肺经
D. 足少阳胆经交接与足厥阴肝经
E. 手少阴心经交接与手太阳小肠经

95. 瘀血的致病特点有（考点35）

A. 刺痛，拒按　　B. 痛处不固定

C. 舌有瘀点瘀斑　D. 出血色紫暗

E. 按之有痞块，固定不移

96. 针对"大实有羸状"的描述正确的有（考点37）

A. 真实假虚证　B. 真虚假实证

C. 实邪结聚，阻滞经络，气血不能外达

D. 脏腑的气血不足，运化无力

E. 气血双亏证

97. 阴阳偏胜的治疗原则是（考点38）

A. 实则泻之　B. 虚则补之　C. 损其有余

D. 补其不足　E. 阴阳双补

98. 气的升降出入运行失常所致的病理变化有（考点39）

A. 气逆　B. 气虚　C. 气陷　D. 气闭　E. 气脱

99. 未病先防的原则和方法有（考点40）

A. 重视精神调养　B. 加强身体锻炼

C. 进行人工免疫　D. 既病传变

E. 避免病邪的侵害

100. 常用的康复疗法（考点41）

A. 药物康复法　B. 针灸康复法

C. 体育康复法　D. 自然康复法

E. 气功康复法

参考答案

最佳选择题：1. C　2. C　3. A　4. B　5. D　6. B　7. D　8. C　9. D　10. B　11. B　12. E　13. B　14. C　15. E　16. E　17. C　18. B　19. D　20. B　21. B　22. A　23. D　24. A. 25. A　26. C　27. A　28. B　29. E　30. A　31. D　32. D　33. A　34. B　35. B　36. C　37. C　38. D　39. C　40. C

配伍选择题：41. B　42. D　43. A　44. B　45. E　46. C　47. A　48. B　49. D　50. C　51. D　52. B　53. D　54. C　55. A　56. C　57. A　58. D　59. C　60. E　61. C　62. D　63. C　64. D　65. A　66. B　67. A　68. E　69. C　70. B　71. C　72. A　73. D　74. D　75. A. 76. E　77. C　78. A　79. B　80. D　81. E　82. C　83. A　84. D　85. B　86. A　87. D　88. D　89. C

多项选择题：90. ACE　91. BDE　92. ACE　93. BDE　94. ABCDE　95. ACDE　96. AC　97. AC　98. ACDE　99. ABCE　100. ABCDE

第二章 中医诊断基础

章节概述

中医诊断学基础是作为一个连接与中医基础学和常见病辨证论治的学科。考试出分的分值约为 11 分，重点出分点在第二节四诊中的望诊和问诊。而第三节辨证中，虽然脏腑辨证和气血津液辨证分值体现得很少，但是对于常见病辨证论治其到的意义非常之大，故也应重点复习。

表 2-1

章节	内容		分值
第一节	中医诊断学概述		0～1 分
第二节	四诊	望诊	5 分
		闻诊	0～1 分
		问诊	3 分
		切诊	1 分
第三节	辨证	八纲辨证	1 分
		脏腑辨证	0～1 分
		气血津液辨证	0～1 分
合计			11～14 分

第一节 中医诊断学概述

考点 1 中医诊断学的基本原则

1. 审内察外，整体统一
2. 四诊合参
3. 辨证求因，审因论治

【真题再现】

最佳选择题

中医诊断学的基本原则之一是

A. 四诊合参　B. 辨证论治　C. 整体观念

D. 授物比类　E. 辨病论治

答案：A

第二节 四 诊

望 诊

考点 2 望神的临床表现和意义

观察眼神的变化是望神的重要内容之一

1. **得神**

表现：两眼灵活，明亮有神，鉴识精明，神志清楚，反应灵敏，语言清晰。

意义：正气未伤，脏腑功能未衰。

2. **失神**

表现：目光晦暗，瞳仁呆滞，精神萎靡，反应迟钝，呼吸气微，甚至神识昏迷，循衣摸床。

撮空理线，或猝倒而且目闭口开、手撒、遗尿等。

意义：正气已伤，病情严重，预后不好。

3. **假神**

表现：原来不欲言语，语声低弱，时断时续，突然转为言语不休者；原来精神极度衰颓，意识不清，突然精神转"佳"者；原来面色十分晦暗，忽然两颧发红如妆者。

意义：阴阳格拒，阴不敛阳。比喻为"回光返照"或"残灯复明"。

4. **神乱**

癫病：表情淡漠，寡言少语，闷闷不乐，继则精神发呆，哭笑无常（痰气凝结，阻蔽心神）。

狂病：烦躁不宁，登高而歌，弃衣而走，呼号怒骂，打人毁物，不避亲疏（痰火扰心）。

痫病：突然跌倒，昏不知人，口吐涎沫，四肢抽动（痰迷心窍，肝风内动）。

【真题再现】

最佳选择题

神志昏迷，循衣摸床，撮空理线

A. 得神 B. 失神 C. 假神 D. 神乱 E. 有神
答案：B

【强化练习】

最佳选择题

1. 突然昏倒，不省人事，四肢抽搐，口吐涎沫，醒后如常者，属于
A. 痫病 B. 癫病 C. 狂病 D. 癔病 E. 痉病

2. 失神的表现不包括
A. 精神萎靡 B. 瞳仁呆滞 C. 反应灵敏
D. 目光晦暗 E. 呼吸气微

配伍选择题

A. 神志清楚，两眼灵活
B. 登高而歌，弃衣而走
C. 本已意识不清，突然精神转"佳"
D. 表浅淡漠，闷闷不乐，哭笑无常
E. 循衣摸床，撮空理线

3. 癫病多表现为
4. 狂病多表现为
5. 属得神的表现为

参考答案

最佳选择题：1. A 2. C

配伍选择题：3. D 4. B 5. A

考点3 望色的临床表现和意义

1. **白色** 虚寒证、失血证
（白光）白而虚浮——阳气不足；
淡白而消瘦——营血亏损；
急性病突然面色苍白——阳气暴脱。

2. **黄色** 虚证、湿证
面色淡黄，枯槁无泽——萎黄——脾胃气虚，营血不能上荣；
面色黄而虚浮——黄胖——脾胃气虚衰，湿邪内阻；
面、目、身俱黄——黄疸——黄而鲜明如橘子色——阳黄——湿热——黄而晦暗如烟熏者——阴黄——寒湿。

3. **赤色** 热证
满面通红——实热证；
颜面潮红——虚热证；
久病、重病面色苍白却时而泛红如妆，多为戴阳证，是虚阳上越的危重证候。

4. **青色** 寒证、痛证、瘀血证及惊风证。

小儿高烧，面部青紫，以鼻柱、两眉间及口唇四周最易察见，往往是惊风的先兆。

5. **黑色** 肾虚、水饮证、瘀血证。

【真题再现】

最佳选择题

面赤多见于
A. 寒证 B. 痛证 C. 虚证 D. 热证 E. 饮证
答案：D

【强化练习】

最佳选择题

1. "萎黄"是指
A. 面黄枯槁 B. 面黄润泽 C. 面黄晦暗
D. 面黄虚浮 E. 面黄明亮

2. 以下哪项不会导致面色发黑
A. 水饮 B. 痰湿 C. 肾虚 D. 血瘀 E. 寒证

3. 面色白虚浮者，多属
A. 血虚 B. 阴虚 C. 阳气不足
D. 阳气暴脱 E. 津液不足

4. 满面通红最多见于
A. 阴虚证 B. 虚热证 C. 实热证
D. 戴阳证 E. 气虚发热证

5. 阴黄的特征为
A. 面色淡黄，枯槁无泽 B. 面、目、身俱黄
C. 面色黄而虚浮 D. 黄而鲜明如橘子色
E. 黄而晦暗如烟熏

综合分析题

患者原本意识不清，突然精神清醒，想见亲人，原来神志昏迷无语，突然言语不休；原来面色晦暗，忽然两颧红赤如妆

6. 该患者望神应属
A. 得神 B. 少神 C. 假神 D. 失神 E. 神乱

7. 该患者面色的表现称为
A. 阳亢 B. 阳虚 C. 亡阳 D. 戴阳 E. 阳水

8. 其病机是
A. 正气已伤，病情严重
B. 痰气郁结，蒙蔽心神
C. 痰火内盛，扰乱心神
D. 阴不敛阳，即将离决
E. 肝风夹痰，蒙蔽清窍

患者证见皮肤，面目俱黄，黄色鲜明如橘子色

9. 该患者应属
A. 阴黄 B. 阳黄 C. 常色 D. 假神 E. 无神
10. 其病机是
A. 湿热熏蒸 B. 寒湿阻滞 C. 肝胃不和
D. 脾胃虚弱 E. 肝郁气滞

参考答案

最佳选择题：1. A 2. B 3. C 4. C 5. E
综合分析题：6. C 7. D 8. D 9. B 10. A

考点 4 望形体的主要内容和临床意义

1. 形体肥胖，肤白无华，精神不振 形盛气虚——阳气不足。

2. 眼睑、口唇或手指、足趾不时颤动 见于急性热病，动风发痉的先兆；也见于虚损久病，气血不足，经脉失养。

3. 四肢抽搐 风病，如痫证、破伤风、小儿急慢惊风。

4. 手足拘挛，屈伸不利 肝病的筋急，或为寒凝筋脉，或为血液损伤，筋膜失养。

5. 足或手软弱无力，行动不灵 痿证。

6. 一侧手足举动不遂，或麻木不仁 中风偏瘫。

7. 项背强直,角弓反张,四肢抽搐 痉病。

【真 题 再 现】

配伍选择题
A. 手足抽搐 B. 手足肿胀 C. 手足麻木
D. 手足软弱 E. 手足不遂

1. 痿证可见（2015 年 B 型 45 题）
2. 痉病可见（2015 年 B 型 46 题）
3. 惊风可见（2015 年 B 型 47 题）
答案：1. D 2. A 3. A

考点 5 望头形与头发主要内容及临床意义

1. 小儿头形过大或过小，伴智力发育不全 肾精亏损。

2. 囟门下陷 虚证。

3. 囟门高突 热证。

4. 囟门迟闭，头项软弱不能竖立 肾气不足，发育不良。

5. 头发稀疏易落，或干枯不荣 精血不足。

6. 片状脱发 血虚受风。

7. 年少落发 肾虚/血热。

【真 题 再 现】

最佳选择题
小儿囟门迟闭，多属
A. 气血不足 B. 吐泻伤津 C. 温热之邪上攻
D. 肾气不足，发育不良
E. 肾阴不足，虚火上炎
答案：D

【强 化 练 习】

最佳选择题
1. 突然大片脱发者属
A. 阴虚火旺 B. 血虚受风 C. 肾气虚弱
D. 肝血不足 E. 脾胃气虚
2. 头发色黄干枯，稀疏易落，多属
A. 精血不足 B. 血虚受风 C. 疳积病
D. 因禀赋不足所致 E. 肾虚或血热

参考答案

最佳选择题：1. B 2. A

考点 6 望耳鼻的主要内容及临床意义

1. 耳轮干枯焦黑 肾精亏耗，精不上荣。

2. 耳背有红络，耳根发凉 麻疹先兆。

3. 鼻柱溃塌 麻风病或梅毒。

4. 鼻流清涕 外感风寒。

5. 鼻流浊涕 外感风热。

6. 久流浊涕而有腥臭者 鼻渊,感受外邪或胆经蕴热所致。

7. 酒渣鼻 肺胃有热。

【真 题 再 现】

最佳选择题
小儿耳背有红络，耳根发凉，多属
A. 气血亏虚 B. 肾精亏损 C. 麻疹先兆
D. 肾气不足 E. 肝胆湿热
答案：C

考点 7 望唇、齿龈、咽喉的主要内容及临床意义

1. 唇色淡白 气血两虚;唇色青紫——寒凝血瘀；唇色深红——热在营血。

2. 口角流涎 脾虚湿盛;胃中有热/虫积。

3. 牙齿松动稀疏,齿根外露者 肾虚或虚

火上炎。

4. 齿龈色淡白 血虚不荣;齿龈红肿——胃火上炎;齿龈出血而红肿者——胃火伤络;齿龈不红而微肿——气虚,或为虚火伤络。

5. 灰白色假膜,擦之不去,重擦出血,且随即复生 白喉——肺热阴伤之证。

【真题再现】

配伍选择题

A. 齿稀根露 B. 齿龈红肿 C. 齿龈青紫

D. 牙龈淡白 E. 牙齿蛀蚀

1. 根据中医望诊理论,肾虚可见(2016年B型43题)

2. 根据中医望诊理论,血虚可见(2016年B型44题)

3. 根据中医望诊理论,胃火可见(2016年B型45题)

答案:1. A 2. D 3. B

【强化练习】

最佳选择题

1. 脾虚湿盛常导致

A. 口角糜烂 B. 口角流涎 C. 唇色青紫

D. 口唇皲裂 E. 口开不闭

2. 寒凝血瘀患者唇色

A. 淡白 B. 深红 C. 青紫 D. 青黑 E. 樱桃红

参考答案

最佳选择题:1. B 2. C

考点8　望体表的主要内容及临床意义

1. **斑** 点大成片,平铺于皮下,摸之不碍手。

2. **疹** 色红疹点小如粟,高出于皮肤,摸之碍手。

3. **痈** 发病局部范围较大,红,肿,热,痛,根盘紧束(阳证)。

4. **疽** 漫肿无头,部位较深,皮色不变(阴证)。

【真题再现】

最佳选择题

疮疡漫肿无头,部位较深,皮色不变者为

A. 疔 B. 痈 C. 疽 D. 疖 E. 风疹

答案:C

【强化练习】

最佳选择题

下列哪项与斑无关

A. 色红或紫 B. 平铺于皮下

C. 抚之不碍手 D. 见于外感热病

E. 点小如粟

参考答案

最佳选择题:E

考点9　望舌

1. **正常舌象** 舌体柔软,活动自如,"淡红舌,薄白苔"。

2. **舌尖** 心肺;舌中——脾胃;舌根——肾;舌边——肝胆。

【真题再现】

配伍选择题

A. 舌尖 B. 舌中 C. 舌边 D. 舌根 E. 舌底

1. 胃在舌分属部位是

2. 胆在舌分属部位是

答案:1. B 2. C

考点10　望舌色的临床意义

1. **淡白舌** 阳虚、血虚。

2. **红舌** 热证(里实热证;阴虚内热)。

3. **绛舌** 热入营血,热性病极期;阴虚火旺。

4. **紫舌** 阴寒内盛;血瘀

【真题再现】

最佳选择题

外感热病极期多见舌质

A. 淡白舌 B. 淡红舌 C. 红舌

D. 青紫 E. 绛舌

答案:E

【强化练习】

最佳选择题

1. 舌色淡白,常见于

A. 虚寒证 B. 湿热证 C. 火热证

D. 阴虚证 E. 外感表热

2. 温病患者热入营血时,舌色应为

A. 红色 B. 绛舌 C. 青舌

D. 淡白舌　　E. 淡红舌

3. 舌淡紫湿润，最常见于

A. 热入营血　　B. 气血两虚　　C. 气滞血瘀

D. 膀胱蓄血　　E. 寒凝血瘀

参考答案

最佳选择题：1. A　2. B　3. E

考点 11　望舌形的临床意义

1. **胖大舌**　胖嫩，色淡——脾肾阳虚；肿胀满口，色深红——心脾热盛。

2. **瘦薄舌**　瘦小而薄——阴血亏虚；瘦薄而色红绛而干——阴虚火旺。

3. **裂纹舌**　热盛津伤。

4. **齿痕舌**　脾虚（湿盛）。

5. **芒刺舌**　热邪亢盛。

【真题再现】

配伍选择题

A. 痿软舌　　B. 瘦薄舌　　C. 齿痕舌

D. 裂纹舌　　E. 芒刺舌

1. 热盛津伤可见（2015 年 B 型 48 题）

2. 脾虚湿盛可见（2015 年 B 型 49 题）

A. 齿痕舌　　B. 胖大舌　　C. 芒刺舌

D. 痿软舌　　E. 瘦薄舌

3. 根据中医望诊理论，热邪亢盛可见（2016 年 B 型 41 题）

4. 根据中医望诊理论，脾肾阳虚可见（2016 年 B 型 42 题）

答案：1. D　2. C　3. C　4. B

考点 12　望舌态

1. **强硬**　热入心包，中风征兆。

2. **痿软**　气血虚极；阴亏至极；热灼阴伤。

3. **颤动**　热极生风或虚风内动。

4. **吐弄**　动风先兆。

5. **歪斜**　中风或中风先兆。

6. **短缩**　危重证候的反映。

【真题再现】

多项选择题

下列属于望舌态的有

A. 强硬舌　　B. 痿软舌　　C. 颤动舌

D. 吐弄舌　　E. 短缩舌

答案：ABCDE

考点 13　望舌苔的临床意义

（一）苔色

1. **白苔**　表证、寒证。

2. **黄苔**　热证、里证。

3. **灰苔**　里证（里热证/寒湿证）。

4. **黑苔**　里证（热极/寒盛）。

（二）苔质

1. **厚薄**　提示病情的进退。

由薄增厚，病邪由表入里，病情由轻转重，病进。

由厚增薄，病邪内消外达，病情由重变轻，病退。

2. **润燥**　提示津液的变化。

3. **腻腐**　腻苔——颗粒细腻而致密，刮之难去——湿浊，痰饮，食积。

腐苔——颗粒较大，松软而厚，刮之易脱——食积、痰浊。

4. **剥落**　光剥舌（镜面舌）——舌苔骤然退去，不再复生，以致舌面光洁如镜——胃阴枯竭，胃气大伤。

花剥苔——舌苔剥落不全，剥脱处光滑无苔——胃的气阴两伤。

5. **有根与无根**　有根——真苔——胃气有

无根——假苔——胃气无

【真题再现】

最佳选择题

苔质致密，颗粒细小，刮之难去，称为

A. 滑苔　B. 腐苔　C. 腻苔　D. 燥苔　E. 润苔

答案：C

【强化练习】

最佳选择题

1. 观察舌苔以辨别病邪深浅，主要依据是

A. 舌苔的有无　　B. 舌苔的厚薄

C. 苔色的黄白　　D. 舌苔的润燥

E. 舌苔的真假

配伍选择题

A. 花剥苔　　B. 黄腻苔　　C. 薄白苔

D. 灰黑而干苔　　　　E. 灰黑而润苔

2. 脾胃湿热可见

3. 胃之气阴两伤可见

综合分析题

患者表现有恶心呕吐，腹痛阵作，泻下急迫，粪色黄褐而臭，口渴欲饮，舌象可见舌质红，舌苔色黄，舌面上覆有一层颗粒细腻而致密的滑黏苔垢，刮之难去，根据望舌的内容，回答以下问题。

4. 该患者的舌苔为

A. 黄腻苔　B. 白腻苔　C. 腐苔

D. 镜面舌　E. 花剥苔

5. 其病机为

A. 心脾有热　B. 湿热内蕴　C. 寒湿阻滞

D. 脾胃虚弱　E. 胃阴不足

多项选择题

6. 腻苔主病是

A. 湿浊　B. 痰饮　C. 瘀血　D. 食积　E. 中风

参考答案

最佳选择题：1. B

配伍选择题：2. B　3. A

综合分析题：4. A　5. B

多项选择题：6. ABD

考点 14　望排出物的主要内容及临床意义

（一）痰涎

1. 痰色白而清晰　寒证。

2. 痰色黄或白而黏稠者　热证。

3. 痰少极黏，难以排出者　燥痰。

4. 痰白易咯而量多者　湿痰。

5. 咳吐脓血如米粥状　热毒蕴肺——肺痈证。

6. 痰中带血，或咳吐鲜血　热伤肺络。

（二）呕吐物

1. 呕吐痰涎，其质清稀　寒饮。

2. 呕吐物清稀而挟有食物，无酸臭味　胃气虚寒。

3. 呕吐物色黄味苦　肝胆有热，胃失和降。

4. 呕吐物秽浊酸臭　胃热或食积。

5. 吐血鲜红或暗红，夹有食物残渣　肝火犯胃或瘀血内停。

6. 呕吐脓血，味腥臭者　内痈。

（三）大便

1. 大便稀溏如糜，色深黄而黏　肠中有湿热。

2. 便稀溏如水样，夹有不消化食物

3. 寒湿便如黏冻，夹有脓血　痢疾。

（四）小便

1. 小便清澈而量多者　虚寒。

2. 小便量少而黄赤者　热证。

3. 小便混浊不清　湿浊下注/脾肾气虚。

4. 尿血者　热伤血络。

5. 尿有砂石者　石淋。

6. 尿如膏脂者　膏淋。

【真 题 再 现】

最佳选择题

痰色黄而黏稠者多属

A. 燥痰　B. 湿痰　C. 风痰　D. 热痰　E. 寒痰

答案：D

闻　　诊

考点 15　语声、呼吸异常及咳嗽、呃逆、嗳气声音变化的临床意义

（一）语声变化的临床意义

1. **谵语**　神识昏糊，胡言乱语，声高有力——热扰心神。

2. **郑声**　神志不清，语言重复，时断时续，声音低弱——心气大伤，精神散乱。

3. **独语**　喃喃自语，讲话无对象，见人便止——心气虚，精不养神。

4. **语言謇涩**　风痰上扰。

（二）呼吸异常变化的临床意义。

1. **呼吸微弱**　肺肾之气不足，内伤虚损。

2. **呼吸有力，声高气粗**　实热证。

3. **喘**　呼吸困难，短促急迫，甚则鼻翼扇动，或张口抬肩不能平卧。

4. **哮**　喘气时喉中有哮鸣声。

5. **呼多吸少，气不得续**　虚喘，肺肾气虚，出纳无力。

6. 呼吸微弱,气少不足以息　少气——气虚所致。

7. 胸中郁闷不舒,发出长叹的声音　叹息——情志抑郁,肝失疏泄。

(三)咳嗽声音变化的临床意义

1. 咳声重浊　实证。

2. 咳声低微气怯　虚证。

3. 呈阵发性,咳而气急,连声不绝,终止时做鹭鸶叫声　顿咳(百日咳)。

4. 咳声如犬吠　白喉。

5. 干咳无痰,或只有少量稠痰　燥邪犯肺火阴虚肺燥。

(四)呃逆、嗳气声音变化的临床意义

呃逆、嗳气——胃气上逆。

【真题再现】

配伍选择题

A. 呼吸不畅,胸闷气短

B. 呼吸有力,升高气粗

C. 呼吸困难,短促急迫

D. 呼吸困难,喉中有声

E. 呼多吸少,气不得续

1. 实热多见(2015年B型50题)

2. 虚喘多见(2015年B型51题)

3. 哮证多见(2015年B型52题)

答案:1. B　2. E　3. D

【强化练习】

最佳选择题

1. 喘证的临床表现应除外哪一项

A. 鼻翼扇动　B. 呼吸困难　C. 张口抬肩

D. 难以平卧　E. 喉中痰鸣

2. 咳嗽连声不绝,终止时作鹭鸶叫声者,称为

A. 白喉　B. 喉痛　C. 燥咳　D. 乳蛾　E. 百日咳

3. 患者神志不清,语言重复,时断时续,声音低微,称为

A. 谵语　　B. 郑声　　C. 狂言

D. 独语　　E. 语言謇涩

4. 阴虚肺燥的咳声特点是

A. 咳声重浊　B. 咳声清脆　C. 干咳无痰

D. 咳声紧闷　E. 咳声如犬吠

5. 太息的病机是

A. 肝失疏泄　B. 脾气虚弱　C. 肝阳上亢

D. 胃气上逆　E. 肺气不足

参考答案

最佳选择题:1. E　2. E　3. B　4. C　5. A

问　诊

考点16　恶寒发热、但寒不热、但热不寒、寒热往来的临床意义

1. **恶寒发热**　外感表证。

2. **但寒不热**　虚寒证。

3. **但热不寒**　热证。

(1)壮热——里实热证。

(2)潮热——阴虚潮热——午后或入夜即发热,五心烦热;

湿温潮热——午后热甚,身热不扬;

阳明潮热——日晡阳明旺时而热甚,兼腹满痛拒按,大便燥结。

(3)长期低热——气虚发热;疰夏。

4. **寒热往来**　半表半里证(少阳证)——疟疾。

【真题再现】

配伍选择题

A. 午后发热,五心烦热

B. 长期低热,劳累则甚

C. 午后热甚,身热不扬

D. 日晡热甚,腹痛便结

E. 发热烦渴,汗多脉洪

1. 气虚发热的症状特点是(2016年B型82题)

2. 湿温潮热的症状特点是(2016年B型83题)

3. 阴虚内热的症状特点是(2016年B型84题)

答案:1. B　2. C　3. A

【强化练习】

最佳选择题

1. 阳明潮热的特点是

A. 日晡发热　B. 自觉发热　C. 骨蒸发热

D. 身热不扬　E. 身热夜甚

2. 恶寒发热多见于

A. 疟疾　　B. 半表半里证　　C. 里实热证

D. 阳明病　E. 外感表证

配伍选择题

A. 恶寒发热　B. 但寒不热　C. 但热不寒

D. 寒热往来　E. 长期低热

3. 里实热证的症状

4. 外感表证的症状

A. 恶寒发热　B. 但寒不热　C. 但热不寒

D. 寒热往来　E. 长期低热

5. 半表半里证常见的症状是

6. 虚寒证多见的症状是

参考答案

最佳选择题：1. A　2. E

配伍选择题：3. C　4. A　5. D　6. B

考点 17　表证辨汗、自汗、盗汗、绝汗、战汗的临床表现及意义

1. **表证辨汗**　表证无汗——伤寒表实证；
表证有汗——太阳中风证。

2. **自汗**　汗出不止，活动后加重——气虚、阳虚。

3. **盗汗**　入睡则汗出，醒后则汗止——阴虚。

4. **绝汗**　危重之时，大汗不止。
亡阳：大汗淋漓，四肢厥冷；
亡阴：汗出而黏如油。

5. **战汗**　全身恶寒战栗，而继之汗出，是邪正相争，病变发展的转折点。
汗出热退，脉静身凉——邪去正安；
汗出而烦躁不安，脉来疾急——邪胜正衰。

6. **半身汗**　风痰或风湿之邪阻滞经络。

【真题再现】

最佳选择题

既可出现自汗，又可出现盗汗的证是

A. 瘀血内阻　B. 阳气亏虚　C. 阴液亏虚

D. 气阴两虚　E. 血液亏虚

答案：D

【强化练习】

最佳选择题

1. 半身汗出，是因为

A. 风痰阻滞经络　B. 中焦郁热

C. 阳气虚损　D. 津液不足　E. 阴虚火旺

2. 患者恶寒战栗而后汗出，称为

A. 寒战　B. 自汗　C. 盗汗　D. 绝汗　E. 战汗

3. 战汗后好转向愈的表现是

A. 身热不减　B. 烦躁不安　C. 脉疾数

D. 脉静身凉　E. 精神萎靡

配伍选择题

A. 无汗　B. 盗汗　C. 战汗　D. 绝汗　E. 自汗

4. 伤寒表实证多见

5. 气虚卫阳不固多见

综合分析题

张某，女，49 岁。近 1 个月来，患者自觉午后至夜有发热，发有定时，睡时汗出，醒后即止，兼有五心烦热，舌红少苔，脉细数。

6. 该患者的发热为

A. 壮热　　　B. 潮热　C. 高热

D. 身热不扬　E. 日晡潮热

7. 该患者的汗出为

A. 黄汗　B. 战汗　C. 自汗　D. 盗汗　E. 无汗

8. 其病机是

A. 阳虚　　B. 阴虚　C. 气虚

D. 血虚　　E. 气血两虚

参考答案

最佳选择题：1. A　2. E　3. D

配伍选择题：4. A　5. E

综合分析题：6. B　7. D　8. B

考点 18　疼痛的性质特点及不同部位疼痛的临床意义

（一）疼痛的性质

1. **胀痛**　气滞。

2. **重痛**　湿邪困遏。

3. **刺痛**　瘀血。

4. **绞痛**　实邪闭阻。

5. **灼痛**　火邪窜络，阴虚阳热亢盛。

6. **冷痛**　寒邪阻络或阳气不足。

7. **隐痛**　气血不足。

8. **掣痛**　筋脉失养或阻滞不通。

（二）不同部位疼痛

1. **头痛**　头项痛——太阳经；

前额痛——阳明经；

头侧痛——少阳经；

头顶痛——厥阴经。

2. 胁痛　肝胆病。

【真题再现】

最佳选择题

厥阴头痛的特点是

A. 前额疼痛连及眉棱骨　B. 后头痛连项

C. 两侧太阳穴附近痛　D. 巅顶头痛

E. 头痛连齿

答案：D

【强化练习】

最佳选择题

1. 痛如针刺的病机是

A. 瘀血　B. 气滞　C. 湿滞　D. 食积　E. 血虚

配伍选择题

A. 太阳经　B. 阳明经　C. 少阳经

D. 少阴经　E. 厥阴经

2. 前额连眉棱骨痛，病在

3. 后头连项痛

A. 隐痛　B. 刺痛　C. 胀痛　D. 重痛　E. 掣痛

4. 虚证的常见症状是

5. 湿邪所致的症状是

综合分析题

　　患者症见胃脘疼痛，痛势较轻微，但绵绵不休，反复发作近2个月，伴神疲纳呆。根据问诊的内容，回答以下问题。

6. 该患者的疼痛为

A. 胀痛　B. 刺痛　C. 隐痛　D. 窜痛　E. 灼痛

7. 其病机是

A. 气滞　B. 血瘀　C. 寒凝　D. 虚证　E. 火热

参考答案

最佳选择题：1. A

配伍选择题：2. B　3. A　4. A　5. D

综合分析题：6. C　7. D

考点19　口渴与饮水，食欲与食量及口味异常的临床意义

（一）口渴与饮水

　　1. 口渴多饮　热证。

　　2. 大渴喜冷饮　热盛伤津。

　　3. 渴喜热饮，饮量不多或口渴欲饮，水入即吐，小便不利　痰饮内停，水津不能上承。

　　4. 口渴不多饮　急性热病，热入营血。

　　5. 口干，但欲漱水不欲咽　瘀血。

　　6. 大渴引饮，小便量多　消渴。

（二）食欲与食量

　　1. 消谷善饥（多食易饥）　胃火炽盛。

　　2. 饥不欲食　胃阴不足

　　3. 易饥多食，但大便溏泻，倦怠乏力　胃强脾弱。

　　4. 食欲减退或不欲食，胃纳呆滞　脾胃虚弱。

　　5. 食少伴有胸闷，腹胀，肢体困重，舌苔厚腻者　脾湿不运。

（三）口味异常

　　1. 口苦　肝胆实热。

　　2. 口甜而腻　脾胃湿热。

　　3. 口中酸馊　食积内停。

　　4. 口淡乏味　脾虚不运。

【真题再现】

最佳选择题

饥不欲食，舌红少苔常见于

A. 胃气虚证　B. 胃热证　C. 肝胃不和证

D. 胃阴虚证　E. 食滞胃脘证

答案：D

【强化练习】

最佳选择题

1. 口干，但欲漱水不欲咽，可见于

A. 阴虚证　B. 湿热证　C. 里寒证

D. 瘀血阻滞　E. 痰饮内停

2. 大渴喜冷饮常见于

A. 痰饮证　B. 湿热证　C. 瘀血证

D. 正常人　E. 热盛伤津

3. 多食易饥，兼见大便溏泄者属

A. 胃阴不足　B. 胃火亢盛　C. 脾胃湿热

D. 湿邪困脾　E. 胃强脾弱

4. 消谷善饥是指

A. 多食易饥　B. 饥不欲食　C. 厌食油腻

D. 偏嗜异物　E. 无饥饿感

5. 食欲减退伴胸闷、腹胀、肢体困重、舌苔厚

腻者多见

A. 脾胃气虚　B. 脾湿不运　C. 胃阴不足

D. 食滞内停　E. 胃强脾弱

6. 口苦常见于

A. 胃气上逆　B. 伤食积滞　C. 肝胆实热

D. 脾胃气虚　E. 胃热

配伍选择题

A. 食欲减退　B. 消谷善饥　C. 恶闻食臭

D. 饥不欲食　E. 嗜食异物

7. 伤食多见

8. 脾胃虚弱多见

A. 口渴喜热饮　B. 大渴喜冷饮

C. 渴不欲饮　　D. 大渴引饮，小便量多

E. 但欲漱水不欲咽

9. 消渴可见

10. 实热证可见

A. 口淡乏味　B. 口甜黏腻　C. 口中泛酸

D. 口中酸馊　E. 口苦

11. 脾胃虚弱则

12. 脾胃湿热则

参考答案

最佳选择题：1. D　2. E　3. E　4. A　5. B

6. C

配伍选择题：7. C　8. A　9. D　10. B　11. A

12. B

考点 20　大小便变化的临床意义

（一）大便

1. 大便夹有不消化食物，酸腐臭秽　伤食积滞。

2. 里急后重　痢疾。

3. 老年人大便不干不稀，而只是排便困难　气虚。

4. 水粪夹杂，下利清谷或五更泄泻　脾肾阳虚，寒湿内盛。

5. 泻下黄糜　大肠湿热。

（二）小便

1. 小便时尿道疼痛，并常伴有急迫、艰涩、灼热等感觉　湿热下注。

2. 小便量多而色清　下焦虚寒，肾气不固。

3. 小便后自觉空痛　肾气虚衰。

4. 尿后余沥不尽，不自主的排尿，或不能控制的尿滴沥，称为"尿失禁"　肾气不固。

5. 小便不畅，点滴而出为癃；小便不通，点滴不出的为闭　统称"癃闭"。

【真题再现】

最佳选择题

大便夹有不消化的食物，酸腐臭秽者，多因

A. 大肠湿热　B. 寒湿内盛　C. 伤食积滞

D. 肝胃不和　E. 脾胃虚弱

答案：C

【强化练习】

最佳选择题

1. 小便余沥不尽多属

A. 膀胱虚衰　B. 阳虚水泛　C. 湿热蕴结

D. 肾阴亏损　E. 肾气不固

综合分析题

患儿，男，8岁。1天前因饮食不洁，而出现腹痛窘迫欲泻，肛门重坠，泻下不爽，便下脓血。根据问诊的内容，回答以下问题。

2. 其表现称为

A. 里急后重　B. 完谷不化　C. 五更泄泻

D. 热结旁流　E. 下利清谷

3. 此病应属于

A. 痢疾　B. 泄泻　C. 癃闭　D. 淋证　E. 水样泻

4. 其病机多属

A. 寒湿　B. 湿热　C. 痰凝　D. 气虚　E. 食积

参考答案

最佳选择题：1. E

综合分析题：2. A　3. A　4. B

考点 21　失眠和嗜睡的临床意义

（一）失眠

病因：阴血不足（如心肾阴虚、心火炽盛的心烦不寐；心脾两虚、血不养心的心悸怔忡不寐）。

痰火食积诸邪气干扰所致（如胆郁痰扰的失眠；食滞内停的"胃不和则卧不安"）。

（二）嗜睡

病因：阳虚阴盛，痰湿困滞。

【真题再现】

最佳选择题

下列哪项可出现"胃不和则卧不安"

A. 痰湿困脾　B. 心肾不交　C. 阴血不足

D. 食滞内停　E. 心脾两虚

答案：D

考点 22　月经与带下变化的临床意义

（一）月经

1. 月经先期　邪热迫血妄行或气虚不能摄血。

2. 月经后期　寒凝气滞，血行不畅，或血少，任脉不充。

3. 月经量多　血热，冲任受损，或气虚不能摄血。

4. 月经量少　血虚，寒凝，血瘀，痰湿阻滞。

5. 月经色淡红质稀　血少不荣，虚证。

6. 月经色紫暗有块　寒凝血滞，血瘀。

7. 经期小腹胀痛　气滞血瘀。

8. 经期小腹冷痛　寒凝。

9. 经期小腹隐痛，腰酸痛　气虚亏虚，胞脉失养。

（二）带下

1. 带下量多，色白，清稀如涕　脾虚湿注。

2. 带下色黄，黏稠臭秽或伴有外阴瘙痒疼痛　湿热下注。

3. 带下色赤，淋沥不断，微有臭味　肝经郁热。

4. 带下晦暗，质清稀而多，腰腹酸冷　肾虚。

【真题再现】

最佳选择题

下述各项，最易引起月经后期的是

A. 气虚　　　B. 阴虚火旺　C. 肝郁血热

D. 寒凝气滞　E. 阳盛血热

答案：D

【强化练习】

最佳选择题

带下量多，色白清稀，多属

A. 气血亏虚　B. 肝肾阴虚　C. 脾虚湿注

D. 肝经郁热　E. 湿热下注

参考答案

最佳选择题：C

切　诊

考点 23　寸口脉分候脏腑

1. 右寸候肺；右关候脾胃；右尺候肾（命门）。

2. 左寸候心；左关候肝；左尺候肾。

【真题再现】

最佳选择题

三部脉分候脏腑，左寸候的是

A. 肾　B. 肺　C. 脾　D. 肝　E. 心

答案：E

【强化练习】

最佳选择题

根据三部脉分候脏腑的方法，左尺候的是

A. 心　B. 肺　C. 脾　D. 肝　E. 肾

参考答案

最佳选择题：E

考点 24　常见病脉的脉象和主病

1. 浮脉　表证（浮紧主表寒；浮数主表热）。

2. 沉脉　里证。

3. 迟脉　寒证。

4. 数脉　热证。

5. 滑脉　痰饮、食滞、实热。

6. 涩脉　气滞、血瘀、精伤、血少。

7. 细脉　气血两虚，诸虚劳损，又主湿病。

8. 弦脉　肝胆病、痛证、痰饮。

9. 代脉　脉来缓弱而有规律的歇止，间歇时间较长——脏气衰微。

10. 促脉　脉来急数而有不规律的间歇——阳热亢盛，气滞血瘀或痰食停积。

11. 结脉　脉来缓慢而有不规则的间歇——阴盛气结，寒痰瘀血。

【真题再现】

综合分析题

某女，32 岁。平素性情急躁易怒，月经不调。因胃痛 1 周就诊。胃脘灼痛，痛势急迫，烧心泛酸，口苦口干，舌红苔黄，脉弦。

1. 该患者舌红提示属于（2015年C型91题）

A. 虚寒证　B. 实热证　C. 虚热证

D. 瘀血证　E. 痰湿证

2. 该患者弦脉提示病位相关之脏是（2015年C型92题）

A. 肝　B. 心　C. 脾　D. 肺　E. 肾

某女，32岁，口舌生疮，烦躁焦虑，口干舌燥，小便短赤。舌尖红，苔薄黄，脉数。

3. 口舌生疮，舌尖红，病位在（2016年C型105题）

A. 心　B. 肝　C. 胃　D. 肺　E. 肾

4. 脉数主病是（2016年C型106题）

A. 虚证　B. 热证　C. 阴证　D. 寒证　E. 表证

答案：1. B　2. A　3. A　4. B

【强化练习】

最佳选择题

1. 弦脉所主的病证是

A. 痛证　B. 热证　C. 食滞　D. 血瘀　E. 精伤

2. 涩脉的主要特征

A. 血瘀　B. 食滞　C. 痰饮　D. 热证　E. 湿证

3. 浮紧的脉象主病常为

A. 表虚证　B. 表寒证　C. 表湿证

D. 表热证　E. 表证挟痰

4. 结脉、代脉、促脉，其脉象的共同点是

A. 脉来时止　B. 脉来较数　C. 止无定数

D. 止有定数　E. 脉来缓慢

参考答案

最佳选择题：1. A　2. A　3. B　4. A

第三节　辨　证

考点25　八纲辨证的意义

1. **表里辨证**　辨别病变部位和病逝趋向

（1）表证：发热恶寒，恶风，舌苔薄白，脉浮。起病急，病程短。

（2）里证：发热不恶寒，苔黄，脉数或沉滑。

2. **寒热辨证**　辨别疾病性质

（1）寒证：恶寒喜暖，口不渴，面白，手足厥冷，小便清长，大便溏稀，舌淡苔白，脉

迟或紧。

（2）热证：发热喜凉，口渴，面赤，手足烦热，小便短赤，大便燥结，舌红苔黄，脉数。

3. **虚实辨证**　辨别邪正盛衰

（1）虚证：面色苍白，萎黄，精神萎靡，神疲乏力，心悸气短，形寒肢冷或五心烦热，自汗盗汗，大便滑脱，小便失禁，舌上少苔或无苔，脉虚无力。

（2）实证：发热，腹胀痛拒按，胸闷烦躁甚至神昏谵语，呼吸喘粗，痰涎壅盛，大便秘结，小便不利，脉实有力，舌苔厚腻。

4. **阴阳辨证**　八纲辨证总纲（表、热、实证——阳证；里、寒、虚证——阴证）。

（1）阴虚：形体消瘦，口燥咽干，眩晕失眠，五心烦热，潮热盗汗，舌红少苔，脉细数。

（2）阳虚：神疲乏力，少气懒言，蜷卧嗜睡，畏寒肢冷，口淡不渴，尿清便溏或尿少肿胀，面白舌淡。

【真题再现】

最佳选择题

1. 中医诊断用以分辨邪正盛衰的纲领是（2015年A型7题）

A. 阴阳　B. 表里　C. 寒热　D. 虚实　E. 气血

答案：D

2. 中医诊断可以分辨疾病性质的纲领是（2016年A型8题）

A. 阴阳　B. 表里　C. 寒热　D. 虚实　E. 气血

答案：1. D　2. C

【强化练习】

最佳选择题

1. 阳虚证的症状可见

A. 形体消瘦　B. 五心烦热　C. 口燥咽干

D. 形寒肢冷　E. 眩晕失眠

2. 下列不属寒证临床表现的是

A. 舌淡苔白　B. 尿清便溏　C. 头重如裹

D. 口淡不渴　E. 恶寒喜暖

3. 诊断表证的重要依据是

A. 寒热往来　B. 畏寒喜暖　C. 但热不寒

D. 但寒不热　E. 恶寒发热

4. 下列属里证的表现是

A. 恶寒发热　B. 寒热往来　C. 小便黄赤

D. 恶风　　　E. 喷嚏

5. 患者恶寒喜暖，手足不温，口淡不渴，小便清长，舌淡苔白，脉迟缓，属

A. 表寒证　　　B. 里寒证　C. 外寒内热证

D. 太阳中风证　E. 阴盛格阳证

6. 高热，咳喘，咯黄稠痰，胸痛，痰中带血，尿黄便干，舌红苔黄，脉数，诊为

A. 上寒下热证　B. 表寒里热证　C. 虚热证

D. 里热证　　　E. 表热证

7. 阴虚证的常见症状是

A. 五心烦热　　　B. 乏力，眩晕

C. 舌红，苔黄腻　D. 神疲　E. 脉沉

8. 下列属于热证表现的是

A. 烦躁不宁　　B. 面色苍白　　C. 恶寒喜暖

D. 小便清长　　E. 大便溏稀

9. 实证的临床表现不包括

A. 神昏谵语　　B. 小便不通　　C. 五心烦热

D. 大便秘结　　E. 痰涎壅盛

配伍选择题

A. 发热恶寒　　B. 头身疼痛　　C. 口渴心烦

D. 苔腻脉沉　　E. 五心烦热

10. 实证的表现不见

11. 里证的表现不见

A. 脉浮，苔薄白　　B. 脉濡，苔白

C. 新起恶寒发热　D. 胸闷　E. 鼻塞或为喷嚏

12. 表证最具有特征性的表现为

13. 表证的脉象、舌象一般表现为

参考答案

最佳选择题：1. D　2. C　3. E　4. C　5. B　6. D

7. A　8. A　9. C

配伍选择题：10. E　11. A　12. C　13. A

考点 26　脏腑辨证——心病辨证

1. 心气虚证与心阳虚证

共同点：心悸、气短、自汗、活动或劳累后加重。

心气虚证：以心脏及全身功能活动衰弱为辨证要点。

心阳虚证：以在心气虚的基础上出现虚寒症状为辨证要点。

2. 心血虚证与心阴虚证

共同点：心悸、心烦、易惊、失眠、健忘。

心血虚证：以心的常见症状与血虚证共见为辨证要点。

心阴虚证：以心得常见症状与阴虚证共见为辨证要点。

3. 心血瘀阻证与心火亢盛证

心血瘀阻证：以胸部憋闷疼痛，痛引肩背内臂，时发时止为辨证要点。

心火亢盛证：以心及舌脉等有关组织出现实火内炽的症状为辨证要点。

【真题再现】

最佳选择题

心血瘀阻证的临床表现可见

A. 舌淡苔白　B. 恶寒喜暖　C. 口淡不渴

D. 左臂痛厥　E. 头重如裹

答案：D

【强化练习】

最佳选择题

1. 心气虚证与心阳虚证最主要的共同症状是

A. 形寒肢冷　B. 面色淡白　C. 心悸气短

D. 恶寒喜暖　E. 口淡不渴

配伍选择题

A. 心悸气短，体倦乏力

B. 心悸胸闷，形寒肢冷

C. 心悸心烦，唇舌色淡

D. 心悸心烦，潮热盗汗

E. 心悸胸闷，心前区刺痛

2. 心气虚证常见

3. 心血虚证常见

4. 心阴虚证常见

综合分析题

某患者症见心悸气短，自汗，神疲乏力，形寒肢冷，心胸憋闷，面色苍白，脉迟。根据脏腑辨证，回答以下问题。

5. 该证病位在

A. 心　B. 肝　C. 肺　D. 脾　E. 肾

6. 该患者应辨证为

A. 心气虚　B. 肺气虚　C. 心阳虚

D. 脾阳虚　E. 脾气虚

7. 该证属于

A. 心病虚证　B. 心病实证　C. 肺病虚证

D. 肾病虚证　E. 肺病实证

最佳选择题：1. C
配伍选择题：2. A　3. C　4. D
综合分析题：5. A　6. C　7. A

考点27　脏腑辨证——肺病辨证

1. **肺气虚证**　以喘咳无力，气少不足以息和全身功能活动减弱为辨证要点。

2. **肺阴虚证**　在肺病常见症状的基础上伴见阴虚内热为辨证要点。

3. **风寒犯肺证**　以咳嗽兼见风寒表证为辨证要点。

4. **风热犯肺证**　以咳嗽与风热表证共见为辨证要点。

5. **燥热犯肺证**　以肺系症状表现干燥少津为辨证要点。

6. **痰浊阻肺证**　以咳嗽痰多质黏色白易咯为辨证要点。

【真题再现】

最佳选择题

干咳痰少，咳痰带血，潮热，颧红盗汗者，应诊断为
A. 燥邪犯肺证　B. 肺肾阴虚证
C. 肝火犯肺证　D. 肺阴虚证
E. 风热犯肺证
答案：D

【强化练习】

最佳选择题

1. 肺气虚证的主要临床表现为
A. 恶寒发热　B. 鼻塞流涕　C. 恶风
D. 咳喘无力　E. 咽喉痒痛

2. 患者咳嗽声音重浊，痰白清稀，兼鼻塞不通，恶寒发热，苔薄白，脉浮紧，其证为
A. 风热犯肺　B. 风寒犯肺　C. 痰浊阻肺
D. 肺气虚　　E. 肺阴虚

综合分析题

患者表现有咳嗽，咳痰量多易咯，胸满不适，呕恶，舌苔白腻。根据脏腑辨证，回答以下问题。

3. 该证病位在
A. 肺　B. 胃　C. 胆　D. 脾　E. 肾

4. 该患者应辨证为
A. 胆郁痰扰　B. 风寒犯肺　C. 痰浊阻肺
D. 痰热壅肺　E. 肾不纳气

5. 该证最有可能出现的脉象是
A. 浮脉　B. 弱脉　C. 滑脉　D. 数脉　E. 细脉

参考答案

最佳选择题：1. D　2. B
综合分析题：3. A　4. C　5. C

考点28　脏腑辨证——脾病辨证

1. **脾气虚证**

（1）脾失健运证：以运化功能减退和气虚证共见为辨证要点。

（2）脾虚下陷证：以脾气虚和内脏下垂为辨证要点。

（3）脾不统血证：以在脾气虚的基础上出血共见为辨证要点。

2. **脾阳虚证**　以脾运失健的基础上伴有寒象为辨证要点。

3. **寒湿困脾证、脾胃湿热证**

（1）寒湿困脾证：以脾的运化功能障碍为基础，同时又有寒湿中遏的表现为辨证要点。

（2）脾胃湿热证：以脾的运化功能障碍和湿热内阻的症状为辨证要点。

【真题再现】

最佳选择题

脾阳虚证的辨证要点有
A. 腰膝酸软　B. 畏寒肢冷　C. 呕吐
D. 淡红舌　　E. 脉弦
答案：B

【强化练习】

最佳选择题

1. 食少纳呆，腹胀便溏，神疲乏力，舌淡脉虚属
A. 脾虚气陷证　　B. 脾阳虚证
C. 寒湿困脾证　　D. 脾胃湿热证
E. 脾气虚证

2. 患者出现月经量多，质稀色淡红，伴面色无华，身倦乏力，食少便溏，舌淡脉弱等，最易诊断为
A. 肝血虚　　B. 肾气不固　C. 脾气下陷

D. 气血亏虚　E. 脾不统血

3. 下列哪项不是脾病的常见临床表现

A. 腹胀　　　B. 嗳气　　　　C. 便溏

D. 出血　　　E. 内脏下垂

4. 下列哪项对诊断寒湿困脾证最无意义

A. 腹胀便溏　B. 肢体困重　C. 泛恶欲呕

D. 脉象濡缓　E. 黄色鲜明

配伍选择题

A. 内脏下垂　B. 寒湿困脾　C. 头目眩晕

D. 慢性出血　E. 运化功能减退

5. 脾不健运的辨证要点是气虚证并见

6. 脾不统血的辨证要点是脾气虚证并见

参考答案

最佳选择题：1. E　2. E　3. B　4. E

配伍选择题：5. E　6. D

考点 29　脏腑辨证——肝病辨证

1. **肝气郁结证**　以情志抑郁，肝经所过部位发生胀闷疼痛，在妇女则有月经不调等作为辨证要点。

2. **肝火上炎证**　以肝脉循行所过的头、目、耳、胁部位见到实火炽盛症状作为辨证要点。

3. **肝阴虚证**　以肝病症状和阴虚证共见为辨证要点。

4. **肝阳上亢证**　以肝阳亢于上而肾阴亏于下的证候表现为辨证要点。

5. **肝血虚证**　以筋脉、爪甲、两目、肌肤等失去血的濡养以及全身血虚的表现为辨证要点。

6. **肝风内动**

（1）肝阳化风证：根据患者平素具有肝阳上亢的现象结合突然出现肝风内动的症状为辨证要点。

（2）热极生风证：以高热与肝风共见为辨证要点。

（3）血虚生风证：有筋脉、爪甲、两目、肌肤等失去血的濡养的症状，以及全身血虚为辨证要点。

7. **肝胆湿热证**　以胁肋胀痛，身目发黄或阴部瘙痒，带下黄臭，舌红苔黄腻为辨证要点。

8. **寒凝肝脉证**　以少腹牵引阴部坠胀冷

痛为辨证要点。

最佳选择题

面色无华，视物模糊，肢体麻木，经量减少，舌淡脉细，属于

A. 心气虚　B. 心阴虚　C. 心血虚

D. 肝血虚　E. 心脾两虚

答案：D

【强化练习】

最佳选择题

1. 若患者症见头晕目涩，胁肋隐痛，面部烘热，潮热盗汗，舌红少苔，脉弦细数，应诊断为

A. 肝火炽盛　B. 肝阴虚　C. 肝胆湿热

D. 肝风内动　E. 肝阳上亢

2. 寒凝肝脉证临床多见

A. 颈部瘿瘤　B. 外阴瘙痒　C. 手足麻木

D. 梅核气　　E. 少腹睾丸冷痛

3. 某女，常自觉胸胁胀痛，胸闷不舒，善太息，晨起口苦欲呕，月经延期伴紫暗血块，经行腹痛，苔白，脉弦，应诊为

A. 心脉痹阻证　B. 瘀血阻络证

C. 肝阴虚证　　D. 肝血虚证　E. 肝气郁结证

4. 眩晕欲仆，头胀头痛，急躁易怒，步履不稳，属

A. 肝阳上亢证　B. 肝风内动证

C. 热极生风证　D. 血虚生风证　E. 肝血虚证

配伍选择题

A. 肝火犯肺证　B. 心肝火旺证

C. 肝脾不调证　D. 肝胃不和证

E. 肝肾阴虚证

5. 脘胁胀痛，吞酸嘈杂，常见于

6. 胸胁胀闷，腹胀便溏，常见于

7. 头晕目眩，腰膝酸软，常见于

8. 胸胁窜痛，咳嗽阵作，常见于

参考答案

最佳选择题：1. B　2. E　3. E　4. A

配伍选择题：5. D　6. C　7. E　8. A

考点 30　脏腑辨证——肾病辨证

1. **肾阳虚证**　以全身功能低下伴见寒象为辨证要点。

2. **肾阴虚证** 以肾病的主要症状和阴虚内热症状同见为辨证要点。

3. **肾精不足证** 以小儿生长发育迟缓，成人早衰，生殖功能减退的表现为辨证要点。

4. **肾气不固证、肾不纳气证**

（1）肾气不固证：以肾及膀胱不能固摄表现的症状为辨证要点。

（2）肾不纳气证：以久病咳喘，呼多吸少，气不得续，动则加重为主，伴见肺肾气虚表现为辨证要点。

【真题再现】

最佳选择题

腰肾酸软，滑精早泄，多见于
A. 肾阳虚证　B. 肾阴虚证　C. 肾精不足证
D. 肾气不固证　E. 肾不纳气证

答案：D

【强化练习】

最佳选择题

1. 呼多吸少，气不得续，见于
A. 肾阴虚证　B. 肾阳虚证　C. 肾气不固证
D. 肾不纳气证　E. 肾精不足证

2. 某男，65 岁，滑精早泄，尿后余沥不尽，伴见腰膝酸软，面色淡白，听力减退，证属
A. 肾精不足证　B. 肾气不固证
C. 肾不纳气证　D. 肾阳虚证　E. 肾阴虚证

3. 肾精不足证在成人以早衰和生殖功能减退为辨证要点，在小儿其辨证要点则是
A. 脾失健运　B. 舌色淡白　C. 生长发育迟缓
D. 遗尿　　　E. 形寒肢冷

4. 肾阴虚证诊断中肾的定位症状是
A. 头晕目眩　B. 五心烦热　C. 骨蒸
D. 腰膝酸软　E. 舌红光洁如镜

5. 阳强易举、遗精盗汗之证，多见于
A. 肾不纳气证　B. 肾阴虚证　C. 肾阳虚证
D. 肾精不足证　E. 肾气不固证

6. 头晕神疲，畏寒肢冷，面白，腰膝酸软，舌淡苔白，脉沉弱，属
A. 脾阳虚证　B. 肾阴虚证　C. 肾阳虚证
D. 肾精不足证　E. 心阳虚证

7. 头晕神疲，畏寒肢冷，面白，腰膝酸软，舌淡苔白，脉沉弱，属

A. 肾阳虚证　B. 肾阴虚证　C. 心阳虚证
D. 脾阳虚证　E. 肾精不足证

参考答案

最佳选择题：1. D　2. B　3. C　4. D　5. B
6. C　7. A

考点31　脏腑辨证——六腑辨证

1. **胃寒证** 以胃脘疼痛和寒象同见为辨证要点。

2. **胃热（火）证** 以胃病常见症状和热象共见为辨证要点。

3. **食滞胃脘证** 以胃脘胀闷疼痛、嗳腐吞酸为辨证要点。

4. **胃阴虚证** 以胃病常见症状伴见阴虚为辨证要点。

5. **大肠湿热证** 以腹痛，排便次数增多，或下痢脓血，或下黄色稀水为辨证要点。

6. **大肠津亏证** 以大便干燥难于排出为辨证要点。

7. **膀胱湿热证** 以尿频、尿急、尿黄为辨证要点。

【真题再现】

最佳选择题

大肠湿热证临床常见
A. 大便久溏，完谷不化
B. 大便失禁，泄泻无度
C. 黎明腹泻，泄后痛减
D. 暴注下迫，色黄而臭
E. 大便稀溏，腹胀矢气

答案：D

【强化练习】

最佳选择题

1. 大肠津亏证的主要临床表现是
A. 腹痛大便不爽　B. 大便干结难排
C. 泻下黄糜样便　D. 下利赤白黏冻
E. 完谷不化

2. 膀胱湿热证不见
A. 尿频　B. 尿急　C. 尿痛　D. 遗尿　E. 尿黄赤

配伍选择题

A. 肝气犯胃　B. 食滞胃痛　C. 肝胃郁热
D. 血瘀胃痛　E. 脾胃虚寒

3. 胃脘胀痛，连及两胁，生气加重，辨证多属于

4. 胃脘隐痛，喜温喜按，大便溏薄，辨证多属于

5. 胃脘灼痛，口干口苦，烦躁易怒，辨证多属于

参考答案

最佳选择题：1. B　2. D

配伍选择题：3. A　4. E　5. C

考点 32　脏腑辨证——脏腑兼病辨证

1. **心肺两虚证**　以心悸咳喘与气虚证共见为辨证要点。

2. **心脾两虚证**　以心悸失眠，面色萎黄，神疲食少，腹胀便溏为辨证要点。

3. **心肾不交证**　以失眠，伴见心火亢而肾水虚的症状为辨证要点。

4. **肺脾两虚证**　以咳喘，纳少，腹胀便溏为主，伴见气虚症状为辨证要点。

5. **肝火犯肺证**　以胸胁灼痛，急躁易怒，目赤口苦，咳嗽为辨证要点。

6. **肺肾阴虚证**　以久咳痰血、腰膝酸软、遗精等症与阴虚症状同见为辨证要点

7. **肝脾不调证**　以胸胁胀满窜痛，易怒，纳呆腹胀便溏为辨证要点。

8. **肝胃不和证**　以脘胁胀痛，吞酸嘈杂为辨证要点。

9. **脾肾阳虚证**　以腰膝、下腹冷痛、久泻不止、浮肿等与寒证并见为辨证要点。

10. **肝肾阴虚证**　以胁痛，腰膝酸软，耳鸣，遗精与阴虚内热症状同见为辨证要点。

某男，65 岁。哮喘 10 余年。气短乏力，痰多清稀，食纳减少，腹胀便溏，足面浮肿。舌淡苔白，脉细弱。

【真 题 再 现】

综合分析题

1. 中医辨证是（2015 年 C 题 93 题）

A. 肾不纳气　B. 肺肾两虚　C. 心肾两虚

D. 心肺两虚　E. 肺脾两虚

2. 辨证要点是既有咳喘，食少，又兼见（2015 年 C 题 94 题）

A. 气虚　B. 气滞　C. 血虚　D. 阴虚　E. 阳虚

3. 根据八纲辨证，该证属于（2015 年 C 题 95 题）

A. 表证　B. 寒证　C. 热证　D. 虚证　E. 阳证

答案：1. E　2. A　3. D

【强 化 练 习】

最佳选择题

1. 脾肾阳虚证的临床表现不见

A. 畏寒肢冷　B. 小便不利　C. 脘痞腹胀

D. 里急后重　E. 便溏

2. 肝脾不调证可见

A. 胸胁胀痛，腹胀纳呆

B. 胸胁胀痛，胃脘胀满

C. 胸胁灼痛，咳嗽咯血

D. 颧红胁痛，腰膝软弱

E. 脘腹胀满，尿少水肿

综合分析题

患者表现有腰膝酸软，头晕耳鸣，五心烦热，潮热盗汗，舌红，脉细数。根据脏腑辨证，回答以下问题。

3. 该患者应辨证为

A. 肾阴虚　B. 肾精不足　C. 肾气不固

D. 肾不纳气　E. 肾阳虚

4. 若伴随虚烦失眠，心悸健忘，多梦遗精等，应辨证为

A. 心肾阳虚　B. 脾肾阳虚　C. 心肾不交

D. 肺肾阴虚　E. 肝肾阴虚

5. 若出现咳嗽咳血，两颧潮红，盗汗遗精等，最易辨证为

A. 心肾阴虚　B. 肾不纳气　C. 肺肾气虚

D. 肺肾阴虚　E. 肝火犯肺

参考答案

最佳选择题：1. D　2. A

综合分析题：3. A　4. C　5. D

考点 33　气病辨证

1. **气虚证**　以全身功能活动低下为辨证要点。

临床表现：头晕目眩，少气懒言，疲倦乏力，自汗，活动时诸症加剧，舌淡，脉虚无力。

2. **气陷证**　以内脏下垂为主要诊断要点。

临床表现：头目昏花，少气倦怠，腹部有坠胀感，脱肛或子宫脱垂。

3. **气滞证** 以胀闷疼痛为辨证要点。

临床表现：胀闷疼痛，妇女乳房胀痛。

4. **气逆证** 以气机上逆而向上的症状为辨证要点。

（1）肺气上逆——咳嗽喘息。

（2）胃气上逆——呃逆，嗳气，恶心呕吐。

（3）肝气上逆——头痛，眩晕，昏厥，呕血等。

【真 题 再 现】

患者腹部坠胀，伴少气倦怠，动则尤甚，脉弱，应辨证为

A. 气虚证　B. 气陷证　C. 气滞证

D. 气逆证　E. 气脱证

答案：B

【强 化 练 习】

最佳选择题

1. 患者头痛、眩晕、昏厥、呕血者，多因

A. 胆气上逆　B. 肝气上逆　C. 肺气上逆

D. 胃气上逆　E. 肾气上逆

2. 胃气上逆临床表现常见

A. 咳嗽　B. 呃逆　C. 咯血　D. 喘息　E. 嘈杂

参考答案

最佳选择题：1. B　2. B

考点 34　血病辨证

1. **血虚证** 以面色、口唇、爪甲失其血色及全身虚弱为辨证要点。

2. **血瘀证** 以痛如针刺，痛有定处，拒按，肿块，唇舌爪甲紫暗，脉涩等为辨证要点。

3. **血热证** 以出血和全身热象为辨证要点。

4. **血寒证** 以手足，腹部等局部冷痛，肤色紫暗为辨证要点。

【真 题 再 现】

最佳选择题

血虚证的主要特点是

A. 头晕眼花　　B. 口淡不渴　C. 月经量少

D. 面唇舌色淡白　E. 心悸

答案：D

【强 化 练 习】

最佳选择题

1. 患者便血月余，血色紫暗，夹血块，舌紫暗，

脉细涩，证属

A. 血瘀证　B. 血虚证　C. 血寒证

D. 气虚证　E. 气逆证

2. 妇女月经后期，经色紫暗，伴少腹冷痛，畏寒肢冷，属

A. 血寒证　B. 血热证　C. 血瘀证

D. 气滞证　E. 气滞血瘀证

配伍选择题

A. 胀闷窜痛，矢气则缓　B. 痛如针刺，夜间加重

C. 面舌淡白，全身虚弱　D. 心烦躁扰，吐血衄血

E. 局部冷痛，肤色紫暗

3. 血寒证的辨证要点是

4. 血热证的辨证要点是

参考答案

最佳选择题：1. A　2. A

配伍选择题：3. E　4. D

考点 35　气血同病辨证

1. **气滞血瘀证** 以病程较长和肝经循行部位的疼痛痞块为辨证要点。

2. **气血两虚证** 以气虚与血虚的症状同见为辨证要点。

3. **气不摄血证** 以出血和气虚症状同见为辨证要点。

4. **气随血脱证** 以大量出血时，随即出现气脱的症状为辨证要点。

【真 题 再 现】

最佳选择题

大出血兼亡阳证属

A. 血热证　　B. 气血两虚证　C. 气虚血瘀证

D. 气陷证　　E. 气随血脱证

答案：E

【强 化 练 习】

最佳选择题

1. 患者身倦乏力，少气懒言，胸胁刺痛，舌淡暗，脉沉涩，诊为

A. 气滞血瘀证　B. 气血两虚证

C. 气虚血瘀证　D. 血瘀证　E. 血热证

综合分析题

证见伴少气懒言，倦怠乏力，动则加剧，面色无华，舌淡，苔白，脉虚弱无力。根据气血津液辨证，回答以下问题。

2. 该证属于

A. 气虚证　　B. 气滞证　　C. 气陷证

D. 气虚证　　E. 血虚证

3. 若进而出现少腹坠胀，子宫脱垂，宜辨证为

A. 气脱证　　B. 气陷证　　C. 血虚证

D. 气随血脱证　　E. 气血两虚证

4. 若伴随皮下紫斑、便血等，其辨证应为

A. 气血两虚证　　B. 气滞血瘀证

C. 寒凝血瘀证　　D. 气不摄血证

E. 气随血脱证

某患者，女，38 岁，表现有胁下刺痛，痛处固定，拒按，伴有面色晦暗，口唇紫暗，脉涩。按照气血津液辨证，回答以下问题

5. 该证属于

A. 血虚证　　B. 血热证　　C. 血瘀证

D. 血寒证　　E. 气不摄血证

6. 该证可见口干，其特点是

A. 大渴喜冷饮　　　　B. 渴喜热饮

C. 但欲漱水不欲咽　　D. 口虽干但不喜饮

E. 饮水量少，水入即吐

7. 该证最有可能出现的舌象是

A. 舌淡红　　B. 舌红降　　C. 舌紫暗，有瘀点

D. 舌红，苔黄　　　　E. 舌边有齿痕

8. 若兼有胸胁胀满，乳房胀痛，性情急躁易怒，辨证应为

A. 气逆血瘀证　　B. 气滞证　　C. 气虚血瘀证

D. 气滞血瘀证　　E. 寒凝血瘀证

参考答案

最佳选择题：1. C

综合分析题：2. A　3. B　4. D　5. C　6. C　7. C　8. D

考点 36　津液辨证

1. **津液不足证**　以皮肤口唇舌咽干燥及尿少便干为辨证要点。

2. **水肿**　阳水——发病急，来势猛，先见眼睑头面，上半身肿甚为辨证要点；

阴水——发病较缓，足部先肿，腰以下肿甚，按之凹陷不起为辨证要点。

【真题再现】

最佳选择题

津液不足证的临床表现不见

A. 口渴咽干　　B. 皮肤干燥　　C. 五心烦热

D. 尿少　　　　E. 便干

答案：C

【强化练习】

综合分析题

　　患者男，22 岁，眼睑及颜面浮肿 1 周，按之凹陷易复，肤色光亮，伴发热，咽痛，小便短赤，舌淡红，脉浮数。按照气血津液辨证，回答以下问题。

1. 根据气血津液辨证，该证属于

A. 阳水　　　B. 阴水　　C. 气虚证

D. 气滞证　　E. 血热证

2. 其发病的特点是

A. 起病缓，病程长　　B. 起病缓，病程短

C. 来势猛，病程长　　D. 起病急，来势猛

E. 起病急，病程长

参考答案

综合分析题：1. A　2. D

【单元测试】

一、最佳选择题（A 型题）

　　每题 1 分。题干在前，选项在后。每道题的备选选项中，只有一个最佳答案，多选、错选或不选均不得分。

1. 患者精神原本极度衰惫，意识不清，突然精神转"佳"者，此为（考点 2）

A. 得神　　　　B. 无神　　　　C. 少神

D. 假神　　　　E. 神志异常

2. 症见两眼灵活，视物清晰，神志清楚，反应灵敏，语言清晰，面色荣润，可判断为（考点 2）

A. 得神　　B. 失神　　C. 少神　　D. 假神　　E. 神乱

3. 面色黑不主（考点 3）

A. 肾精久耗　　B. 瘀血证　　C. 肾阴虚证

D. 水饮证　　　E. 戴阳证

4. 手足软弱无力，行动不灵，是（考点 4）

A. 着痹　　B. 痿证　　C. 中风　　D. 行痹　　E. 痛痹

5. 外感风热所引起的鼻及鼻内分泌物变化是（考点 6）

A. 鼻干少涕　　B. 鼻流浊涕　　C. 鼻头充血

D. 鼻流清涕　　E. 久流腥臭涕

6. 牙龈红肿而痛，多属（考点 7）

A. 阴虚火旺　B. 肝火上炎　C. 胃火上攻

D. 脾经火热　E. 肺经有热

7. 色红，点大成片，平摊于皮下，摸之不碍手者为（考点 8）

A. 斑　B. 疹　C. 水痘　D. 痱子　E. 疖

8. 舌色青紫，边有瘀斑的主病是（考点 10）

A. 气滞　B. 血瘀　C. 痰凝　D. 中毒　E. 津亏

9. 舌淡白而胖嫩而有齿痕多提示（考点 10）

A. 阴虚　B. 阳虚　C. 血虚　D. 津伤　E. 精亏

10. 舌胖大，有齿痕，所属的是（考点 11）

A. 肺气虚　B. 脾气虚　C. 肾阴虚

D. 肝血虚　E. 心血虚

11. 痰色白而清稀者多属（考点 14）

A. 燥痰　B. 湿痰　C. 风痰　D. 热痰　E. 寒痰

12. 患者日晡热甚，伴腹满痛拒按，大便秘结者属（考点 16）

A. 热入营血　B. 阴虚潮热　C. 瘀血内结

D. 湿温潮热　E. 阳明潮热

13. 气血不足而致腹疼痛的特点是（考点 18）

A. 隐隐作痛　B. 痛如刀绞　C. 冷痛喜温

D. 走窜不定　E. 胀满疼痛

14. 肾气不固所导致的小便改变为（考点 20）

A. 小便短赤　　B. 小便频数而短少

C. 小便量多而清　D. 小便浑浊　E. 小便涩痛

15. 嗜睡的主要病机是（考点 21）

A. 阳虚阴盛　B. 阳盛阴虚　C. 阴阳两虚

D. 阴盛格阳　E. 阳气不足

16. 带下量多，色黄黏稠，多属（考点 22）

A. 肝经郁热　B. 湿热下注　C. 气血亏虚

D. 肝肾阴虚　E. 脾虚寒湿

17. 气滞血瘀的病证可见（考点 24）

A. 虚脉　B. 革脉　C. 涩脉　D. 疾脉　E. 浮脉

18. 主肝胆病、痛证、痰饮证的脉象为（考点 24）

A. 紧脉　B. 结脉　C. 滑脉　D. 促脉　E. 弦脉

19. 最宜辨证为心火亢盛证的表现是（考点 26）

A. 高热　　　B. 口渴　　　C. 心烦

D. 失眠　　　E. 舌赤烂痛

20. 咳嗽，咯黄稠痰，鼻流浊涕，口干咽痛，身热，微恶风寒者，应诊为（考点 27）

A. 风热犯肺证　B. 肺肾阴虚证

C. 肺脾两虚证　D. 燥邪犯肺证

E. 痰浊阻肺证

21. 脘腹重坠作胀，食入益甚者多属（考点 28）

A. 脾虚气陷证　B. 脾不统血证

C. 脾阳虚证　D. 寒湿困脾证　E. 脾气虚证

22. 以胸闷太息为辨证要点的是（考点 29）

A. 肝火上炎　B. 肝气郁结　C. 肝阳上亢

D. 肝胆湿热　E. 肝风内动

23. 某患者小便失禁 2 年余，伴腰膝酸软无力，神疲乏力，舌淡苔白，最易诊断为（考点 30）

A. 肾精不足　B. 肾不纳气　C. 肾气不固

D. 肾阳虚　　E. 脾肾阳虚

24. 大肠湿热证可见（考点 31）

A. 尿痛淋沥，舌红苔腻　B. 脘腹胀满，恶心欲吐

C. 泛吐清水，口淡不渴

D. 腹痛下利，里急后重　E. 颧红骨蒸

25. 咳声嘶哑，痰少带血，潮热盗汗，腰膝软弱，舌红少苔，脉细，属（考点 32）

A. 心肾不交证　B. 肺肾阴虚证

C. 肺脾两虚证　D. 脾肾两虚证

E. 心肺两虚证

26. 血热证的临床表现常见（考点 34）

A. 局部肿胀刺痛　B. 各种出血证　C. 颧红

D. 心悸　E. 口干但欲漱水不欲咽

27. 阳水一般先见（考点 35）

A. 头顶水肿　B. 颈项水肿　C. 满面水肿

D. 下肢水肿　E. 眼睑水肿

二、配伍选择题（B 型题）

每题 1 分。备选答案在前，试题在后。每组若干小题。备选项可重复选用，也可不选用。每组题均对应同一组备选答案，每题只有一个正确答案。

A. 青色、赤色　B. 黑色、青色

C. 赤色、黑色　D. 赤色、白色

E. 黄色、黑色

28. 瘀血证可出现的面色变化有（考点 3）

29. 湿证、水饮内停，可出现的面色变化有（考点 3）

A. 虚证　B. 风证　C. 热证　D. 肾虚　E. 寒证

30. 囟门下陷的多主（考点 5）

31. 囟门高突的多属（考点 5）

A. 舌尖　B. 舌中　C. 舌边　D. 舌根　E. 舌底

32. 心肺在舌分属部位是（考点 9）

33. 肾在舌分属部位是（考点 9）

A. 舌苔由腐转腻　　B. 舌苔由厚转薄

C. 舌苔由润转燥　　D. 舌面光洁如镜

E. 舌苔由薄转厚

34. 胃阴枯竭，胃气大伤者舌象可见（考点 13）

35. 病邪由表入里多见（考点 13）

A. 谵语　B. 郑声　C. 独语　D. 错语　E. 狂言

36. 神志不清，语言重复，语声低弱，为（考点 15）

37. 神志不清，语无伦次，声高有力，为（考点 15）

38. 精神错乱，语无伦次，狂躁妄为，为（考点 15）

A. 盗汗　B. 自汗　C. 战汗　D. 大汗　E. 绝汗

39. 经常汗出不止，活动后加重（考点 17）

40. 入睡则汗出，醒后则汗止（考点 17）

41. 大汗淋漓，四肢厥冷，脉微欲绝（考点 17）

A. 胀痛　B. 重痛　C. 刺痛　D. 隐痛　E. 掣痛

42. 气滞多见（考点 18）

43. 瘀血多见（考点 18）

A. 不思饮食　B. 消谷善饥　C. 饥不欲食

D. 知饥不食　E. 食欲减退

44. 胃热火证的表现是（考点 19）

45. 胃阴虚证的辨证要点（考点 19）

A. 恶寒喜暖，面色苍白，肢冷

B. 发热恶寒，舌苔薄白，脉浮

C. 发热喜冷，口渴饮冷，面红目赤

D. 精神萎靡，神疲乏力

E. 寒热往来，胸胁胀满

46. 属热证的临床表现是（考点 25）

47. 属寒证的临床表现是（考点 25）

48. 属表证的临床表现是（考点 25）

A. 气机逆而向上的症状

B. 全身功能活动低下　C. 内脏下垂

D. 胁肋灼痛　E. 胀闷、疼痛

49. 气逆证的辨证要点是（考点 33）

50. 气陷证的辨证要点是（考点 33）

A. 疼痛如针刺，痛处固定

B. 胸胁胀满，窜痛，兼见痞块刺痛拒按，舌紫暗或有瘀斑等

C. 大出血的同时见四肢厥冷，大汗淋漓，脉微细欲绝等

D. 少气懒言，乏力自汗，面色苍白或萎黄，心悸失眠，舌淡

E. 气短，倦怠乏力，伴有出血，脉软弱细微，舌淡等

51. 气血两虚证可见（考点 35）

52. 气随血脱证可见（考点 35）

三、多项选择题（X 型题）

　　每题 1 分，题干在前，备选项在后。每道题备选项中至少有两个正确答案，多选，少选或不选不得分。

53. 中医诊断学的基本原则包括（考点 1）

A. 审内察外　B. 整体观念　C. 八纲辨证

D. 四诊合参　E. 辨证求因

54. 痿软舌的主病包括（考点 12）

A. 心脾热盛　B. 脾虚湿困　C. 气血两虚

D. 热灼津伤　E. 阴亏至极

55. 关于寸口部位脏腑划分，下列说法正确的是（考点 23）

A. 左寸候肺　B. 左关候肝　C. 左尺候肾

D. 右寸候心　E. 右尺候肾

参考答案

最佳选择题：1. D　2. A　3. E　4. B　5. B　6. C　7. A　8. B　9. B　10. B　11. E　12. E　13. A　14. C　15. A　16. B　17. C　18. E　19. E　20. A　21. A　22. B　23. C　24. D　25. B　26. B　27. E

配伍选择题：28. B　29. E　30. A　31. C　32. A　33. D　34. D　35. E　36. B　37. A　38. E　39. B　40. A　41. E　42. A　43. C　44. B　45. C　46. C　47. A　48. B　49. A　50. C　51. D　52. C

多项选择题：53. ADE　54. CDE　55. BCE

第三章　常见病辨证论治

章节概述

常见病辨证论治是整个综合知识与技能中分值占比最高的一个章节，占 29 分，这个章节的一半的分值是否能够拿到，取决于中医基础和中医诊断学是否学得扎实，能够灵活运用到本章节中的辨证中来。只有准确地辨证，后续的治法、方药才能延续进行。如果辨证错误，那么后面的治法、方药的分值也很难能够拿到。本章节中中成药的部分和《中药学专业知识二》的常用中成药有重合之处，故可兼顾学习。

本章节共计分为 6 个小节，就历年考试来看，第二节中医内科学常见病辨证论治是出分点最高的章节，其次第四节的妇科学常见病的辨证论治。考试会在病名、辨证、治法、方剂、中成药中进行出题。2016 年考试中成药分值最高，9.5 分；辨证和方剂各出 6.5 分，病名 3 分，治法 2.5 分。故在复习中应重点关注的是辨证、方剂和中成药 3 大部分的内容。治法可依据辨证分型的结果来进行分析。

表 3-1

章节	内容	病数	分值
第一节	治则与治法		1 分
第二节	中医内科常见病的辨证论治	19 个	20 分
第三节	中医外科常见病的辨证论治	6 个	1 分
第四节	中医妇科常见病的辨证论治	5 个	5 分
第五节	中医儿科常见病的辨证论治	2 个	1 分
第六节	中医耳鼻咽喉科常见病的辨证论治	3 个	1 分
合计		35 个	29 分

第一节　治则与治法

考点 1　治标与治本

1. 急则治其标　例如水肿病人，当腹水大量增加，腹部胀满，呼吸喘促，大小便不利时，

应先治疗标病的腹水，可用利水、逐水法，待腹水减轻，病情稳定后，再调理肝脾，治其本病。再如大出血的病人，不论其属于何种出血，则均应采取应急措施，先止血以治标，待血止后，病情有所缓和再治其病。

2. 缓则治其本　如肺痨咳嗽，其本多为肺肾阴虚，故治疗不应用一般的治咳法治其标，而应滋养肺肾之阴以治其本。

3. 标本兼治　如虚人感冒，素体气虚，反复外感，治宜益气解表，益气为治本，解表是治标。

【真题再现】

最佳选择题

阳虚患者复感风寒，治以助阳解表法，属于
A. 虚则补之　B. 先治其本　C. 标本兼治
D. 先治其标　E. 实则泻之
答案：C

【强化练习】

多项选择题

以下应先治疗标证的是
A. 食积泄泻　B. 血虚经闭　C. 肝病鼓胀
D. 肝病吐血　E. 湿滞泄泻

参考答案
多项选择题：CD

考点 2　正治与反治

1. 正治　采用与疾病的证候性质相反的方药以治疗的一种常用治疗法则，又称逆治。

（1）寒者热之——寒性病出现寒性，用温热方药治疗——热药治寒证。

（2）热者寒之——热性病出现热性，用寒凉方药治疗——寒药治热证。

（3）虚则补之——虚损性病证出现虚象，用补益药治疗——补益药治虚证。

（4）实则泻之——实性病证出现实象，用攻逐邪实的方药治疗——攻邪实方药治实证。

2. 反治　顺从病证的外在假象而治的一种治疗法则，又称从治。

（1）热因热用——热性药物治疗具有假热症状的病证——真寒假热证。

（2）寒因寒用——寒性药物治疗具有假寒症状的病证——真热假寒证。

（3）塞因塞用——补虚药治疗具有闭塞不通症状的病证——真虚假实证。

（4）通因通用——通利的药物治疗具有实性通泄症状的病证——真实假虚证。

【真 题 再 现】

多项选择题

根据中医理论，属于反治法的有（2015 年 X 型 113 题）

A. 寒因寒用　B. 热者寒之　C. 寒者热之

D. 热因热用　E. 通因通用

答案：ADE

【强 化 练 习】

最佳选择题

1. 以下适用于"通因通用"治法的病证是

A. 气虚泄泻　　　　B. 阳虚泄泻

C. 食积泄泻　　　　D. 脾虚泄泻

E. 寒湿泄泻

2. 以下适宜"塞因塞用"治法的病证是

A. 气滞腹胀　B. 血瘀崩漏　C. 食积腹泻

D. 肾虚泄泻　E. 阴虚便秘

3. 患者渴喜冷饮，烦躁不安，便干尿黄，舌红苔黄，同时又可见四肢厥冷，脉沉等症，应采用的治法是

A. 缓则治本　B. 急则治本　C. 虚则补之

D. 寒者热之　E. 寒因寒用

4. 塞因塞用不适用于

A. 脾虚腹胀　B. 血虚便秘　C. 血枯经闭

D. 肾虚尿闭　E. 血瘀经闭

配伍选择题

A. 热者寒之　B. 寒者热之　C. 热因热用

D. 塞因塞用　E. 通因通用

5. 用消积化滞的方法治疗腹泻病证，其治则当属

6. 用温热性质的方药治疗寒证的方法，其治则当属

7. 用温热性质的药物治疗阴盛格阳病证，其治则当属

A. 阳虚阴盛，格阳于外的真寒假热证

B. 里热盛极，格阴于外的真热假寒证

C. 瘀血内阻所致的出血证

D. 中气不足所致的脘腹胀满

E. 实热壅积所致的脘腹胀满

8. "寒因寒用"的治法适用于

9. "热因热用"的治法适用于

10. "塞因塞用"的治法适用于

11. "通因通用"的治法适用于

多项选择题

12. 下列属于逆治法的是

A. 寒者热之　B. 热者寒之　C. 热因热用

D. 虚则补之　E. 实则泻之

参考答案

最佳选择题：1. C　2. E　3. E　4. E

配伍选择题：5. E　6. B　7. C　8. B　9. A　10. D　11. C

多项选择题：12. ABDE

考点 3　扶正与祛邪

1. **扶正**　正气虚为主，邪气也不盛——虚性病证。

2. **祛邪**　邪实为主，正气未衰——实性病证。

3. **扶正与祛邪**　正虚邪实，而且两者同时兼用则扶正不留邪，祛邪又不伤正。

4. **先祛邪后扶正**　邪盛正虚，正气尚能耐攻。

如：瘀血所致的崩漏证，瘀血不去，则崩漏难止，故应先用活血祛瘀法，然后补血

5. **先扶正后祛邪**　正虚邪实，正气过于虚弱。

如：虫积病人，因正气太虚弱，不宜驱虫，应先健脾以扶正，使正气得到一定恢复之时，然后再驱虫消积。

【真 题 再 现】

最佳选择题

对正气过于虚弱的正虚邪实病证，应采取的治则是

A. 扶正　B. 祛邪　C. 扶正与祛邪兼用

D. 先祛邪后扶正　E. 先扶正后祛邪

答案：E

【强 化 练 习】

最佳选择题

某女 40 岁，月经漏下不止，经血色暗伴有血块已有 2 月，时见乏力倦怠，舌边尖有瘀点，脉涩，对其应采用的治则是

A. 祛邪　　B. 扶正　C. 先祛邪后扶正

D. 先扶正后祛邪　　E. 扶正与祛邪兼用

参考答案

最佳选择题：C

考点 4　调整阴阳

1. **损其有余**

（1）阳热亢盛——实热证——治热以寒——热者寒之。

（2）阴寒内盛——实寒证——治寒以热——寒者热之。

2. **补其不足**

（1）阴虚阳亢——虚热证——滋阴以制阳——阳病治阴。

（2）阳虚阴盛——虚寒证——补阳以制阴——阴病治阳。

【真 题 再 现】

最佳选择题

"阴病治阳"适用于治疗

A. 假寒证　　B. 实寒证　　　C. 实热证

D. 虚寒证　　E. 虚热证

答案：D

【强 化 练 习】

最佳选择题

1. 对阴寒内盛的实寒证，其治法应为

A. 阴中求阳　B. 以寒治寒　C. 阳中求阴

D. 寒者热之　E. 寒因寒用

2. 阴阳偏衰最宜采用下列哪项治则

A. 调整阴阳　B. 损益兼用　C. 补其不足

D. 通因通用　E. 损其有余

配伍选择题

A. 寒者热之　B. 热者寒之　C. 阳病治阴

D. 阴病治阳　E. 阳中求阴

3. 治疗阴虚阳亢的病证，应采用的治则是

4. 治疗阳虚阴盛的病证，应采用的治则是

参考答案

最佳选择题：1. D　2. C

配伍选择题：3. C　4. D

考点 5　三因制宜

1. **因时制宜**　用寒远寒；用凉远凉；用温远温；用热远热。

2. **因地制宜**

3. **因人制宜**　根据年龄，性别，体质，生活习惯等不同特点，来考虑用药原则。

【真 题 再 现】

在治疗疾病时，因人制宜需考虑的因素包括（2016 年 X 型 115 题）

A. 年龄　　B. 性别　　　C. 体质

D. 季节　　E. 生活习惯

答案：ABCE

【强 化 练 习】

最佳选择题

1. 少年慎补，老年慎泻，属于

A. 因人制宜　B. 因时制宜　C. 因病制宜

D. 因地制宜　E. 因证制宜

2. 用寒远寒，用热远热，属于

A. 因病制宜　B. 因地制宜　C. 因人制宜

D. 因时制宜　E. 因证制宜

参考答案

最佳选择题：1. A　2. D

第二节　中医内科常见病的辨证论治

考点 6　感冒

❖ **临床表现**：鼻塞，流涕，喷嚏，咳嗽，头痛，恶寒，发热，全身不适，脉浮。

❖ **西医学参考病证**：普通感冒（伤风），流行性感冒（时行感冒）及其他上呼吸道感染，均可参考本病辨证论治。

❖ **辨证论治**

1. **风热感冒**　身热较著，微恶风，头胀痛，或咳嗽少痰，或痰出不爽，咽痛咽红，口渴，舌边尖红，苔薄白或微黄，脉浮数。

辨证要点：风：微恶风；脉浮；

　　　　　热：咽痛，口渴，舌边尖红，脉数。

治法：清热宣肺解表。

方剂：银翘散。

中成药：银翘解毒丸，复方金黄连颗粒，桑菊感冒片，双黄连口服液。

2. 风寒感冒　恶寒重，发热轻，无汗头痛，肢体疼痛，或鼻塞声重，或鼻痒喷嚏，流涕清稀，咽痒，咳嗽，痰吐稀白，舌苔薄白，脉浮紧。

辨证要点：风：恶寒，发热，脉浮；

　　　　　寒：恶寒重，发热清；流涕清稀；咽痒；痰吐稀白；脉紧。

治法：辛温解表，宣肺散寒。

方剂：荆防败毒散。

中成药：感冒清热颗粒，正柴胡饮颗粒，表实感冒颗粒。

3. 时行感冒　突然发热，高热不退，甚则寒战，周身酸痛，无汗，咳嗽，口干，咽喉疼痛，伴明显全身症状，呈现流行性发作，舌红，苔黄，脉浮数。

辨证要点：时行：呈现流行性发作。

治法：清热解毒。

方剂：清瘟解毒丸。

中成药：清开灵颗粒，羚羊感冒片，连花清瘟胶囊。

4. 体虚感冒　发热，恶寒较甚，无汗，头痛鼻塞，身楚倦怠，咳嗽，咳痰无力，舌淡，苔白，脉浮无力。

辨证要点：体虚：身楚倦怠，咳痰无力，脉浮无力。

治法：益气解表，宣肺化痰。

方剂：参苏饮。

中成药：参苏丸。

【真 题 再 现】

根据常见辨证论治的理论，时行感冒的治法是（2015年A型8题）

A. 辛温解表　B. 辛凉解表　C. 清热解毒

D. 益气解表　E. 清热凉血

答案：C

【强 化 练 习】

最佳选择题

1. 某患者2天前外感，体温38.6～39.2℃，曾服感冒冲剂及注射庆大霉素无效,第3天来诊，仍感恶风，身热汗出，咽喉红肿疼痛，鼻塞流涕，舌苔薄黄，脉浮而数，鼻塞流涕，舌苔薄黄，脉浮而数，乃停用庆大霉素，求治于中医药。应选用下列何方治疗

A. 荆防败毒散　　B. 银翘散　　C. 杏苏散

D. 桑菊饮　　　　E. 麻黄汤

2. 风热感冒应采用

A. 宣肺止咳解表　B. 清热散寒解表

C. 养阴清肺散寒　D. 益气清热解表

E. 清热宣肺解表

配伍选择题

A. 体虚感冒　B. 时行感冒　C. 风寒感冒

D. 风热感冒　E. 阴虚感冒

3. 感冒高热不退，寒战，咽干，咽喉肿痛，全身症状明显，呈流行性发作，此属

4. 恶寒发热，头痛鼻塞，咳嗽痰白，倦怠无力，气短懒言，舌淡苔白，此属

A. 风寒感冒　B. 阴虚感冒　C. 时行感冒

D. 体虚感冒　E. 风热感冒

5. 清瘟解毒丸适用于

6. 参苏饮适用于

多项选择题

7. 风寒感冒的主要症状有

A. 发热　B. 恶寒　C. 鼻流清涕

D. 无汗头痛　　　E. 肢体酸痛

8. 风热感冒宜用

A. 银翘解毒丸　　　B. 复方金黄连颗粒

C. 感冒清热颗粒　　D. 桑菊感冒片

E. 双黄连口服液

参考答案

最佳选择题：1. B　2. E

配伍选择题：3. B　4. A　5. C　6. D

多项选择题：7. ABCDE　8. ABDE

考点7　咳嗽

❖ **临床表现**：为肺失宣降，肺气上逆作声，咯吐痰液。

❖ **西医学**：急慢性支气管炎，部分支气管

扩张症，慢性咽炎，均可参考本病辨证论治。

❖ 辨证论治

1. 风寒犯肺　咳嗽声重，痰稀色白，口不渴，恶寒，或有发热，无汗，或兼头痛，舌苔薄白，脉浮紧。

辨证要点：风：脉浮；

寒：痰稀色白，口不渴，恶寒，无汗，脉紧。

治法：疏散风寒，宣肺解表。

方剂：杏苏散。

中成药：通宣理肺丸，风寒咳嗽片，三拗片，杏苏止咳糖浆。

2. 风热犯肺　咳嗽气粗，咯痰黏稠，色白或黄，咽痛，声音嘶哑，或兼发热，微恶风，口微渴，舌边尖红，苔薄白或微黄，脉浮数。

辨证要点：风：微恶风，脉浮；

热：气粗，痰黏稠，咽痛，舌边尖红，脉数。

治法：辛凉解表，宣肺清热。

方剂：桑菊饮。

中成药：蛇胆川贝枇杷膏，急支糖浆，桑菊感冒片。

3. 燥邪伤肺　干咳无痰，或痰少而黏，不易咳出，或痰中带血，并见鼻燥咽干，舌红少津，脉细数。

辨证要点：燥：干咳无痰，痰少而黏，不易咳出，鼻燥咽干，舌少津。

治法：辛凉清润。

方剂：桑杏汤。

中成药：二母宁嗽丸，蜜炼川贝枇杷露。

4. 痰热壅肺　咳嗽气粗，痰多黄稠，烦热口干，舌红，苔黄腻，脉滑数。

辨证要点：痰：痰多，苔腻，脉滑；

热：气粗，痰黄，烦热口干，舌红，苔黄，脉数。

治法：清热化痰肃肺。

方剂：清金化痰汤。

中成药：清气化痰丸，复方鲜竹沥液，蛇胆川贝散、橘红丸、葶贝胶囊、止咳橘红丸。

5. 肺肾阴虚　干咳少痰，或痰中带血，午后咳甚，或伴五心烦热，颧红，耳鸣，舌红少

苔，脉细数。

辨证要点：阴虚：五心烦热，颧红，舌红少苔，脉细数。

治法：滋阴润肺，止咳化痰。

方剂：百合固金汤。

中成药：二冬膏，养阴清肺丸，百合固金丸。

【真 题 再 现】

最佳选择题

1. 根据常见病证论治的理论，咳嗽风寒犯肺证的主要症状是（2016年A.型31题）

A. 咳嗽气粗看，咳痰黄稠

B. 干咳无痰，鼻燥咽干

C. 咳嗽痰多，痰稀色白

D. 咳嗽声重，痰稀色白

E. 咳嗽气急，郁怒诱发

答案：1. D

配伍选择题

A. 通宣理肺丸　　B. 二母宁嗽丸

C. 蛇胆川贝液　　D. 固本止咳片

E. 小青龙合剂

2. 治疗咳嗽燥邪伤肺证，宜选用的中成药是（2015年B型53题）

3. 治疗咳嗽风寒犯肺证，宜选用的中成药是（2015年B型54题）

4. 治疗咳嗽痰热壅肺证，宜选用的中成药是（2015年B型55题）

答案：2. B　3. A　4. C

【强 化 练 习】

最佳选择题

1. 患者喉痒干咳，连声作呛，痰少而黏，不易咯出，咽喉干痛，唇鼻干燥，口干，伴鼻塞，头痛，身热微恶寒，舌红少津，苔薄白，脉浮数。证属

A. 风寒犯肺　B. 风热犯肺　C. 燥邪伤肺

D. 肺气亏虚　E. 肺阴亏虚

2. 咳嗽，痰中带血，午后发热，盗汗，舌红少苔，脉细数，证属

A. 痰热壅肺　B. 肝火犯肺　C. 肺肾阴虚

D. 风热犯肺　E. 燥邪伤肺

3. 燥邪伤肺型咳嗽适宜的中成药是

A. 蜜炼川贝枇杷露　　B. 清气化痰丸
C. 复方鲜竹沥液　　　D. 蛇胆川贝液
E. 百合固金汤

配伍选择题

A. 杏苏散　　B. 桑菊饮　　C. 清金化痰汤
D. 桑杏汤　　E. 百合固金汤

4. 风寒犯肺型咳嗽宜用

5. 燥邪伤肺型咳嗽宜用

A. 风寒犯肺　B. 燥邪伤肺　C. 风热犯肺
D. 痰热壅肺　E. 肺肾阴虚

6. 咳嗽声重，痰稀色白，口不渴，恶寒，或有发热，无汗，或兼头痛，舌苔薄白，脉浮紧，证属

7. 咳嗽气粗，痰多黄稠，烦热口干，舌红，苔黄腻，脉滑数，证属

A. 疏散风寒，宣肺解表
B. 辛凉解表，宣肺清热　　C. 辛凉清润
D. 清热化痰肃肺　E. 滋阴润肺，止咳化痰

8. 肺肾阴虚咳嗽应采用的治法是

9. 燥邪伤肺咳嗽应采用的治法是

A. 杏苏散　　B. 桑菊饮　　C. 清金化痰汤
D. 桑杏汤　　E. 百合固金汤

10. 痰热壅肺型咳嗽宜用

11. 肺肾阴虚型咳嗽宜用

多项选择题

12. 肺肾阴虚型咳嗽适宜的中成药是
A. 百合固金丸　　B. 养阴清肺丸
C. 二冬膏　　　　D. 清气化痰丸
E. 蛇胆川贝液

13. 痰热壅肺型咳嗽适宜
A. 清气化痰丸　　B. 复方鲜竹沥液
C. 止咳橘红丸　　D. 橘红丸
E. 葶贝胶囊

14. 风寒犯肺型咳嗽适宜
A. 杏苏止咳糖浆　B. 通宣理肺丸
C. 三拗片　　D. 风寒咳嗽片
E. 二母宁嗽丸

参考答案

最佳选择题：1. C　2. C　3. A

配伍选择题：4. A　5. D　6. A　7. D　8. E
9. C　10. C　11. E

多项选择题：12. ABC　13. ABCDE　14. ABCD

考点 8　喘证

❖ 临床表现：呼吸困难，甚至张口抬肩，鼻翼扇动，不能平卧。

❖ 西医学：肺炎，支气管炎，肺气肿，肺源性心脏病，心源性哮喘以及癔病等发生的呼吸困难，均可参考本病辨证论治。

❖ 辨证论治

1. **风寒闭肺**　喘咳气逆，呼吸急促，胸部胀闷，痰多色白稀薄而带泡沫，兼头痛鼻塞，无汗，恶寒，发热。舌苔薄白而滑，脉浮紧。

　　辨证要点：风：恶寒发热，脉浮；
　　　　　　　寒：痰色白稀薄，无汗，脉紧。
　　治法：宣肺散寒。
　　方剂：麻黄汤。
　　中成药：小青龙合剂，桂龙咳喘宁胶囊。

2. **痰热郁肺**　喘咳气涌，胸部胀痛，痰稠黏色黄，或夹血痰，伴胸中烦闷，身热，有汗，口渴喜冷饮，咽干，面红，尿赤，便秘。舌质红，苔薄黄腻，脉滑数。

　　辨证要点：痰热：痰稠黏色黄，口渴喜冷饮，苔黄腻，脉滑数。
　　治法：清热化痰，宣肺止咳。
　　方剂：桑白皮汤。
　　中成药：清气化痰丸，清肺抑火丸。

3. **肾不纳气**　喘促日久，呼多吸少，气不得续，动则喘甚，小便常因咳甚而失禁，或尿后余沥，形瘦神疲，汗出肢冷，面唇青紫，或有跗肿，舌淡苔薄，脉沉弱；或见喘咳，面红烦躁，口咽干燥，足冷，汗出如油。舌红少津，脉细。

　　辨证要点：肾不纳气：呼多吸少，气不得续，动则喘甚。
　　治法：补肾纳气。
　　方剂：金匮肾气丸。
　　中成药：七味都气丸。

【真题再现】

可参考喘证辨证论治的西医疾病是（2015 年 A型 9 题）
A. 上呼吸道感染　　B. 多种神经症
C. 慢性肾脏疾病　　D. 肺源性心脏病
E. 胃食管反流病

答案：D

【强化练习】

配伍选择题

A. 风寒闭肺　B. 痰热郁肺　C. 肾不纳气
D. 风热犯肺　E. 肺肾阴虚

1. 喘咳气涌，痰稠黏色黄，身热，口渴喜冷饮，舌质红，苔薄黄腻，脉滑数。证属
2. 喘咳气逆，痰多色白稀薄而带泡沫，兼恶寒，发热，舌苔薄白而滑，脉浮紧。证属

A. 麻黄汤　　B. 归脾汤　　C. 桑白皮汤
D. 六君子汤　E. 金匮肾气丸

3. 喘咳气急，胸闷，痰多稀薄色白，头痛恶寒，无汗。治疗宜选用
4. 喘咳气涌，胸部胀痛，痰稠色黄，胸中烦热，身热汗出。治疗宜选用

A. 补肾纳气　B. 清热化痰，宣肺止咳
C. 补肺益肾　D. 宣肺散寒
E. 辛温解表

5. 治疗痰热郁肺喘证应采用的治法是
6. 治疗风寒闭肺喘证应采用的治法是

多项选择题

7. 风寒闭肺型喘证适宜的中成药为

A. 通宣理肺丸　　B. 桑白皮汤
C. 小青龙合剂　　D. 桂龙咳喘宁胶囊
E. 固本咳喘片

8. 痰热郁肺型喘证适宜的中成药为

A. 清气化痰丸　　B. 清肺抑火丸
C. 小青龙合剂　　D. 蛇胆川贝枇杷膏
E. 桂龙咳喘宁胶囊

参考答案

配伍选择题：1. B　2. A　3. A　4. C　5. B
6. D
多项选择题：7. CD　8. AB

考点9　胸痹

❖ 临床表现：胸部闷痛，甚则胸痛彻背，短气，喘息不得卧。
❖ 西医学：冠心病（心绞痛或心肌梗死），其他原因引起的心绞痛（如主动脉瓣狭窄，梗阻型肥厚性心肌病），心包炎以及肺源性心脏病，均可参考本病辨证论治。

❖ 辨证论治

1. **气虚血瘀**　胸痛隐隐，遇劳则发，神疲乏力，气短懒言，心悸自汗，舌胖有齿痕，色淡暗，苔薄白，脉弱而涩，或结，代。
辨证要点：气虚：痛隐隐，遇劳则发，神疲乏力，气短懒言；
　　　　　血瘀：脉涩，或结、代。
治法：益气活血。
方剂：补阳还五汤。
中成药：通心络胶囊，舒心口服液，参芪益气滴丸，参芍片，芪参胶囊。

2. **气滞血瘀**　胸痛胸闷，胸胁胀满，心悸，唇舌紫暗，脉涩。
辨证要点：气滞：胸胁胀满；
　　　　　血瘀：唇舌紫暗，脉涩。
治法：行气活血。
方剂：血府逐瘀汤。
中成药：复方丹参滴丸，速效救心丸，心可舒片。

3. **痰瘀痹阻**　胸闷痛如窒，痛有定处，形体肥胖，肢体沉重，纳呆痰多，舌色暗，苔浊腻，脉滑，或有结，代。
辨证要点：痰瘀：胸闷，形体肥胖，肢体沉重，痰多，苔腻，脉滑。
治法：豁痰化瘀。
方剂：瓜蒌薤白半夏汤合丹参饮。
中成药：丹蒌片。

4. **寒凝心脉**　胸痛彻背，感寒痛甚，胸闷气短，心悸，形寒肢冷，面白，舌苔白。脉沉迟或沉紧。
辨证要点：寒凝：感寒痛甚，形寒肢冷，脉沉迟或沉紧。
治法：温阳散寒。
方剂：乌头赤石脂丸。
中成药：冠心苏合丸，宽胸气雾剂。

5. **气阴两虚**　胸闷隐痛，时作时止，心悸气短，倦怠懒言，头晕，失眠多梦，舌红少苔，脉弱而细数。
辨证要点：气阴两虚：隐痛，气短，倦怠懒言，舌红少苔，脉弱而细数。
治法：益气养阴。
方剂：生脉散。

中成药：黄芪生脉饮，生脉饮。

6. 心肾阳虚：心悸而痛，胸闷，甚则胸痛彻背，畏寒肢冷，气短汗出，腰酸肢肿，面色苍白，唇甲淡暗，舌淡白或紫暗，脉沉细或沉微欲绝。

辨证要点：阳虚：畏寒肢冷，面色苍白。

治法：温补心肾。

方剂：附子汤合右归饮。

中成药：芪苈强心胶囊，参仙升脉口服液。

【真题再现】

1. 某男，62岁。患胸痹5年，胸痛胸闷，胸胁胀满，唇舌紫暗，脉涩。其证当属于（2015年A型10题）

A. 寒凝心脉　　B. 痰瘀痹阻　　C. 气虚血瘀

D. 心肾阳虚　　E. 气滞血瘀

答案：E

2. 可参考胸痹辨证论治的西医疾病是（2016年A型17题）

A. 高血压病　　B. 支气管炎　　C. 冠心病

D. 支气管扩张病　　　　E. 病毒性肺炎

答案：C

【强化练习】

最佳选择题

1. 胸痹症见胸痛彻背，感寒痛甚，胸闷气短，心悸，形寒肢冷，面白，舌苔白，脉沉迟，证属

A. 痰瘀痹阻　　B. 气滞血瘀　　C. 气虚血瘀

D. 气阴两虚　　E. 寒凝心脉

配伍选择题

A. 气虚血瘀　　B. 气滞血瘀　　C. 寒凝心脉

D. 气阴两虚　　E. 心肾阳虚

2. 胸痛隐隐，遇劳则发，神疲乏力，气短懒言，心悸自汗，舌胖有齿痕，色淡暗，苔薄白，脉弱而涩，或结，代。证属

3. 胸闷隐痛，时作时止，心悸气短，倦怠懒言，头晕，失眠多梦，舌红少苔，脉弱而细数。证属

4. 心悸而通，胸闷，甚则胸痛彻背，畏寒肢冷，气短汗出，腰酸肢肿，舌淡白，脉沉细。证属

A. 益气活血　　B. 行气活血　　C. 温阳散寒

D. 益气养阴　　E. 温补心肾

5. 治疗心肾阳虚胸痹应采用

6. 治疗气滞血瘀胸痹应采用

7. 治疗气阴两虚胸痹应采用

A. 血府逐瘀汤　　　　B. 乌头赤石脂丸

C. 瓜蒌薤白半夏汤合丹参饮

D. 生脉散　　　　　　E. 补阳还五汤

8. 气虚血瘀型胸痹宜用

9. 气滞血瘀型胸痹宜用

10. 痰瘀痹阻型胸痹宜用

11. 寒凝心脉型胸痹宜用

A. 益气活血　　B. 行气活血　　C. 温阳散寒

D. 益气养阴　　E. 温补心肾

12. 治疗气虚血瘀胸痹应采用

13. 治疗寒凝心脉胸痹应采用

多项选择题

14. 气虚血瘀型胸痹适宜

A. 通心络胶囊　　　　B. 舒心口服液

C. 芪参益气滴丸　　D. 参芍片　　E. 芪参胶囊

15. 寒凝心脉型胸痹适宜

A. 冠心苏合丸丸　　B. 丹蒌片

C. 宽胸气雾剂　　　　D. 生脉饮

E. 益心舒胶囊

16. 心肾阳虚型胸痹适宜

A. 左归丸　　　　　　B. 参仙升脉口服液

C. 芪苈强心胶囊　　　　D. 杞菊地黄丸

E. 六味地黄丸

参考答案

最佳选择题：1. E

配伍选择题：2. A　3. D　4. E　5. E　6. B　7. D

8. E　9. A　10. C　11. B　12. A　13. C

多项选择题：14. ABCDE　15. AC　16. BC

考点10　不寐

❖ 临床表现：不能获得正常睡眠（如入睡困难，或易醒不酣，或寐短早醒，或寐梦纷扰，甚者彻夜难眠）。

❖ 西医学：神经症，以及多种心脑血管疾病、贫血、肝病等疾病以失眠为主要表现的，均可参考本病辨证论治。

❖ 辨证论治

1. **心火炽盛**　不寐，心烦，口干，舌燥，口舌生疮，小便短赤，舌尖红，苔薄白，脉数

有力或细数。

辨证要点：心火：口舌生疮，小便短赤，脉数有力。

治法：清心泻火。

方剂：朱砂安神丸。

中成药：朱砂安神丸。

2. 肝气郁结 不寐，情志变化则加重，平时情志抑郁，胁肋胀痛，嗳气时作，或胸闷喜太息，舌苔薄白，脉弦。

辨证要点：肝气郁结：情志变化则加重，平时情志抑郁，胁肋胀痛，嗳气，喜太息，脉弦。

治法：疏肝解郁。

方剂：柴胡疏肝散。

中成药：解郁安神颗粒，解郁丸。

3. 阴血亏虚 不寐，健忘，心悸怔忡，虚烦不安，甚则盗汗，梦遗等，舌偏淡，苔薄少，脉细或细数。

辨证要点：阴虚：盗汗，脉细数。

治法：滋阴养血。

方剂：天王补心丸。

中成药：天王补心丹，养血安神丸。

4. 心脾两虚 不易入睡，多梦易醒，心悸健忘，神疲食少，四肢倦怠，腹胀便溏，面色少华，舌淡苔薄，脉细无力。

辨证要点：心虚：心悸健忘；

脾虚：腹胀便溏。

治法：健脾养心。

方剂：归脾汤。

中成药：天王补心丸，养血宁神丸。

【真题再现】

最佳选择题

1. 某女，48 岁，夜不能寐，虚烦不安，健忘，盗汗，舌红少苔，脉细数。宜采用的治法是（2016 年 A 型 35 题）

A. 健脾养心　B. 疏肝解郁　C. 清心泻火

D. 滋阴养血　E. 益气养血

答案：D

综合分析题

某女，43 岁，入睡困难，且多梦易醒，心悸健忘，神疲食少，四肢倦怠，腹胀便溏，面

色少华，舌质淡，苔薄白，脉细无力。中医诊断为不寐。

2. 中医辨证是（2015 年 C 型 96 题）

A. 心火炽盛　B. 肝气郁结　C. 心脾两虚

D. 肾阴亏虚　E. 心肾阳虚

答案：C

3. 应采用的中医治法是（2015 年 C 型 97 题）

A. 健脾养心　B. 疏肝理气　C. 清心泻火

D. 滋阴补肾　E. 温补心肾

答案：A

4. 治疗宜选用的方剂是（2015 年 C 型 98 题）

A. 逍遥散　　B. 归脾汤　　C. 导赤散

D. 右归丸　　E. 生脉饮

答案：B

5. 治疗应选用的中成药是(2015 年 C 型 99 题)

A. 朱砂安神丸　　　B. 养血安神丸

C. 泻肝安神丸　　　D. 天王补心丸

E. 柏子养心丸

答案：E

【强 化 练 习】

最佳选择题

1. 患者，张某，女，35 岁，症见入寐困难心烦，口干口苦，口舌生疮，小便短赤，舌红苔黄，脉数。本病治疗宜选用

A. 逍遥丸　　　　　B. 当归龙荟丸

C. 柏子养心丸　　　D. 天王补心丸

E. 朱砂安神丸

2. 心火炽盛型不寐适宜

A. 朱砂安神丸　　　B. 天王补心丹

C. 养血安神丸　　　D. 解郁安神颗粒

E. 泻肝安神丸

配伍选择题

A. 心脾两虚　B. 阴血亏虚　C. 心火炽盛

D. 肝气郁结　E. 阴阳两虚

3. 失眠，心悸健忘，虚烦不安，盗汗，舌红少苔，脉细数。证属

4. 失眠，心烦，口干，口舌生疮，小便短赤，舌尖红，脉数有力。证属

5. 不寐，情志变化则加重，平时情志抑郁，胁肋胀痛，嗳气时作，胸闷喜太息，脉弦。证属

A. 疏肝解郁　B. 健脾养心　C. 益气解表

D. 清心泻火　E. 滋阴养血

6. 治疗肝气郁结型不寐采用的治疗方法是

7. 治疗心火炽盛型不寐采用的治疗方法是

A. 柴胡疏肝散　　　B. 保和丸

C. 朱砂安神丸　　　D. 归脾汤

E. 天王补心丹

8. 肝气郁结型不寐宜用

9. 阴虚亏虚型不寐宜用

多项选择题

10. 阴血亏虚型不寐适宜

A. 天王补心丸　　　B. 朱砂安神丸

C. 逍遥丸　　D. 养血安神丸　　　E. 归脾丸

参考答案

最佳选择题：1. E　2. A

配伍选择题：3. B　4. C　5. D　6. A　7. D

8. A　9. E

多项选择题：10. AD

考点 11　胃痛

❖ 临床表现：以上腹胃脘部近心窝处疼痛为主要表现。

❖ 西医学：胃炎，消化性溃疡，功能性消化不良，均可参考本病辨证论治。

❖ 辨证论治

1. **寒凝气滞**　胃痛暴作，喜温恶寒，得温痛减，口和不渴或吐清水，舌淡，苔薄白，脉弦紧。

辨证要点：寒凝：胃痛暴作，喜温恶寒，得温痛减，脉弦。

治法：温中散寒，和胃止痛。

方剂：良附丸。

中成药：良附丸。

2. **饮食停滞**　胃痛胀满，嗳腐恶食，或吐不消化食物，吐食或矢气后痛减，或大便不爽，舌苔厚腻，脉滑。

辨证要点：饮食停滞：嗳腐恶食，吐食或矢气后痛减。

治法：导滞和胃。

方剂：保和丸。

中成药：保和丸，加味保和丸，六味安消散，沉香化滞丸，开胃山楂丸。

3. **肝胃不和**　胃脘胀痛，连及胁肋，嗳气后疼痛减轻，生气时胃痛加重，食欲不振，或见嘈杂吞酸；舌红，苔薄白，脉弦。

辨证要点：肝胃不和：胀痛，连及胁肋，嗳气后疼痛减轻，生气时胃痛加重。

治法：疏肝理气。

方剂：柴胡疏肝散。

中成药：气滞胃痛颗粒，柴胡疏肝丸，舒肝和胃口服液，沉香舒气丸。

4. **肝胃郁热**　胃脘灼痛，痛势急迫，烦躁易怒，泛酸嘈杂，口干口苦，舌红苔黄，脉弦或弦数。

辨证要点：肝胃郁热：灼痛，痛势急迫，口干口苦，脉弦数。

治法：疏肝泄热，和胃止痛。

方剂：丹栀逍遥丸合左金丸。

中成药：加味左金丸，左金丸，胃逆康胶囊。

5. **脾胃虚寒**　胃痛隐隐，喜温喜按，空腹痛甚，得食痛减，泛吐清水，纳差，神疲乏力，甚则手足不温，大便溏薄，舌淡苔白，脉虚弱或迟缓。

辨证要点：脾胃虚寒：胃痛隐隐，喜温喜按，空腹痛甚，得食痛减，手足不温。

治法：温中健脾，和胃止痛。

方剂：黄芪建中汤。

中成药：温胃舒胶囊，黄芪健胃膏，小建中颗粒。

【真题再现】

最佳选择题

1. 某女，35 岁。胃痛胀满，嗳腐恶食，矢气后痛减，医生辨为饮食停滞证，治宜选用的中成药（2015 年 A 型 11 题）

A. 良附丸　　B. 保和丸　　　C. 左金丸

D. 四神丸　　E. 健脾丸

答案： B

综合分析题

某男，31 岁，天气突然转冷，衣着单薄，致左上腹部暴痛，喜温恶寒，得温痛减，口不渴，恶心欲吐，舌质淡，舌苔薄白，脉弦紧。

2. 中医诊断是（2016 年 C 型 107 题）

A. 胃痛　B. 胸痹　C. 痞满　D. 腹痛　E. 嘈杂

答案：A

3. 中医辨证是（2016 年 C 型 108 题）

A. 饮食停滞　B. 肝胃郁热　C. 脾胃虚寒

D. 寒凝气滞　E. 肝胃不和

答案：D

4. 宜选用的治法是（2016 年 C 型 109 题）

A. 导滞和胃　B. 疏肝和胃　C. 温中散寒

D. 温中健脾　E. 温阳散寒

答案：C

5. 治宜选用的方剂是（2016 年 C 型 110 题）

A. 良附丸加减　　　B. 左金丸加减

C. 附子汤加减　　　D. 保和丸加减

E. 黄芪建中汤加减

答案：A

【强化练习】

最佳选择题

1. 患者素有胃痛，近日因情志不遂而加重，现症见胃脘胀痛，痛连胁肋，嗳气后胃部胀痛可减轻，食欲不振，舌红苔薄白，脉弦。此属何型胃痛

A. 肝胃不和　B. 肝脾不调　C. 饮食停滞

D. 脾胃虚寒　E. 寒凝气滞

配伍选择题

A. 温中散寒，和胃止痛

B. 导滞和胃　C. 疏肝理气，和胃止痛

D. 疏肝泄热，和胃止痛

E. 温中健脾，和胃止痛

2. 治疗脾胃虚寒胃痛应采用的治法是

3. 治疗饮食停滞胃痛应采用的治法是

A. 丹栀逍遥散合左金丸　　B. 保和丸

C. 柴胡疏肝散　D. 黄芪建中汤　E. 良附丸

4. 肝胃不和型胃痛宜用

5. 肝胃郁热型胃痛宜用

6. 脾胃虚寒型胃痛宜用

多项选择题

7. 肝胃不和型胃痛适宜

A. 柴胡疏肝丸　　　B. 舒肝和胃口服液

C. 气滞胃痛颗粒　　D. 沉香舒气丸

E. 胃苏颗粒

8. 脾胃虚寒型胃痛适宜

A. 小建中颗粒　　　　B. 温胃舒胶囊

C. 黄芪健胃膏　　　　D. 元胡止痛片

E. 三九胃泰颗粒

参考答案

最佳选择题：1. A

配伍选择题：2. E　3. B　4. C　5. A　6. D

多项选择题：7. ABCD　8. ABC

考点 12　泄泻

❖ **临床表现**：以排便次数增多，粪质稀溏或完谷不化，甚至泻出水样为主症。

❖ **西医学**：急性肠炎，肠易激综合征，炎症性肠病，均可参考本病辨证论治。

❖ **辨证论治**。

1. **食伤肠胃**　腹痛肠鸣，泻下粪便臭如败卵，泻后痛减，泻下伴有不消化食物，脘腹胀满，嗳腐吞酸，不思饮食，舌苔垢浊或厚腻，脉滑。

辨证要点：食伤：泻下粪便臭如败卵，泻后痛减，泻下伴有不消化食物，嗳腐吞酸。

治法：消食导滞。

方剂：保和丸。

中成药：保和丸，加味保和丸。

2. **湿热内蕴**　泄泻腹痛，泻下急迫，或泻而不爽，粪色黄褐，气味臭秽，肛门灼热，小便短黄，烦热口渴，舌质红，苔黄腻，脉滑数。

辨证要点：湿热：粪色黄褐，肛门灼热，苔黄腻，脉滑数。

治法：清热利湿。

方剂：葛根芩连汤。

中成药：复方黄连素片，香连丸，葛根芩连丸。

3. **脾胃气虚**　大便时溏时泻，水谷不化，迁延反复，食少，食后脘闷不舒，稍进油腻之物则便次明显增多，面色萎黄，肢倦乏力，舌质淡，苔薄白，脉细弱。

辨证要点：脾胃气虚：时溏时泻，食后脘闷不舒，稍进油腻之物则便次明显增多，乏力。

治法：健脾益气，化湿止泻。

方剂：参苓白术散。

中成药：参苓白术散，健脾丸，开胃健

脾丸，涩肠止泻散。

4. 脾肾阳虚 黎明之前，脐腹作痛，肠鸣即泻，泻后则安，脘腹喜温，形寒肢冷，腰膝酸软，舌淡苔白，脉沉细。

辨证要点：脾肾阳虚：黎明之前，肠鸣即泻，泻后则安，脘腹喜温，形寒肢冷。

治法：温肾健脾，固涩止泻。

方剂：四神丸。

中成药：四神丸，固本益肠丸。

【真题再现】

最佳选择题

1. 某男，25岁，因腹泻就诊，症见腹痛肠鸣，泻下粪便臭如败卵，伴有未消化食物，泻后痛减，嗳腐吞酸，不思饮食，舌苔厚腻，脉滑，治宜选用的方剂是（2016年A型10题）

A. 保和丸 B. 参苓白术散 C. 四神汤

D. 葛根芩连汤 E. 藿香正气汤

答案：1. A

配伍选择题

A. 泻下粪便臭如败卵，伴未消化食物，嗳腐吞酸

B. 泻下急迫，泻下不爽，肛门灼热，小便短黄

C. 大便时溏时泻，稍进油腻食物，便次明显增多

D. 黎明之时，脐腹作痛，肠鸣即泻，泻后则安

E. 泄泻清稀，甚则如水样，腹痛肠鸣，脘闷食少

2. 泄泻脾肾阳虚证的临床症状是（2015年B型56题）

3. 泄泻湿热内蕴证的临床症状是（2015年B型56题）

4. 泄泻食伤肠胃证的临床症状是（2015年B型56题）

答案：2. D 3. B 4. A

【强化练习】

配伍选择题

A. 消食导滞 B. 健脾益气，化湿止泻

C. 温肾健脾，固涩止泻

D. 涩肠止泻 E. 清热利湿

1. 泄泻腹痛，泻下急迫，气味臭秽，肛门灼热，舌红苔黄腻，脉滑数。治疗此证应采取的治法是

2. 腹痛肠鸣，泻下粪便臭如败卵，泻后痛减，伴有不消化食物，嗳腐吞酸，脉滑。治疗此证应采取的治法是

3. 大便时溏时泻，水谷不化，迁延反复，稍进油腻之物则便次明显增多，肢倦乏力，舌淡，脉细弱。治疗此证应采取的治法是

A. 四神丸 B. 保和丸 C. 葛根芩连汤

D. 参苓白术散 E. 润肠丸

4. 食伤肠胃型泄泻宜用

5. 湿热内蕴型泄泻宜用

6. 脾胃气虚型泄泻宜用

7. 脾肾阳虚型泄泻宜用

综合分析题

患者泄泻反复发作6年余，每于黎明之前，脐腹作痛，肠鸣即泻，泻后则安，腹部喜温，形寒肢冷，腰膝酸软，舌淡苔白，脉沉细。根据病例回答以下问题

8. 该患者应诊断为

A. 虚劳 B. 腰痛 C. 胃痛 D. 泄泻 E. 呕吐

9. 针对此证，应采用的治法是

A. 消食导滞止泻 B. 温肾健脾，固涩止泻

C. 疏肝健脾止泻 D. 健脾益气，化湿止泻

E. 清热除湿止泻

10. 中成药应选用

A. 四神丸 B. 复方黄连素片 C. 归脾丸

D. 参苓白术散 E. 保和丸

多项选择题

11. 食伤肠胃型泄泻适宜

A. 保和丸 B. 加味保和丸

C. 开胃健脾丸 D. 四神丸 E. 香连丸

12. 脾胃气虚型泄泻适宜

A. 参苓白术散 B. 四神丸 C. 健脾丸

D. 开胃健脾丸 E. 涩肠止泻散

参考答案

配伍选择题：1. E 2. A 3. B 4. B 5. C
6. D 7. A

综合分析题：8. D 9. B 10. A

多项选择题：11. AB 12. ACDE

考点 13　便秘

❖ **临床表现**：排便周期延长，或周期不长，但粪质干结，排出艰难，或粪质不硬，虽有便意，但排出不畅。

❖ **西医学**：功能性便秘，肠易激综合征，直肠肛门疾患，药物学便秘，均可参考本病辨证论治。

❖ **辨证论治**

1. **热结肠胃**　大便干结，小便短赤，面红身热，或兼腹胀腹痛，口干，口臭，口苦，舌红苔黄腻或燥裂，脉滑数或弦数。

辨证要点：热：小便短赤，面红身热，口干，口臭，口苦，舌红，脉数。

治法：清热润肠通腑。

方剂：麻子仁丸。

中成药：清宁丸，一清胶囊，新清宁胶囊。

2. **气滞郁结**　大便秘结，欲便不得，嗳气频作，胸胁痞满，甚则腹中胀痛，纳食减少，舌苔薄腻，脉弦。

辨证要点：气滞：嗳气频作，胸胁痞满，腹中胀痛，脉弦。

治法：顺气行滞。

方剂：六磨汤。

中成药：槟榔四消丸。

3. **津亏肠燥**　大便秘结，面色无华，头晕目眩，心悸，口干，舌淡，苔少，脉细涩。

辨证要点：津亏：口干，脉涩。

治法：养血润燥。

方剂：润肠丸。

中成药：麻子润肠丸，麻仁丸，麻仁滋脾丸，通乐颗粒。

4. **阳虚寒凝**　大便艰涩，排出困难，小便清长，畏寒喜暖，面色㿠白，唇淡口和，或兼腹冷腹痛，舌淡苔白，脉沉迟。

辨证要点：阳虚：小便清长，畏寒喜暖，面色㿠白，腹冷痛，脉迟。

治法：温通开秘。

方剂：半硫丸。

中成药：桂附地黄丸与麻仁滋脾丸。

【真题再现】

配伍选择题

A. 阳虚寒凝　B. 津亏血燥　C. 脾肾两虚

D. 热结肠胃　E. 气滞郁结

1. 大便秘结，欲便不得，嗳气频作，舌苔薄腻，脉弦。证属

2. 大便干结，面红身热，口干，口臭，口苦，舌红苔黄，脉滑数。证属

答案：1. E　2. D

【强化练习】

最佳选择题

1. 气滞郁结型便秘适宜的中成药

A. 槟榔四消丸　　　B. 一清胶囊

C. 当归龙荟丸　　　D. 通便灵胶囊

E. 清宁丸

配伍选择题

A. 顺气行滞　B. 温通开秘　C. 养血润燥

D. 滋阴养血　E. 清热润肠通腑

2. 治疗阳虚寒凝型便秘应采用的治法是

3. 治疗气滞郁结型便秘应采用的治法是

4. 治疗热结肠胃型便秘应采用的治法是

5. 治疗津亏肠燥型便秘应采用的治法是

A. 麻子仁丸　B. 天麻钩藤饮　　C. 六磨汤

D. 半硫丸　　E. 润肠丸

6. 热结肠胃型便秘宜用

7. 气滞郁结型便秘宜用

多项选择题

8. 热结肠胃型便秘适宜的中成药

A. 清宁丸　　　　　B. 当归龙荟丸

C. 一清胶囊　　　　D. 新清宁胶囊

E. 通便灵胶囊

9. 津亏肠燥型便秘适宜的中成药

A. 麻子润肠丸　　　B. 麻仁丸

C. 麻仁滋脾丸　　　D. 通乐颗粒　E. 清宁丸

参考答案

最佳选择题：1. A

配伍选择题：2. B　3. A　4. E　5. C　6. A

7. C

多项选择题：8. ACD　9. ABCD

考点 14　中风

❖ 临床表现：以猝然昏仆，不省人事，伴口眼歪斜，言语不利和半身不遂，或不经昏仆而仅以半身不遂和口眼歪斜为主。

❖ 西医学：急性脑血管疾病，如脑梗死，脑出血，短暂性脑缺血发作和蛛网膜下隙出血，均可参考本病辨证论治。

❖ 辨证论治

1. 半身不遂

（1）气虚血瘀：半身不遂，肢软无力，患侧手足浮肿，面色少华，语言謇涩，舌体不正，舌色淡紫或有瘀斑，苔薄白，脉细涩无力。

　　辨证要点：气虚：肢软无力，面色少华，脉无力；

　　　　　　　血瘀：语言謇涩，舌有瘀斑，脉涩。

　　治法：益气活血。

　　方剂：补阳还五汤。

　　中成药：通心络胶囊，参芪片合三七胶囊，消栓颗粒，脑心痛胶囊。

（2）肝阳上亢：半身不遂，患侧僵硬拘挛，兼见头痛头晕，面赤耳鸣，舌红，苔薄黄，脉弦或弦涩。

　　辨证要点：肝阳上亢：面赤耳鸣，舌红。

　　治法：平肝潜阳。

　　方剂：天麻钩藤饮。

　　中成药：脑血栓片，心脑静片，天麻钩藤颗粒。

2. 语言不利

（1）风痰阻络：肢体麻木，舌强语謇，或伴胸闷多痰，舌苔腻，脉弦滑。

　　辨证要点：风痰：胸闷多痰，苔腻，脉滑。

　　治法：祛风涤痰。

　　方剂：解语丹。

　　中成药：醒脑再造胶囊。

（2）肝阳上亢：言语謇涩，头痛头胀，或眩晕耳鸣，急躁多怒，舌红苔黄，脉弦。

　　辨证要点：肝阳：头胀，眩晕耳鸣，急躁易怒，脉弦。

　　治法：平肝潜阳。

　　方剂：镇肝熄风汤。

　　中成药：清眩治瘫丸，心脑静片。

（3）肾精亏损：音喑失语，心悸气短，耳鸣，腰膝酸软，舌红或淡，苔薄少，脉细无力。

　　辨证要点：肾精亏损：腰膝酸软，脉细无力。

　　治法：滋肾利窍。

　　方剂：地黄饮子。

　　中成药：地黄饮子，左（右）归丸合黄氏响声丸。

【真题再现】

综合分析题

某男，75岁，患中风1年，左侧肢软无力，手足浮肿，语言謇涩，面色少华，舌体不正，舌质淡紫，边有瘀斑，舌苔薄白，脉细涩无力

1. 中医辨证是（2016年C型93题）

A. 风痰阻络　B. 气虚血瘀　C. 肾精亏损

D. 痰蒙神窍　E. 肝阳上亢

答案：B

2. 中医治法是（2016年C型94题）

A. 行气活血　B. 益气活血　C. 滋肾利窍

D. 祛风涤痰　E. 平肝潜阳

答案：B

3. 治宜选用的方剂是（2016年C型95题）

A. 天麻钩藤饮加减　　B. 补阳还五汤加减

C. 镇肝熄风汤加减　　D. 通窍活血汤加减

E. 血府逐瘀汤加减

答案：B

4. 治宜选用的中成药是（2016年C型96题）

A. 脑立清丸　　　　B. 血塞通片

C. 通心络胶囊　　　D. 脑血栓片

E. 复方丹参片

答案：C

【强化练习】

最佳选择题

1. 患者表现有半身不遂，患侧僵硬拘挛，兼见头痛头晕，面赤耳鸣，舌红，苔薄黄，脉弦或弦涩。

A. 气虚血瘀　B. 肝阳上亢　C. 风痰阻络

D. 肾精亏损　E. 痰瘀痹阻

2. 肝阳上亢型半身不遂宜用

A. 镇肝熄风汤　　B. 天麻钩藤饮

C. 补阳还五汤　　D. 四物汤

E. 四君子汤

配伍选择题

A. 气虚血瘀　B. 肝阳上亢　C. 风痰阻络

D. 肾精亏损　E. 痰瘀痹阻

3. 患者表现为音喑失语，心悸气短，耳鸣，腰膝酸软，舌红或淡，苔薄少，脉细无力。证属

4. 患者表现为肢体麻木，舌强语謇，或伴胸闷多痰，舌苔腻，脉弦滑。证属

5. 患者表现为言语謇涩，头痛头胀，或眩晕耳鸣，急躁多怒，舌红苔黄，脉弦。证属

A. 平肝潜阳　B. 滋肾利窍　C. 益气活血

D. 祛风涤痰　E. 滋肾养阴

6. 治疗肝阳上亢型语言不利应采用的治法是

7. 治疗风痰阻络型语言不利应采用的治法是

A. 镇肝熄风汤　　　B. 桑菊饮

C. 解语丹合血塞通片　D. 地黄饮子

E. 四物汤

8. 风痰阻络型语言不利宜用

9. 肝阳上亢型语言不利宜用

10. 肾精亏损型语言不利宜用

多项选择题

11. 肝阳上亢型语言不利适宜的中成药是

A. 清眩治瘫丸　　B. 参芪片合三七胶囊

C. 全天麻胶囊合血府逐瘀口服液

D. 左归丸合黄氏响声丸

E. 天麻钩藤颗粒合心脑静片

12. 肝阳上亢型半身不遂适宜的中成药是

A. 通心络胶囊　　B. 脑血栓片

C. 参芪片合三七胶囊

D. 天麻钩藤饮　　　　E. 心脑静片

13. 气虚血瘀型半身不遂适宜的中成药是

A. 通心络胶囊　　　B. 消栓颗粒

C. 参芪片合三七胶囊

D. 全天麻胶囊合血府口服液　E. 脑心痛胶囊

参考答案

最佳选择题：1. B　2. B

配伍选择题：3. D　4. C　5. B　6. A　7. D
8. C　9. A　10. D

多项选择题：11. AE　12. BDE　13. ABCE

考点 15　头痛

❖ 临床表现：以头部疼痛为特征，反复发作，经久不愈。

❖ 西医学：感冒，血管性头痛，神经性头痛，三叉神经痛，外伤后头痛，五官科疾病的头痛以及部分颅内疾病的头痛，均可参考本病辨证论治。

❖ 辨证论治

1. **风寒头痛**　头痛时作，痛连项背，恶寒畏风，遇风尤剧，口不渴，苔薄白，脉浮紧。

辨证要点：风寒：痛连项背，遇风尤剧，脉浮紧。

治法：祛风散寒。

方剂：川芎茶调散。

中成药：川芎茶调散，都梁片。

2. **风热头痛**　头痛且胀，甚则头痛如裂，发热或恶风，口渴欲饮，或面红目赤，或便秘溲黄，舌红，苔黄，脉浮数。

辨证要点：头痛如裂，口渴欲饮，面红目赤，便秘溲黄，脉浮数。

治法：疏风清热。

方剂：桑菊饮。

中成药：芎菊上清丸，清眩丸。

3. **肝阳上亢**　头痛而眩，心烦易怒，夜寐不宁，或兼胁痛，面红口苦，苔薄黄，脉弦有力。

辨证要点：肝阳：心烦易怒，胁痛，口苦，脉弦。

治法：平肝潜阳。

方剂：羚角钩藤汤。

中成药：天麻钩藤颗粒，松龄血脉康胶囊，脑立清丸。

4. **瘀血阻络**　头痛经久不愈，痛处固定不移，痛如锥刺，或有头部外伤史，舌紫，苔薄白，脉细或细涩。

辨证要点：瘀血：痛处固定不移，痛如锥刺，或有头部外伤史，脉涩。

治法：祛瘀通络。

方剂：通窍活血汤。

中成药：通天口服液。

【真题再现】

1. 某女，55岁，头痛10年，久治不愈。痛如针刺，固定不移，舌紫，脉细涩。治宜选用的

方剂是（2015 年 A 型 12 题）

A. 补阳还五汤　　B. 川芎茶调散

C. 通窍活血汤　　D. 羚角钩藤汤

E. 龙胆泻肝汤

答案：C

2. 某女，24 岁，因受凉后出现头痛，连及项背，恶寒畏风，口不渴，舌质淡，苔薄白，脉浮，中医辨证为风寒头痛，治宜选用的中成药是（2016 年 A 型 15 题）

A. 芎菊上清丸　　B. 通天口服液

C. 天麻钩藤颗粒　D. 川芎茶调颗粒

E. 杞菊地黄丸

答案：D

【强化练习】

最佳选择题

1. 刘某，女，21 岁，近日气候骤冷，调摄不慎，出现恶风畏寒，头痛时作，痛连项背，遇风尤剧，苔薄白，脉浮。证属

A. 风热头痛　B. 风寒头痛　C. 风湿头痛

D. 肝阳头痛　E. 痰浊头痛

配伍选择题

A. 风湿头痛　B. 风热头痛　C. 风寒头痛

D. 肝阳上亢　E. 瘀血阻络

2. 患者高血压病史 3 年，近日生气后出现头晕，头两侧胀痛，心烦易怒，夜眠不宁，胁痛，面红口苦，舌红苔薄黄，脉弦有力。证属

3. 近日天气炎热，某患者因调摄不慎，而出现头痛而胀，甚则头痛如裂，恶风发热，面红目赤，舌红苔黄，脉浮数。证属

A. 祛瘀通络　B. 疏风清热　C. 祛风散寒

D. 滋补肝肾　E. 平肝潜阳

4. 治疗风热头痛应采用的治法是

5. 治疗风寒头痛应采用的治法是

A. 羚角钩藤汤　　B. 川芎茶调散

C. 桑菊饮　　D. 八珍汤　　E. 通窍活血汤

6. 肝阳上亢型头痛宜用

7. 瘀血阻络型头痛宜用

多项选择题

8. 肝阳上亢型头痛适宜的中成药

A. 天麻钩藤颗粒　B. 松龄血脉康胶囊

C. 羚羊角粉　D. 牛黄降压丸　E. 脑立清丸

9. 风热头痛适宜的中成药为

A. 芎菊上清丸　　B. 天麻钩藤颗粒

C. 全天麻胶囊　　D. 清眩丸

E. 牛黄降压片

10. 风寒头痛适宜的中成药为

A. 通天口服液　　B. 正天丸

C. 川芎茶调散　　D. 脑立清丸　E. 都梁片

参考答案

最佳选择题：1. B

配伍选择题：2. D　3. B　4. B　5. C　6. A　7. E

多项选择题：8. ABE　9. AD　10. CE

考点 16　眩晕

❖ 临床表现：以头晕、眼花为主症的一类病证。轻者闭目即止，重者如坐车船，旋转不定，不能站立，或伴恶心，呕吐，汗出，面色苍白等症。甚至突然晕倒。

❖ 西医学：耳源性眩晕（梅尼埃症，耳石症，晕动病），脑源性眩晕（椎-基底动脉供血不足，脑动脉粥样硬化），颈源性眩晕（椎动脉型颈椎病）以及其他原因（血压异常，神经症，眼部疾患及外伤）所致眩晕，均可参考本病辨证论治。

❖ **辨证论治**

1. **肝火上扰**　眩晕耳鸣，头胀且痛，每因恼怒或疲劳而头晕，头痛加剧，急躁易怒，少寐多梦，时颜面潮红，口苦便秘，舌红，苔黄，脉弦。

辨证要点：肝火：头胀且痛，每因恼怒或疲劳而头晕，急躁易怒，口苦，脉弦。

治法：清肝泻火。

方剂：龙胆泻肝汤。

中成药：龙胆泻肝丸，当归龙荟丸。

2. **气血亏虚**　眩晕动则加剧，劳累即发，面色㿠白，唇甲无华，心悸少寐，神疲懒言，饮食减少，舌淡，脉细弱。

辨证要点：气血亏虚：动则加剧，劳累即发，唇甲无华，神疲懒言，脉细弱。

治法：益气养血。

方剂：八珍汤。

中成药：归脾丸，八珍颗粒，十全大补丸。

3. **痰浊上蒙**　眩晕而见头重如裹，胸闷恶

心，食少多寐，苔白腻，脉濡滑。

辨证要点：痰浊：头重如裹，胸闷恶心，苔腻，脉滑。

治法：涤痰宣窍。

方剂：涤痰汤。

中成药：半夏天麻丸。

4. 肝肾阴虚　眩晕而精神萎靡，健忘，耳鸣，腰膝酸软，或五心烦热，少寐多梦，舌红苔少，脉弦细数。

辨证要点：肝肾阴虚：耳鸣，腰膝酸软，舌红少苔，脉细数。

治法：滋肾养肝。

方剂：杞菊地黄丸。

中成药：杞菊地黄丸，滋补肝肾丸。

【真题再现】

配伍选择题

A. 杞菊地黄丸　　B. 半夏天麻丸

C. 通天口服液　　D. 当归龙荟丸

E. 十全大补丸

1. 治疗眩晕时，属肝肾阴虚者，宜选用的中成药是（2016年B型49题）

2. 治疗眩晕时，属痰浊上蒙者，宜选用的中成药是（2016年B型49题）

3. 治疗眩晕时，属肝火上扰者，宜选用的中成药是（2016年B型49题）

答案：1. A　2. B　3. D

【强化练习】

配伍选择题

A. 痰浊上蒙　B. 肝阳上亢　C. 肝火上扰

D. 气虚亏虚　E. 肝肾阴虚

1. 眩晕而见头重如裹，胸闷恶心，食少多寐，苔白腻，脉濡滑。证属

2. 眩晕而精神萎靡，健忘，耳鸣，腰膝酸软，或五心烦热，少寐多梦，舌红苔少，脉弦细数。证属

3. 眩晕动则加剧，劳累即发，面色㿠白，唇甲无华，心悸少寐，神疲懒言，饮食减少，舌淡，脉细弱。证属

A. 涤痰宣窍　B. 滋肾养肝　C. 清肝泻火

D. 养阴润燥　E. 益气养血

4. 治疗痰浊上蒙型眩晕应采用的治法是

5. 治疗肝肾阴虚型眩晕应采用的治法是

A. 参苓白术散　　B. 涤痰汤

C. 杞菊地黄丸　　D. 八珍汤

E. 龙胆泻肝汤

6. 肝火上扰型眩晕宜用

7. 气血亏虚型眩晕宜用

8. 痰浊上蒙型眩晕宜用

9. 肝肾阴虚型眩晕宜用

多项选择题

10. 肝火上扰型眩晕适宜的中成药是

A. 龙胆泻肝丸　　B. 二陈丸

C. 当归龙荟丸　　D. 半夏天麻丸

E. 归脾丸

11. 气血亏虚眩晕适宜的中成药是

A. 归脾丸　　　　　B. 八珍颗粒

C. 当归补血口服液　D. 十全大补丸

E. 黄连上清丸

12. 肝肾阴虚型眩晕适宜的中成药是

A. 二陈丸　　　　B. 杞菊地黄丸

C. 滋补肝肾丸　　D. 左归丸　　E. 右归丸

参考答案

配伍选择题：1. A　2. E　3. D　4. A　5. B

6. E　7. D　8. B　9. C

多项选择题：10. AC　11. ABD　12. BC

考点17　消渴

❖ 临床表现：以多饮，多食，多尿，形体消瘦，或尿有甜味为特征的一种病证。以口渴多饮者为主者称为"上消"；消谷善饥为主者称为"中消"；小便多而频，或浑浊为特点的称为"下消"。三者也可并见。

❖ 西医学：糖尿病，以及尿崩症和精神性多饮，多尿症等以上述临床表现为主，均可参考此内容辨证论治。

❖ 辨证论治。

1. 阴虚燥热　烦渴引饮，消谷善饥，小便频数而多，尿浑而黄，形体消瘦，舌红苔薄黄，脉滑数。

辨证要点：阴虚燥热：消谷善饥，形体消瘦，舌红苔黄，脉数。

治法：养阴润燥。

方剂：玉女煎。

中成药：消渴平片，清胃连丸合六味地黄丸。

2. 脾胃气虚 口渴引饮，能食与便溏并见，或饮食减少，精神不振，四肢乏力，舌淡，苔薄白而干，脉细弱无力。

辨证要点：脾胃气虚：能食与便溏并见，精神不振，四肢乏力，脉细弱无力。

治法：健脾益气。

方剂：参苓白术散。

中成药：参苓白术散，人参健脾丸。

3. 肾阴亏虚 尿频量多，浊如膏脂，腰酸膝软，头晕耳鸣，多梦遗精，乏力肤燥，舌红少苔，脉细数。

辨证要点：肾阴亏虚：腰酸膝软，舌红少苔，脉细数。

治法：滋养肾阴。

方剂：杞菊地黄丸。

方药：杞菊地黄丸，六味地黄丸，左归丸。

4. 阴阳两虚 小便频数，甚则饮一溲一，手足心热，咽干舌燥，面容憔悴，耳轮干枯，腰膝酸软，畏寒肢冷，舌淡苔白少津，脉沉细无力。

辨证要点：阴阳两虚：饮一溲一，耳轮干枯，腰膝酸软，畏寒肢冷。

治法：温阳滋肾。

方剂：金匮肾气丸。

中成药：生气胶囊，强肾片。

【真题再现】

配伍选择题

A. 补肾强腰片　　B. 杞菊地黄丸

C. 金芪降糖片　　D. 人参健脾片

E. 参苓白术散

1. 治疗消渴时，属肾阴亏虚者，宜选用的中成药是（2016年B型59题）

2. 治疗消渴时，属脾胃气虚者，宜选用的中成药是（2016年B型59题）

3. 治疗消渴时，属阴虚燥热者，宜选用的中成药是（2016年B型59题）

答案： 1. B　2. E　3. C

【强化练习】

配伍选择题

A. 阴阳两虚　B. 脾胃气虚　C. 阴虚燥热

D. 肝阳上亢　E. 肾阴亏虚

1. 小便频数，甚则饮一溲一，手足心热，咽干舌燥，面容憔悴，耳轮干枯，腰膝酸软，畏寒肢冷，舌淡苔白少津，脉沉细无力。证属

2. 口渴引饮，能食与便溏并见，或饮食减少，精神不振，四肢乏力，舌淡，苔薄白而干，脉细弱无力。证属

3. 烦渴引饮，消谷善饥，小便频数而多，尿浑而黄，形体消瘦，舌红苔薄黄，脉滑数。证属

4. 尿频量多，浊如膏脂，腰酸膝软，头晕耳鸣，多梦遗精，乏力肤燥，舌红少苔，脉细数。证属

A. 健脾益气　B. 温阳滋肾　C. 祛风散寒

D. 养阴润燥　E. 滋养肾阴

5. 治疗阴虚燥热型消渴应采用的治法是

6. 治疗阴阳两虚型消渴应采用的治法是

7. 治疗肾阴亏虚型消渴应采用的治法是

8. 治疗脾胃气虚型消渴应采用的治法是

多项选择题

9. 阴虚燥热型消渴适宜的中成药为

A. 消渴平片　B. 清胃黄连丸合六味地黄丸

C. 玉泉丸　　D. 消渴丸

E. 参苓白术散

10. 脾胃气虚型消渴适宜的中成药为

A. 消渴丸　　　　B. 消渴乐胶囊

C. 参芪白术散　　D. 人参健脾丸

E. 参芪降糖片

11. 肾阴亏虚型消渴适宜的中成药为

A. 杞菊地黄丸　　B. 六味地黄丸

C. 左归丸　D. 右归丸　E. 金匮肾气丸

参考答案

配伍选择题：1. A　2. B　3. C　4. E　5. D

6. B　7. E　8. A

多项选择题：9. AB　10. CD　11. ABC

考点18　淋证

❖ **临床表现：** 以小便频数短涩，淋沥刺痛，小腹拘急隐痛为主症。

❖ **西医学：** 泌尿系统感染，尿路结石，前

列腺炎，尿道综合征等，具有淋证表现者，可参考此内容辨证论治。

❖ 辨证论治

1. 热淋 小便频数短涩，灼热刺痛，溺色黄赤，少腹拘急胀痛，或寒热，口苦，呕恶，或腰痛拒按，或大便秘结，舌红苔黄腻，脉滑数。

辨证要点：热：小便短赤，灼热，口苦，大便秘结，舌红，脉数。

治法：清热利湿通淋。

方剂：八正散。

中成药：八正合剂，癃清片，热淋清颗粒，三金片。

2. 石淋 尿中有砂石，排尿涩痛，或排尿时突然中断，尿道窘迫疼痛，少腹拘急，往往突发，一侧腰腹绞痛难忍，甚则牵及外阴，尿中带血，舌红，苔薄黄，脉弦或弦数。

辨证要点：尿中有砂石，排尿时突然中断，一侧腰腹绞痛难忍。

治法：清热利湿，排石通淋。

方剂：石韦散。

中成药：排石颗粒，石淋通片，复方金钱草颗粒。

3. 劳淋 小便不甚赤涩，溺痛不甚，但淋沥不已，时作时止，病程缠绵，遇劳即发，腰膝酸软，神疲乏力，舌质淡，脉细弱。

辨证要点：劳：时作时止，病程缠绵，遇劳即发，神疲乏力。

治法：补脾益肾。

方剂：无比山药丸。

中成药：同仁金匮肾气丸，济生肾气丸，五子衍宗丸。

【真题再现】

最佳选择题

某男，28岁，因小便细数就诊。症见小便频数短涩，淋沥刺痛，小腹拘急引痛。其中医诊断是（2016年A型39题）

A. 关格　B. 尿频　C. 淋证　D. 郁证　E. 癃闭

答案：C

【强化练习】

配伍选择题

A. 热淋　B. 膏淋　C. 石淋　D. 劳淋　E. 气淋

1. 尿中有砂石，排尿涩痛，或排尿时突然中断，尿道窘迫疼痛，少腹拘急，尿中带血，舌红，苔薄黄，脉弦或弦数。证属

2. 小便频数短涩，灼热刺痛，溺色黄赤，口苦，舌红苔黄腻，脉滑数。证属

3. 小便不甚赤涩，溺痛不甚，但淋沥不已，时作时止，病程缠绵，遇劳即发，腰膝酸软，神疲乏力，舌质淡，脉细弱。证属

A. 清热利湿通淋　　B. 补脾益肾

C. 行瘀散结，通利水道

D. 清热利湿，排石通淋

E. 温补肾阳，化气行水

4. 治疗热淋应采用的治法是

5. 治疗石淋应采用的治法是

6. 治疗劳淋应采用的治法是

多项选择题

7. 适宜热淋的中成药

A. 癃清片　　　　　B. 八正合剂

C. 热淋清颗粒　　　D. 三金片　E. 金匮肾气丸

8. 适宜石淋的中成药

A. 济生肾气丸　　　B. 排石颗粒

C. 石淋通片　　　　D. 复方金钱草颗粒

E. 草薢分清丸

9. 适宜劳淋的中成药

A. 同仁金匮肾气丸　　B. 济生肾气丸

C. 草薢分清丸　D. 五子衍宗丸　E. 三金片

参考答案

配伍选择题：1. C　2. A　3. D　4. A　5. D

6. B

多项选择题：7. ABCD　8. BCD　9. ABD

考点19 癃闭

❖ 临床表现：小便量少，排尿困难，甚则小便闭塞不通为主症。

❖ 西医学：尿潴留及无尿症，可参考此内容辨证论治。

❖ 辨证论治

1. 膀胱湿热 小便点滴不通，或量极少而短赤灼热，小腹胀满，口苦口黏，或口渴不欲饮，或大便不畅，舌质红，苔黄腻，脉数。

辨证要点：膀胱湿热：短赤灼热，口黏，苔黄腻。

治法：清热利湿，通利小便。

方剂：八正散。

中成药：三金片，热淋清颗粒，复方金钱草颗粒，八正合剂。

2. 湿热瘀阻 小便点滴而下，或尿如细线，甚则阻塞不通，烦躁口苦，舌质紫黯或有瘀点，苔黄腻，脉涩。

辨证要点：湿热瘀阻：尿如细线，舌有瘀点，脉涩。

治法：行瘀散结，通利水道。

方剂：代抵当丸。

中成药：癃闭舒胶囊，前列欣胶囊，前列通片。

3. 肾阳衰惫 小便不通，或点滴不爽，排尿无力，头晕耳鸣，神气怯弱，腰酸无力，舌质淡，苔薄白，脉沉细或弱。

辨证要点：肾阳衰惫：排尿无力，神气怯弱，腰酸无力。

治法：温补肾阳，化气行水。

方剂：济生肾气丸。

中成药：前列舒丸，济生肾气丸。

【真题再现】

综合分析题

某男，56 岁，小便点滴而下，量极少而短赤灼热，小腹胀满，口苦口黏，渴不欲饮，大便不畅，舌质红，苔黄腻，脉滑数。

1. 中医诊断是（2015 年 C 型 100 题）

A. 痹症　B. 虚劳　C. 淋证　D. 癃闭　E. 郁证

2. 中医辨证是（2015 年 C 型 101 题）

A. 肾阳衰惫　B. 膀胱湿热　C. 肾阴亏虚

D. 脾胃气虚　E. 肝气郁结

3. 治疗宜选用的方剂是（2015 年 C 型 102 题）

A. 八正散　　B. 代抵当丸　C. 济生肾气丸

D. 参苓白术散　　　E. 逍遥散

4. 治疗应选用的中成药是（2015 年 C 型 103 题）

A. 三金片　　B. 归脾丸　　C. 逍遥丸

D. 右归丸　　E. 丹蒌片

答案： 1. D　2. B　3. A　4. A

【强化练习】

配伍选择题

A. 清热利湿，通利小便

B. 补脾益肾

C. 行瘀散结，通利水道

D. 清热利湿，排石通淋

E. 温补肾阳，化气行水

1. 治疗湿热瘀阻型癃闭应采用的治法是

2. 治疗肾阳衰惫型癃闭应采用的治法是

3. 治疗膀胱湿热型癃闭应采用的治法是

A. 右归丸　　B. 八正散　　C. 代抵当丸

D. 济生肾气丸　　E. 石韦散

4. 膀胱湿热型癃闭宜用

5. 湿热瘀阻型癃闭宜用

6. 肾阳衰惫型癃闭宜用

多项选择题

7. 膀胱湿热型癃闭适宜的中成药

A. 三金片　　　　　B. 癃闭舒

C. 热淋清颗粒　　　D. 萆薢分清丸

E. 复方金钱草颗粒

8. 湿热瘀阻型癃闭适宜的中成药

A. 前列欣胶囊　　　B. 癃闭舒胶囊

C. 热淋清颗粒　　　D. 前列通片

E. 复方金钱草颗粒

9. 肾阳衰惫型癃闭适宜的中成药

A. 前列舒　B. 济生肾气丸　C. 热淋清颗粒

D. 萆薢分清丸　　　E. 复方金钱草颗粒

参考答案

配伍选择题：1. C　2. E　3. A　4. B　5. C　6. D

多项选择题：7. ABCE　8. ABD　9. AB

考点 20　阳痿

❖ 临床表现：成年男子性交时，由于阴茎痿软不举，或举而不坚，或坚而不久，无法进行正常性生活。

❖ 西医学：男子性功能障碍，某些慢性疾病出现阳痿表现者，可参考此内容辨证论治

❖ 辨证论治

1. 惊恐伤肾 阳痿不振，头晕，耳鸣，健忘，心悸易惊，胆怯多疑，夜多噩梦，常有被惊吓史，舌质淡，苔薄白，脉弦细。

辨证要点：惊恐：心悸易惊，胆怯多疑，

夜多噩梦，常有被惊吓史。

治法：益肾填精。

方剂：大补元煎。

中成药：六味地黄丸，补肾安神口服液。

2. **心脾两虚** 阳痿不举，心悸，失眠多梦，神疲乏力，面色萎黄，食少纳呆，腹胀便溏，舌淡，苔薄白，脉细弱。

辨证要点：心：心悸，失眠；

脾：乏力，食少纳呆，腹胀便溏。

治法：补益心脾。

方剂：归脾汤。

中成药：归脾丸，刺五加脑灵合剂。

3. **肾阳不足** 阳事不举，或举而不坚，精薄清冷，神疲倦怠，畏寒肢冷，面色㿠白，头晕耳鸣，腰膝酸软，夜尿清长，舌淡胖，苔薄白，脉沉细。

辨证要点：肾阳不足：精薄清冷，畏寒肢冷，面色㿠白，夜尿清长。

治法：温肾壮阳。

方剂：右归丸。

中成药：桂附地黄丸，蚕蛾公补片，右归丸。

4. **肝郁不舒** 阳事不起，或起而不坚，心情抑郁，胸胁胀痛，胸闷不适，食少便溏，舌苔薄白，脉弦。

辨证要点：肝郁：心气抑郁，胸胁胀痛，胸闷，脉弦。

治法：疏肝解郁。

方剂：逍遥散。

中成药：逍遥散，加味消遥丸，解郁安神颗粒。

【真题再现】

多项选择题

治疗阳痿肾阳不足证，可选用的中成药有（2015年X型114题）

A. 六味地黄丸　　B. 附子理中丸

C. 济生肾气丸　　D. 人参归脾丸

E. 桂附地黄丸

答案：CE

【强化练习】

配伍选择题

A. 肾阳不足　B. 肾阴亏虚　C. 心脾两虚

D. 肝郁不舒　E. 惊恐伤肾

1. 阳痿不举，心悸，失眠多梦，食少纳呆，腹胀便溏，舌淡，苔薄白，脉细弱。证属

2. 阳痿不振，心悸易惊，胆怯多疑，夜多噩梦，常有被惊吓史，舌质淡，苔薄白，脉弦细。证属

3. 阳事不举，或举而不坚，精薄清冷，畏寒肢冷，面色㿠白，腰膝酸软，夜尿清长，舌淡胖，苔薄白，脉沉细。证属

4. 阳事不起，或起而不坚，心情抑郁，胸胁胀痛，舌苔薄白，脉弦。证属

A. 疏肝解郁　B. 补脾益肾　C. 补益心脾

D. 益肾填精　E. 温肾壮阳

5. 治疗肾阳不足型阳痿应采用的治法是

6. 治疗惊恐伤肾型阳痿应采用的治法是

7. 治疗肝郁不舒型阳痿应采用的治法是

8. 治疗心脾两虚型阳痿应采用的治法是

A. 归脾汤　　B. 右归丸　　C. 逍遥散

D. 大补元煎　E. 半夏厚朴汤

9. 惊恐伤肾型阳痿宜用

10. 心脾两虚型阳痿宜用

11. 肾阳不足型阳痿宜用

12. 肝郁不舒型阳痿宜用

多项选择题

13. 惊恐伤肾型阳痿适宜的中成药

A. 六味地黄丸　　　　B. 归脾丸

C. 补肾安神口服液　　D. 安神健脑液

E. 济生肾气丸

14. 心脾两虚型阳痿适宜的中成药

A. 六味地黄丸　　　　B. 归脾丸

C. 龙牡固精丸　　　　D. 刺五加脑灵颗粒

E. 济生肾气丸

参考答案

配伍选择题：1. C　2. E　3. A　4. D　5. E

6. D　7. A　8. C　9. D　10. A　11. B　12. C

多项选择题：13. AC　14. BD

考点21 郁证

❖ 临床表现：情志抑郁，情绪不宁，胸部满闷，胁肋胀满，或易怒喜哭，或咽中如有异物梗塞

❖ 西医学：多种神经症，癔病，抑郁症或

抑郁状态以及绝经期综合征等有上述表现者，均可参考此内容辨证论治。

❖ 辨证论治

1. **肝气郁结** 精神抑郁，情绪不宁，胸胁胀痛无定处，胸闷嗳气喜太息，腹胀纳呆，大便或秘或泄，女子月事不行，苔薄腻，脉弦。

辨证要点：肝气郁结：精神抑郁，胸胁胀痛无定处，胸闷嗳气喜太息，脉弦。

治法：疏肝解郁。

方剂：逍遥散。

中成药：解郁安神丸，逍遥丸，加味逍遥丸，解郁丸。

2. **痰气郁结** 咽中不适，如有梗阻，咽之不下，咯之不出，胸中闷窒，或兼胁痛，苔白腻，脉弦滑。

辨证要点：痰气：如有梗阻，咽之不下，咯之不出。

治法：化痰利气。

方剂：半夏厚朴汤。

中成药：疏肝平胃丸，二陈丸合胃苏颗粒。

3. **心脾两虚** 多思善虑，心悸胆怯，少寐健忘，面色不华，头晕神疲，食少纳呆，舌淡，脉细弱。

辨证要点：心：心悸，少寐，健忘；

脾：食少纳呆。

治法：健脾养心。

方剂：归脾汤。

中成药：归脾丸，人参归脾丸。

【真题再现】

某女，49岁，精神抑郁，情绪不宁，胸胁胀痛，胸闷嗳气善太息，舌苔薄腻，脉弦。医生诊断为郁证，其中医证候是（2015年A型13题）

A. 气滞血瘀 B. 肝阳上亢 C. 心脾两虚
D. 痰气郁结 E. 肝气郁结

答案：E

【强化练习】

配伍选择题

A. 痰气郁结 B. 肾阴亏虚 C. 心脾两虚
D. 肝气郁结 E. 惊恐伤肾

1. 多思善虑，心悸胆怯，少寐健忘，面色不华，

头晕神疲，食少纳呆，舌淡，脉细弱。证属

2. 咽中不适，如有梗阻，咽之不下，咯之不出，胸中闷窒，或兼胁痛，苔白腻，脉弦滑。证属

A. 疏肝解郁 B. 补脾益肾 C. 健脾养心
D. 益肾填精 E. 化痰利气

3. 治疗肝气郁结型阳痿应采用的治法是

4. 治疗痰气郁结型郁证应采用的治法是

5. 治疗心脾两虚型郁证应采用的治法是

A. 半夏厚朴汤 B. 归脾汤
C. 四物汤 D. 逍遥散 E. 加味逍遥丸

6. 肝气郁结型郁证宜用

7. 痰气郁结型郁证宜用

8. 心脾两虚型郁证宜用

多项选择题

9. 肝气郁结型郁证适宜的中成药
A. 逍遥丸 B. 加味逍遥丸 C. 归脾丸
D. 解郁丸 E. 解郁安神丸

10. 痰气郁结型郁证适宜的中成药
A. 逍遥丸 B. 人参归脾丸
C. 疏肝平胃丸 D. 柴胡舒肝丸
E. 二陈丸合胃苏颗粒

参考答案

配伍选择题：1. C 2. A 3. A 4. E 5. C
6. D 7. A 8. B

多项选择题：9. ABDE 10. CE

考点22 虚劳

❖ 临床表现：以气血阴阳不足为主要临床表现。

❖ 西医学：多种慢性消耗性和功能衰退性疾病，出现类似虚劳的临床表现，可参考此内容辨证论治。

❖ 辨证论治

1. **气虚** 神疲乏力，少气懒言，声音低微，头晕，自汗，不思饮食，活动后诸症加重，舌质淡，或有齿痕，苔薄白，脉虚无力。

辨证要点：气虚：乏力，懒言，自汗，活动后诸症加重。

治法：益气补虚。

方剂：四君子汤。

中成药：玉屏风颗粒，补中益气丸，四

君子丸，参芪口服液。

2. 血虚 头晕眼花，心悸多梦，手足发麻，面色萎黄，口唇，爪甲色淡，妇女月经量少，舌质淡，脉细。

辨证要点：血虚：手足发麻，口唇，爪甲色淡，妇女月经量少。

治法：补血养肝。

方剂：四物汤。

中成药：当归补血口服液，八珍颗粒，十全大补膏，四物颗粒。

3. 阴虚 形体消瘦，口燥咽干，潮热颧红，五心烦热，盗汗，小便短黄，大便干结，舌质红，舌面少津，苔少或无苔，脉细数。

辨证要点：阴虚：潮热颧红，五心烦热，盗汗，舌红少苔，脉细数。

治法：养阴生津。

方剂：沙参麦冬汤。

中成药：六味地黄丸，大补阴丸，知柏地黄丸，左归丸，麦味地黄丸。

4. 阳虚 怕冷，四肢不温，口淡不渴，自汗，小便清长或尿少浮肿，大便溏薄，舌质淡，舌体胖，苔白滑，脉沉迟。

辨证要点：阳虚：四肢不温，自汗，脉沉迟。

治法：补阳温中。

方剂：附子理中汤。

中成药：济生肾气丸，四神丸，桂附理中丸，桂附地黄丸，附子理中丸，右归丸。

5. 阴阳两虚 不耐寒热，头晕，神疲乏力，口渴，自汗盗汗，舌质淡，舌面少津，苔白，脉沉细或沉细数。

辨证要点：阴阳两虚：自汗盗汗。

治法：阴阳双补。

方剂：桂附地黄丸。

中成药：清宫长春胶囊，五子衍宗丸，龟鹿二仙膏。

【真 题 再 现】

配伍选择题

A. 桂附地黄丸　　B. 四物汤
C. 附子理中丸　　D. 四君子汤
E. 沙参麦冬汤

1. 治疗虚劳阴虚证，宜选用的方剂是（2015年 B 型 59 题）

2. 治疗虚劳血虚证，宜选用的方剂是（2015年 B 型 60 题）

3. 治疗虚劳气虚证，宜选用的方剂是（2015年 B 型 60 题）

答案：1. E　2. B　3. D

多项选择题

4. 某女，32 岁，头晕眼花，心悸多梦，面色苍白，爪甲色淡，舌淡，苔薄白，脉细。治疗宜选用的中成药有（2016年 X 型 120 题）

A. 八珍颗粒　B. 四神丸　　C. 十全大补膏
D. 当归补血口服液　　　E. 六味地黄丸

答案：4. ACD

【强 化 练 习】

最佳选择题

1. 形体消瘦，口燥咽干，潮热颧红，五心烦热，盗汗，小便短黄，大便干结，舌质红，舌面少津，苔少或无苔，脉细数。应采用的治法是

A. 益气补虚　B. 补血养肝　C. 养阴生津
D. 补阳温中　E. 阴阳双补

配伍选择题

A. 滋补肾阴　B. 补血养肝　C. 补阳温中
D. 阴阳双补　E. 益气补虚

2. 虚劳症见短气自汗，声音低怯，平素易于感冒，舌淡，脉弱。治法宜

3. 虚劳症见头晕眼花，面色萎黄，爪甲色淡，妇女月经量少，舌质淡，脉细。治法宜

4. 虚劳症见畏寒，四肢不温，大便溏薄，舌淡胖嫩，苔白滑，脉沉迟。治法宜

5. 虚劳症见神疲乏力，自汗盗汗，舌质淡，舌面少津，苔白，脉沉细或沉细数。治法宜

多项选择题

6. 气虚型虚劳适宜的中成药

A. 玉屏风颗粒　　B. 四君子丸
C. 参芪口服液　　D. 补中益气丸
E. 四神丸

7. 阴虚型虚劳适宜的中成药

A. 六味地黄丸　　B. 大补阴丸
C. 左归丸　　　　D. 知柏地黄丸
E. 麦味地黄丸

8. 阳虚型虚劳适宜的中成药
A. 桂附理中丸　　B. 桂附地黄丸
C. 济生肾气丸　　D. 右归丸　　E. 四神丸

参考答案

最佳选择题：1. C

配伍选择题：2. E　3. B　4. C　5. D

多项选择题：6. ABCD　7. ABCDE　8. ABCDE

考点 23　痹证

❖ 临床表现：以肢体筋骨，关节，肌肉疼痛，酸楚，重着，屈伸不利，甚则关节肿大变形为主。

❖ 西医学：风湿性关节炎，结缔组织疾病（类风湿关节炎，系统性红斑狼疮），脊柱疾病（强直性脊柱炎、颈椎病、腰椎病）以及退行性骨关节病，有上述临床表现者，均可参考此内容辨证论治。

❖ 辨证论治

1. **行痹**　肢体关节酸痛，游走不定，关节屈伸不利，或有恶风、发热等表证，苔薄白，脉浮。

辨证要点：行痹：游走不定，恶风，脉浮。

治法：祛风通络，散寒除湿。

方剂：防风汤。

中成药：九味羌活丸。

2. **痛痹**　肢体关节紧痛，痛有定处，遇寒痛增，得温痛减，痛处不红不热而常有冷感，关节不可屈伸，苔薄白，脉眩紧或沉迟而弦。

辨证要点：痛有定处，遇寒痛增，得温痛减，有冷感。

治法：温经散寒，祛风除湿。

方剂：乌头汤。

中成药：小活络丸，寒湿痹冲剂，风湿定片，木瓜丸，风湿骨痛胶囊。

3. **着痹**　肢体关节酸痛，重着，患处肿胀，痛有定处，手足沉重，活动不利，肌肤麻木不仁，苔白腻，脉濡滑。

辨证要点：着痹：重着，沉重，苔白腻，脉滑。

治法：除湿通络，祛风散寒。

方剂：薏苡仁汤。

4. **尪痹**　痹症日久不愈，肢体，关节疼痛，屈伸不利，关节肿大僵硬，变形，甚则肌肉萎缩，筋脉拘急，肘膝不伸，或以尻代踵，以背代头，伴腰膝酸软，骨蒸潮热，自汗，盗汗，舌红或淡，脉细数。

辨证要点：尪痹：关节肿大僵硬，变形，肌肉萎缩。

治法：化痰祛瘀，滋养肝肾。

方剂：桃红饮合独活寄生汤。

中成药：独活寄生丸，尪痹颗粒，益肾蠲痹丸。

【真 题 再 现】

患者半月前冒雨淋湿后，出现肢体关节重着酸痛，疼痛部位固定，手足沉重，活动不利，肌肤麻木不仁，苔白腻，脉濡缓。应诊为

A. 行痹　B. 痛痹　C. 着痹　D. 尪痹　E. 热痹

答案：C

【强 化 练 习】

最佳选择题

1. 行痹适宜的中成药
A. 九味羌活丸　　B. 独活寄生丸
C. 风湿骨痛片　　D. 尪痹颗粒
E. 益肾蠲痹丸

配伍选择题

A. 祛风通络，散寒除湿

B. 温经散寒，祛风除湿

C. 化痰祛瘀，滋养肝肾

D. 健脾化湿　　E. 除湿通络，祛风散寒

2. 痹症日久不愈，关节疼痛，关节肿大僵硬，变形，甚则肌肉萎缩，筋脉拘急，肘膝不伸应采用的治法是

3. 肢体关节紧痛，痛有定处，遇寒痛增，得温痛减，痛处不红不热而常有冷感，关节不可屈伸，苔薄白，脉弦紧或沉迟而弦。应采用的治法是

4. 肢体关节酸痛，游走不定，关节屈伸不利，或有恶风，发热等表证，苔薄白，脉浮。应采用的治法是

5. 肢体关节酸痛，重着，患处肿胀，痛有定处，手足沉重，活动不利，肌肤麻木不仁，苔白腻，脉濡滑。应采用的治法是

多项选择题

6. 痛痹适宜的中成药

A. 小活络丸　　　B. 寒湿痹冲剂

C. 风湿骨痛片　　D. 尪痹颗粒

E. 益肾蠲痹丸

7. 尪痹适宜的中成药

A. 九味羌活丸　　B. 独活寄生丸

C. 风湿骨痛片　　D. 尪痹颗粒

E. 益肾蠲痹丸

参考答案

最佳选择题：1. A

配伍选择题：2. C　3. B　4. A　5. E

多项选择题：6. ABCDE　7. BDE

考点24　中暑

❖ **临床表现**：在夏天酷暑炎热之季，因于烈日下或高温环境中劳作，暑热内袭或炎暑挟湿伤人，骤然发为高热，出汗，神昏，嗜睡，甚则躁扰抽搐的病证。

❖ 西医学：中暑和高温损害（热痉挛，热衰竭）等，可参考此内容辨证论治。

❖ 辨证论治

1. **阳暑**　发热汗多，头痛面红，烦躁，胸闷，口渴多饮，溲赤，或兼见恶寒，舌红少津，脉洪大。

辨证要点：阳：烦躁，口渴多饮，溲赤，脉洪大。

治法：清热生津。

方剂：白虎汤。

中成药：清暑益气丸，清暑解毒颗粒。

2. **阴暑**　发热恶寒，无汗，身重疼痛，神疲倦怠，舌质淡，苔薄黄，脉弦细。

辨证要点：阴：神疲倦怠，脉细。

治法：解表散寒，祛暑化湿。

方剂：香薷饮。

中成药：藿香正气软胶囊，十滴水。

【真题再现】

配伍选择题

A. 清热生津　　　B. 清热润燥

C. 解表散寒，祛暑化湿

D. 健脾化湿　　　E. 清热解表

1. 发热汗多，头痛面红，烦躁，胸闷，口渴多饮，溲赤，或兼见恶寒，舌红少津，脉洪大。应采用的治法是

2. 发热恶寒，无汗，身重疼痛，神疲倦怠，舌质淡，苔薄黄，脉弦细。应采用的治法是

答案：1. A　2. C

【强化练习】

配伍选择题

A. 香薷饮　B. 白虎汤　C. 二仙汤合四物汤

D. 午时茶颗粒　　　E. 九味羌活汤

1. 阳暑型中暑宜用

2. 阴暑型中暑宜用

多项选择题

3. 阳暑适宜的中成药

A. 清暑益气丸　　B. 十滴水

C. 清暑解毒颗粒　D. 藿香正气软胶囊

E. 归脾汤

参考答案

配伍选择题：1. B　2. A

多项选择题：3. AC

第三节　中医外科常见病的辨证论治

考点25　疮疖

❖ **临床表现**：发生在肌肤浅表部位，范围较小的急性化脓性疾病，其特征是色红，灼热，疼痛，突起根浅，肿势局限，脓出即愈。局限于毛囊或皮脂腺的称为疖，扩大到皮下组织而成疮疖。多发生于夏季，任何部位均可发生，以头面，背，腋下多见。

❖ 西医学：疖，急性淋巴管炎，头皮穿凿性脓肿等有上述表现者均可参考此内容辨证论治。

❖ 辨证论治

1. **热毒蕴结**　好发于项后发际，背部，臀部，轻者疖肿只有1～2个，多则可散发全身，或簇集一处，或此愈彼起；伴发热，口渴，溲赤，便秘，苔黄，脉数。

辨证要点：热毒：好发于项后发髻，口渴，溲赤，便秘，苔黄，脉数。

治法：清热解毒。

方剂：五味消毒饮合黄连解毒汤。

中成药：连翘败毒散，清热暗疮片，金花消疮丸。

2. 湿毒蕴结 可发于全身任何部位，除发热等症状外，局部以红赤肿胀，灼热疼痛为主，为肿势渐增大，中央变软，波动，脓栓形成或破溃，疼痛加剧，伴有发热，口渴，便干，尿黄，舌苔黄或黄腻，脉滑数。

辨证要点：可发于全身任何部位，苔黄腻，脉滑数。

治法：清热利湿，解毒透脓。

方剂：仙方活命饮合透脓散。

中成药：牛黄醒消丸，当归苦参丸。

【真题再现】

配伍选择题

A. 防风通圣丸 　　　B. 牛黄醒消丸

C. 连翘败毒丸 　　　D. 清肺抑火丸

E. 黄连上清丸

1. 热毒蕴结型疖宜选用的内服方是

2. 湿毒瘀结型疖宜选用的内服方是

A. 清热生津 　　　B. 清热解毒

C. 解表散寒，祛暑化湿

D. 清热利湿，解毒透脓 　　　E. 清热解表

3. 项后发际起疮疖 2 个，伴发热，口渴，溲赤，便秘，苔黄，脉数。应采用的治法是

4. 背部疮疖红赤肿胀，灼热疼痛，伴有发热，口渴，便干，尿黄，舌苔黄或黄腻，脉滑数。应采用的治法是

多项选择题

5. 热毒蕴结型疮疖适宜的中成药

A. 连翘败毒散 　　　B. 清热暗疮片

C. 金花消疮丸 D. 清开灵口服液 E. 二妙丸

参考答案

配伍选择题：1. C　2. B　3. B　4. D

多项选择题：5. ABC

考点 26　乳癖

❖ **临床表现**：是乳房部的慢性良性肿块，以乳房肿块大小不等，形态不一，边界不清，推之活动。疼痛和肿块与月经周期密切相关。

❖ **西医学**：乳腺小叶增生，乳房囊性增生，乳房纤维瘤等疾病有上述临床表现者

均可参考此内容辨证论治。

❖ **辨证论治**

1. 肝郁痰凝 多见于青壮年妇女，单侧或双侧乳房出现肿块，或月经前增大，乳房胀痛或溢乳，乳房肿块随喜怒消长，伴有胸闷胁胀，善郁易怒，失眠多梦，心烦口苦，舌苔薄黄，脉弦滑。

辨证要点：肝郁：乳房肿块随喜怒消长，胸闷胁胀，善郁易怒，口苦。

治法：疏肝理气，化痰消坚。

方剂：逍遥蒌贝散加减。

中成药：乳块消片，乳疾灵颗粒，乳癖消片合加味逍遥丸。

2. 冲任失调 乳房肿块，结节感明显，乳房胀痛，经前加重，经后减轻，面色少华，腰膝酸软，精神倦怠，心烦易怒，月经紊乱，舌淡红，苔薄白，脉沉细。

辨证要点：冲任失调：经前加重，经后减轻，月经紊乱。

治法：调摄冲任。

方剂：二仙汤合四物汤。

中成药：乳增宁胶囊，乳癖消片合加味逍遥丸，更年安。

【真题再现】

多项选择题

肝郁痰凝型乳癖适宜的中成药

A. 更年安 　　　B. 乳疾灵胶囊

C. 乳癖消片合加味逍遥丸

D. 乳块消片 E. 逍遥丸

答案：BCD

【强化练习】

最佳选择题

1. 女，35 岁，乳房肿块，结节感明显，乳房胀痛，经前加重，经后减轻，面色少华，腰膝酸软，精神倦怠，心烦易怒，月经紊乱，舌淡红，苔薄白，脉沉细。应采用的治法是

A. 清热生津 　　　B. 清热解毒

C. 疏肝理气，化痰消坚

D. 调摄冲任 　　　E. 清热解表

2. 冲任失调型乳癖适宜的方剂

A. 消核片 　　　B. 牛黄醒消丸

C. 二仙汤和四物汤　D. 逍遥蒌贝散加减

E. 柴胡厚朴汤加减

综合分析题

患者，女，28岁，乳房胀痛半年，左侧乳房有肿块，月经前增大明显，伴有胸闷胁胀，善郁易怒，失眠多梦，心烦口苦，苔薄黄，脉弦滑。根据病例回答以下问题。

3. 病名诊断为

A. 乳癖　　　B. 不寐　　　C. 月经不调

D. 郁证　　　E. 虚劳

4. 正确辨证应为

A. 肝郁痰凝　B. 冲任失调　C. 痰瘀互结

D. 肝气郁结　E. 肝郁化火

5. 宜采用的相应治法是

A. 温阳化痰，疏肝解郁

B. 疏肝解郁，理气畅中

C. 健脾养心，补益气血

D. 疏肝理气，化痰消坚

E. 疏肝理气，活血化瘀

6. 治疗宜用

A. 消核片　　　　B. 牛黄醒消丸

C. 二仙汤和四物汤　D. 逍遥蒌贝散加减

E. 柴胡厚朴汤加减

多项选择题

7. 冲任失调型乳癖适宜的中成药

A. 乳癖消片加丹栀逍遥丸

B. 乳块消片　C. 乳癖消片　D. 更年安

E. 金匮肾气丸

参考答案

最佳选择题：1. D　2. C

综合分析题：3. A　4. A　5. D　6. D

多项选择题：7. AD

考点27　痤疮

- ❖ 临床表现：以颜面，胸背部黑头，丘疹，脓疱，结节，囊肿等损害为特征；常伴有皮脂溢出。
- ❖ 西医学：慢性毛囊炎，皮脂腺炎可参考此内容辨证论治。
- ❖ 辨证论治

1. **肺经风热**　面部粟疹累累，色红，疼痛，或有脓疱，口干渴，大便秘结，舌质红，苔

薄黄，脉弦滑。

辨证要点：肺经风热：口渴，大便秘结。

治法：疏风清肺。

方剂：枇杷清肺饮。

中成药：黄连上清丸。

2. **胃肠湿热**　颜面，胸背皮肤油腻，皮疹红肿疼痛，伴口臭，便秘，溲黄，舌质红，苔黄腻，脉滑数。

辨证要点：胃肠湿热：皮肤油腻，口臭，苔黄腻，脉滑数。

治法：清热除湿解毒。

方剂：茵陈蒿汤。

中成药：防风通圣丸，消痤丸。

3. **痰湿瘀滞**　皮疹颜色暗红，以结节，脓肿，囊肿，瘢痕为主，或见窦道，经久难愈，伴纳呆腹胀，舌质暗红或有瘀斑，苔黄腻，脉弦滑。

辨证要点：痰湿瘀滞：纳呆腹胀，舌瘀斑。

治法：除湿化痰，活血散结。

方剂：二陈汤合桃红四物汤。

中成药：当归苦参丸，连翘败毒丸。

【真题再现】

某男，28岁，患痤疮，症见面部粟疹累累，色红，疼痛，时有脓疱，口干渴，大便秘结，小便短赤，舌质红。苔薄黄，脉弦滑。治宜选用的方剂是（2015年A型14题）

A. 二陈汤　　B. 枇杷清肺饮

C. 茵陈蒿汤　D. 防风通圣散

E. 桃红四物汤

答案：B

【强化练习】

最佳选择题

1. 肺经风热型痤疮适宜的中成药

A. 大黄䗪虫丸　　　B. 连翘败毒丸

C. 黄连上清丸　　　D. 消痤丸

E. 散结灵胶囊

配伍选择题

A. 肺经风热　B. 胃肠湿热　C. 痰湿瘀滞

D. 肺气不足　E. 热毒内盛

2. 痤疮患者皮疹颜色暗红，以结节，脓肿，囊肿，瘢痕为主，经久难消，伴胸闷腹胀，舌质

暗红或有瘀斑，苔黄腻，脉弦滑。证属

3. 痤疮患者颜面、胸背皮肤油腻，丘疹红肿疼痛，伴口臭、便秘、尿黄，舌质红，苔黄腻，脉滑数。证属

4. 痤疮患者面部粟疹累累，色红，疼痛或有脓疱，伴口干渴，大便秘结，舌质红，苔薄黄，脉弦数。证属

A. 清热生津　　　B. 清热解毒

C. 除湿化痰，活血散结

D. 清热除湿解毒　　E. 疏风清肺

5. 面部痤疮，色红，疼痛，或有脓疱，伴口干渴，大便秘结，舌质红，苔薄黄，脉弦滑。应采用的治法是

6. 面部痤疮，胸背皮肤油腻，皮疹红肿疼痛，伴口臭、便秘、溲黄，舌质红，苔黄腻，脉滑数。应采用的治法是

7. 面部痤疮，皮疹颜色暗红，以结节、脓肿、囊肿、瘢痕为主，或见窦道，经久难愈，伴纳呆腹胀，舌质暗红或有瘀斑，苔黄腻，脉弦滑。应采用的治法是

多项选择题

8. 胃肠湿热型痤疮适宜的中成药

A. 大黄蛰虫丸　　　B. 连翘败毒丸

C. 防风通圣丸　　　D. 清肺抑火丸

E. 散结灵胶囊

参考答案

最佳选择题：1. C

配伍选择题：2. C　3. B　4. A　5. E　6. D　7. C

多项选择题：8. CD

考点28　瘾疹

❖ **临床表现**：是一种皮肤出现红色或苍白风团，时隐时现的瘙痒性、过敏性皮肤病。初起皮肤作痒，次发扁疙瘩，形如豆瓣，堆累成片，发无定处，骤起骤退，消退后不留任何痕迹。

❖ **西医学**：荨麻疹可参考此内容辨证。

❖ **辨证论治**

1. **胃肠湿热**　风团大片色红，瘙痒剧烈；发疹同时伴脘腹疼痛，恶心呕吐，神疲纳呆，大便秘结或泄泻。舌质红，苔薄白或黄，脉弦滑数。

辨证要点：胃肠湿热：脘腹疼痛，纳呆。

治法：通腑泄热，疏风解表。

方剂：防风通圣散。

中成药：防风通圣丸。

2. **风热犯表**　风团鲜红，灼热剧痒，遇热则剧，得冷则减；伴有发热，恶寒，咽喉肿痛。舌质红，苔薄白或薄黄，脉浮数。

辨证要点：风热犯表：遇热则剧，得冷则减，脉浮数。

治法：疏风清热，解表止痒。

方剂：消风散。

中成药：消风止痒颗粒。

【真题再现】

最佳选择题

风热犯表型瘾疹适宜的中成药为

A. 湿毒清胶囊　　　B. 消风止痒颗粒

C. 防风通圣丸　　　D. 银翘解毒片

E. 连翘败毒散

答案：B

【强化练习】

配伍选择题

A. 疏风清热，解表止痒

B. 通腑泄热，疏风解表

C. 清热解毒　D. 清热利湿　E. 活血化瘀

1. 风团大片色红，瘙痒剧烈；发疹同时伴脘腹疼痛，恶心呕吐，神疲纳呆，大便秘结或泄泻，舌质红，苔薄白或黄，脉弦滑数。应采用的治法是

2. 风团鲜红，灼热剧痒，遇热则剧，得冷则减；伴有发热，恶寒，咽喉肿痛，舌质红，苔薄白或薄黄，脉浮数。应采用的治法是

参考答案

配伍选择题：1. B　2. A

考点29　痔疮

❖ **临床表现**：指直肠末端黏膜下和肛管皮肤下静脉丛淤血、扩张、屈曲所形成的柔软静脉团。发生于肛门齿状线以上的称为内痔，以便血、痔核脱出以及肛门不适感为临床特点；发生于肛管齿状线以下的称为外痔，以肛门坠胀、疼痛和

异物感为主要临床表现。

❖ 西医学：痔疮参考此处辨证论治。

❖ 辨证论治

1. 内痔

（1）肠风下血：大便带血，滴血或喷射状出血，血色鲜红，或有肛门瘙痒，舌红，苔薄白或薄黄，脉浮数。

辨证要点：肠风下血：滴血或喷射状出血，肛门瘙痒。

治法：清热凉血祛风。

方剂：凉血地黄汤。

中成药：槐角丸。

（2）湿热下注：便血色鲜红，量较多，肛内肿物外脱，可自行回缩，肛门灼热。舌红，苔黄腻，脉弦数。

辨证要点：湿热下注：肛门灼热，苔黄腻。

治法：清热利湿止血。

方剂：脏连丸。

中成药：地榆槐角丸。

（3）气滞血瘀：肛内肿物脱出，甚至嵌顿，肛管紧缩，坠胀疼痛，甚至肛缘有血栓、水肿，触痛明显，舌质暗红，苔白或黄，脉弦细涩。

辨证要点：气滞：坠胀疼痛；

血瘀：肛缘有血栓，触痛明显，脉涩。

治法：理气祛风活血。

方剂：止痛如神汤。

中成药：马应龙麝香痔疮膏（外用）。

（4）脾虚气陷：肛门松弛，痔核脱出须手法复位，便血色鲜，面白少华，少气懒言，纳少便溏，舌淡，边有齿痕，苔薄白，脉弱。

辨证要点：脾虚：纳少便溏；

气陷：痔核脱出须手法复位，少气懒言。

治法：补中益气升陷。

方剂：补中益气汤。

中成药：补中益气丸，补气升提片。

2. 外痔

（1）气滞血瘀：肛缘肿物突出，排便时可增大，有异物感，可有胀痛或坠痛，局部可触及硬性结节，舌暗红，苔淡黄，脉弦涩。

辨证要点：气滞：胀痛，坠痛，脉弦；

血瘀：脉涩。

治法：活血化瘀，行气通便。

方剂：桃仁承气汤。

中成药：消痔软膏（外用）。

（2）湿热下注：肛缘肿物隆起，灼热疼痛，咳嗽，行走，坐位均可使疼痛加剧，便干或溏，溲赤，舌红，苔薄黄或黄腻，脉滑数或浮数。

辨证要点：湿热：灼热疼痛，溲赤，苔黄腻，脉滑数。

治法：清热利湿，消肿止痛。

方剂：止痛如神汤。

中成药：马应龙麝香痔疮膏（外用）。

【真 题 再 现】

某男，39岁，肛内肿物脱出，肛管紧缩，坠胀疼痛，触痛明显，舌质暗红，苔薄白，脉细涩，中医辨证为内痔气滞血瘀证。治宜选用的方剂是（2016年A型9题）

A. 止痛如神汤　　B. 凉血地黄汤

C. 补中益气汤　　D. 桃仁承气汤

E. 四妙勇安汤

答案：A

【强 化 练 习】

配伍选择题

A. 活血化瘀，行气通便　　B. 清热利湿止血

C. 补中益气升陷　　D. 理气祛风活血

E. 清热凉血祛风

1. 大便带血，滴血或喷射状出血，血色鲜红，肛门瘙痒，舌红，苔薄黄，脉浮数。应采用的治法是

2. 便血色鲜红，量较多，肛内肿物外脱，可自行回缩，肛门灼热，舌红，苔黄腻，脉弦数。应采用的治法是

3. 肛内肿物脱出，甚至嵌顿，肛管紧缩，坠胀疼痛，甚至肛缘有血栓，水肿，触痛明显。舌质暗红，苔白或黄，脉弦细涩。应采用的治法是

4. 肛门松弛，痔核脱出须手法复位，便血色鲜，面白少华，少气懒言，纳少便溏，舌淡，边有齿痕，苔薄白，脉弱。应采用的治法是

A. 活血化瘀，行气通便

B. 清热利湿，消肿止痛

C. 补中益气升陷　　　D. 理气祛风活血

E. 清热凉血祛风

5. 肛缘肿物突出，排便时可增大，有异物感，有胀痛或，局部可触及硬性结节，舌暗红，苔淡黄，脉弦涩。应采用的治法是

6. 肛缘肿物隆起，灼热疼痛，咳嗽、行走、坐位均可使疼痛加剧，便干，溲赤，舌红，苔薄黄或黄腻，脉滑数或浮数。应采用的治法是

A. 凉血地黄汤　　　B. 脏连丸

C. 止痛如神汤　　　D. 补中益气汤

E. 桃仁承气汤

7. 肠风下血型内痔适宜的方剂

8. 湿热下注型内痔适宜的方剂

9. 脾虚气陷型内痔适宜的方剂

10. 气滞血瘀型外痔适宜的方剂

11. 湿热下注型外痔适宜的方剂

A. 地榆槐角丸　　　B. 马应龙麝香痔疮膏

C. 消痔软膏　　　　D. 补中益气丸

E. 小建中胶囊

12. 湿热下注型内痔适宜的中成药

13. 气滞血瘀型内痔适宜的中成药

14. 气滞血瘀型外痔适宜的中成药

15. 湿热下注型外痔适宜的中成药

多项选择题

16. 脾虚气陷型内痔适宜的中成药

A. 补气升提片　　　　B. 补中益气丸

C. 小建中胶囊　　　D. 黄芪建中丸

E. 十全大补丸

参考答案

配伍选择题：1. E　2. D　3. D　4. C　5. A

6. B　7. A　8. B　9. D　10. E　11. C　12. A

13. B　14. C　15. B

多项选择题：16. AB

考点30　跌打损伤

❖ **临床表现**：以肿胀、疼痛为主要临床表现。

❖ **西医学**：刀枪，跌扑，殴打，闪挫，刺伤，擦伤，运动损伤等有上述表现者均可参考此内容辨证论治。

❖ **辨证论治**

1. **气滞血瘀**　腰部剧烈疼痛，活动受限，腰部俯、仰、转侧均感困难，不易挺直，严重者不能站立。若因挫伤引起，则局部可见肿胀，压痛均较明显，舌偏暗或有瘀斑，脉弦或紧。

辨证要点：气滞：肿胀，压痛均较明显；

血瘀：舌有瘀斑。

治法：初期宜活血祛瘀，行气止痛；后期宜舒筋活血，补益调治。

方剂：初期用顺气活血汤，后期予以疏风养血汤或舒筋活血汤。

中成药：活血止痛散，舒筋活血丸，跌打丸；外用：麝香壮骨膏，狗皮膏，云南白药膏，红药气雾剂。

2. **风寒湿瘀**　多有不同程度的慢性外伤史。多发为隐痛，往往与腰部劳累或天气变化有关。急性发作时疼痛加剧，还可伴有腰肌痉挛，腰部活动受限，舌偏淡暗，苔白腻，脉濡细或涩。

辨证要点：风寒：隐痛，往往与腰部劳累或天气变化有关；

湿瘀：苔腻，脉濡或涩。

治法：补益调治，温筋通络。

方剂：独活寄生汤或补肾壮筋汤。

中成药：独活寄生丸，养血荣筋丸。外用：麝香壮骨膏，狗皮膏，代温灸膏或正骨水。

3. **瘀血阻络**　伤后疼痛，活动受阻，常因活动时间长久后伤处附近关节疼痛，乏力，酸软，极度痛苦，可有不规则的发热，心悸，食欲不振，舌质紫，苔白，脉涩弦。

辨证要点：瘀血：伤后疼痛，舌紫，脉涩。

治法：活血止痛，舒筋活络。

方剂：身痛逐瘀汤。

中成药：活血止痛胶囊，病情较轻者也可用三七片，云南白药胶囊。

【真题再现】

多项选择题

风寒湿瘀型跌打损伤适宜的中成药为

A. 独活寄生丸　　　B. 跌打丸

C. 益肾蠲痹丸　　　D. 养血荣筋丸

E. 舒筋活血丸

答案：AD

【强化练习】

配伍选择题

A. 清热生津　　　B. 补益调治，温筋通络
C. 活血止痛，舒筋活络
D. 健脾化湿　E. 活血祛瘀，行气止痛

1. 腰部剧烈疼痛，活动受限，腰部俯、仰、转侧均感困难，不易挺直，严重者不能站立。若因挫伤引起，则局部可见肿胀，压痛均较明显，舌偏暗或有瘀斑，脉弦或紧。应采用的治法是
2. 伤后疼痛，活动受阻，常因活动时间长久后伤处附近关节疼痛，乏力，酸软，极度痛苦，可有不规则的发热，心悸，食欲不振，舌质紫，苔白，脉濡弦。应采用的治法是
3. 多有不同程度的慢性外伤史。多发为隐痛，往往与腰部劳累或天气变化有关。急性发作时疼痛加剧，还可伴有腰肌痉挛，腰部活动受限，舌偏淡暗，苔白腻，脉濡细或涩

A. 独活寄生汤　　　B. 身痛逐瘀汤
C. 顺气活血汤　　　D. 疏风养血汤
E. 补中益气汤

4. 风寒湿瘀型跌打损伤适宜的方剂
5. 瘀血阻络型跌打损伤适宜的方剂

参考答案

配伍选择题：1. E　2. C　3. B　4. A　5. B

第四节　中医妇科常见病的辨证论治

考点31　月经不调

❖ **临床表现**：月经周期、经期、经量等发生改变，以及伴随月经周期出现明显不适主症的疾病

月经先期：月经周期提前7～10天，经期正常，连续2个月经周期以上者。

月经后期：月经周期错后7天以上，甚至3～5个月一行，连续2个周期以上者。

月经先后无定期：月经周期或前或后1～2周者。

❖ **西医学**：排卵型功能失调性子宫出血病所致月经先期、月经先后不定期、月经

过多，或盆腔炎性疾病引起月经先期、月经过多，以及子宫肌瘤、子宫内膜异位症、宫内节育器引起的月经过多，均可参考此内容辨证论治。

❖ **辨证论治**

1. 月经先期

（1）肾气虚：月经提前，量少，色淡质稀，腰酸腿软，头晕耳鸣，小便频数，舌淡黯，苔薄白，脉沉细而弱。

辨证要点：肾气虚：量少，色淡质稀，腰酸腿软，头晕耳鸣。

治法：补肾益气，固冲调经。

方剂：固阴煎。

中成药：固经丸。

（2）肝经郁热：经期提前，量多或少，经色紫红，质稠有块，经前乳房，胸胁，少腹胀痛，烦躁易怒，口苦咽干，喜叹息，舌红，苔黄，脉弦数。

辨证要点：肝经郁热：量多或少，经色紫红，质稠有块，烦躁易怒，口苦咽干，喜叹息，脉弦数。

治法：疏肝解郁，清热调经。

方剂：丹栀逍遥散。

中成药：加味逍遥丸。

2. 月经后期

（1）肾虚血少：经期错后，量少色淡，经质清稀，腰膝酸软，头晕耳鸣，带下清稀，面色晦暗，或面部暗斑，舌淡黯，苔薄白，脉沉细无力。

辨证要点：肾虚血少：量少色淡，经质清晰，腰膝酸软，头晕耳鸣，脉无力。

治法：补肾益气，养血调经。

方剂：归肾丸合四物汤。

中成药：乌鸡白凤丸，归芍地黄丸，春血安胶囊。

（2）气滞血瘀：经期延后，经量偏少，经色黯红，或有血块，小腹胀痛，精神抑郁，胸闷不舒，舌苔正常，脉弦。

辨证要点：气滞：小腹胀痛，精神抑郁，胸闷不舒，脉弦；

　　　　　　血瘀：经色黯红，或有血块。

治法：活血行气，化瘀止痛。

方剂：膈下逐瘀汤。

中成药：调经丸，益母丸，调经活血片。

3. 月经先后无定期

（1）肾虚：月经先后不定，量少质稀，其色淡黯，头晕耳鸣，腰膝酸软，小便频数。舌淡，苔薄白，脉沉细。

辨证要点：肾虚：头晕耳鸣，腰膝酸软。

治法：补肾益气，养血调经。

方剂：固阴煎。

中成药：女金丸，乌鸡白凤丸，参桂鹿茸丸。

（2）肝郁：经行或先或后，经量或多或少，色紫红有块，血行不畅，胸胁，乳房，少腹胀痛，情志不舒，心烦易怒，嗳气食少，时欲叹息，舌质淡红，苔薄，脉弦。

辨证要点：肝郁：胸胁乳房少腹胀痛，情志不舒，心烦易怒，嗳气，叹息，脉弦。

治法：疏肝解郁，和血调经。

方剂：逍遥散。

中成药：逍遥丸，妇科调经片，妇科得生片。

【真题再现】

最佳选择题

患者，女，19岁，月经不调，周期或前或后，经血量少，腰膝酸软，小便频数，舌淡苔薄白，脉沉细。其诊断是

A. 虚寒性月经后期　　B. 血寒型月经后期

C. 肾虚型月经先后无定期

D. 肾阳虚型月经过少　　E. 虚寒型痛经

答案：C

【强化练习】

最佳选择题

1. 患者，女，20岁，未婚，近3年来每次月经提前7～10天，量多色淡质清，腰酸腿软，小便清长，夜尿频，舌淡暗，苔薄白，脉沉细。其诊断是

A. 月经过多血热证　　B. 月经过多脾虚证

C. 月经先期肾气虚证

D. 月经先期肝经郁火证

E. 月经先后不定期肾虚证

2. 肝经郁热型月经先期适宜的中成药

A. 加味逍遥丸　　B. 乌鸡白凤丸

C. 妇科得生丸　　D. 妇科十味片

E. 归芍地黄丸

3. 肾气虚型月经先期适宜的中成药

A. 当归养血丸　　B. 固经丸

C. 逍遥丸　　D. 六味地黄丸

E. 乌鸡白凤丸

配伍选择题

A. 补肾益气，固冲调经

B. 疏肝解郁，和血调经

C. 理气活血，化瘀止痛

D. 补肾益气，养血调经

E. 疏肝解郁，清热调经

4. 月经提前，量少，色淡质稀，腰酸腿软，头晕耳鸣，小便频数，舌淡黯，苔薄白，脉沉细而弱。应采用的治法是

5. 经期提前，量多或少，经色紫红，质稠有块，经前乳房，胸胁，少腹胀痛，烦躁易怒，口苦咽干，喜叹息。舌红，苔黄，脉弦数。应采用的治法是

A. 补肾益气，固冲调经

B. 活血行气，化瘀止痛

C. 理气活血，化瘀止痛

D. 补肾益气，养血调经

E. 疏肝解郁，清热调经

6. 经期错后，量少色淡，经质清稀，腰膝酸软，头晕耳鸣，带下清稀，面色晦暗，或面部暗斑，舌淡黯，苔薄白，脉沉细无力。应采用的治法是

7. 经期延后，经量偏少，经色黯红，或有血块，小腹胀痛，精神抑郁，胸闷不舒，舌苔正常，脉弦。应采用的治法是

A. 补肾益气，固冲调经

B. 活血行气，化瘀止痛

C. 疏肝解郁，和血调经

D. 补肾益气，养血调经

E. 疏肝解郁，清热调经

8. 月经先后不定，量少质稀，其色淡黯，头晕耳鸣，腰膝酸软，小便频数，舌淡，苔薄白，脉沉细。应采用的治法是

9. 经行或先或后，经量或多或少，色紫红有块，血行不畅，胸胁，乳房，少腹胀痛，情志不舒，

心烦易怒，嗳气食少，时欲叹息，舌质淡红，苔薄，脉弦。应采用的治法是

A. 固阴煎　　　　　B. 丹栀逍遥散

C. 归肾丸合四物汤　　D. 膈下逐瘀汤汤

E. 逍遥散

10. 肾气虚型月经先期适宜的方剂

11. 肝经郁热型月经先期适宜的方剂

12. 肾虚血少型月经后期适宜的方剂

13. 气滞血瘀型月经后期适宜的方剂

14. 肾虚型月经先后无定期适宜的方剂

15. 肝郁型月经先后无定期适宜的方剂

多项选择题

16. 肾虚血少型月经后期适宜的中成药

A. 春血安胶囊　　B. 乌鸡白凤丸

C. 妇科得生丸　　D. 妇科十味片

E. 归芍地黄丸

17. 气滞血瘀型月经后期适宜的中成药

A. 调经丸　　　　B. 女金丸

C. 调经活血片　　D. 益母丸

E. 乌鸡白凤丸

18. 肾虚型月经先后无定期适宜的中成药

A. 女金丸　　B. 乌鸡白凤丸　　C. 调经丸

D. 参桂鹿茸丸　　E. 妇科十味片

19. 肝郁型月经先后无定期适宜的中成药

A. 妇科得生片　B. 妇科调经丸　C. 妇科十味片

D. 女金丸　E. 妇科千金片

参考答案

最佳选择题：1. C　2. A　3. B

配伍选择题：4. A　5. E　6. D　7. B　8. D

9. C　10. A　11. B　12. C　13. D　14. A　15. E

多项选择题：16. ABE　17. ACD　18. ABD

19. AB

考点 32　痛经

❖ 临床表现：月经的经期或行经前后，出现小腹疼痛，或痛引腰骶，甚至剧痛晕厥。

❖ 西医学：原发性痛经，子宫内膜异位症，子宫腺肌症及盆腔炎性疾病等引起的继发性痛经，可参考此内容辨证论治。

❖ 辨证论治

1. 气滞血瘀　经前或经期，小腹胀痛拒按，经血量少，经行不畅，经色紫黯有块，块下痛减，胸胁、乳房作胀，舌紫黯或有瘀点，脉弦涩。

辨证要点：气滞：小腹胀痛，经行不畅，胸胁，乳房作胀，脉弦；

血瘀：小腹拒按，经色紫黯有块，块下痛减，脉涩。

治法：理气活血，化瘀止痛。

方剂：膈下逐瘀汤。

中成药：调经活血片，调经丸，元胡止痛片，益母丸。

2. 阳虚内寒　经期或经后小腹冷痛，得热痛减，经量少，经色黯淡，畏寒肢冷，腰腿酸软，小便清长，舌苔白润，脉沉。

辨证要点：阳虚：小腹冷痛，得热痛减，经色黯淡。

治法：助阳暖宫，温经止痛。

方剂：温经汤。

中成药：艾附暖宫丸，痛经宝颗粒，痛经丸。

【真 题 再 现】

A. 温经汤　　B. 丹栀逍遥散　　C. 固阴煎

D. 膈下逐瘀汤　　　　　　　　E. 固冲汤

1. 治疗痛经阳虚内寒证，宜选用的方剂是（2015 年 B 型 62 题）

2. 治疗痛经气滞血瘀证，宜选用的方剂是（2015 年 B 型 63 题）

答案：1. A　2. D

【强 化 练 习】

配伍选择题

A. 肝肾阴虚　B. 阳虚内寒

C. 气滞血瘀　D. 气血不足

E. 肝郁痰凝

1. 经前或经期小腹胀痛拒按，经血量少，行而不畅，经色紫暗有块，块下痛减。证属

2. 经期或经后小腹冷痛，喜温喜按，经量少，色暗淡。证属

A. 助阳暖宫，温经止痛

B. 疏肝解郁，和血调经

C. 理气活血，化瘀止痛

D. 补肾益气，养血调经

E. 清热凉血，养血调经

3. 经前或经期，小腹胀痛拒按，经血量少，经行不畅，经色紫黯有块，块下痛减，胸胁、乳房作胀，舌紫黯或有瘀点，脉弦涩。应采用的治法是

4. 经期或经后小腹冷痛，得热痛减，经量少，经色黯淡，畏寒肢冷，腰腿酸软，小便清长，舌苔白润，脉沉。应采用的治法是

多项选择题

5. 气滞血瘀型痛经适宜的中成药

A. 艾附暖宫丸　　B. 调经丸

C. 元胡止痛片　　D. 调经活血片

E. 益母丸

参考答案

配伍选择题：1. C　2. B　3. C　4. A

多项选择题：5. BCDE

考点 33　崩漏

❖ 临床表现：经血非时而下，或阴道突然大量出血，或淋沥下血不断者。若经期延长达 2 周以上者，也属崩漏范围。

❖ 西医学：无排卵型功能失调性子宫出血，盆腔炎性疾病及其后遗症和某些生殖器肿瘤（如子宫肌瘤）引起的不规则阴道出血等，可参考此内容辨证论治。

❖ 辨证论治

1. **气血两虚**　经血非时而下，量多如崩，或淋漓不断，色淡质稀，神疲体倦，气少懒言，面色无华，唇舌色淡，苔薄白，脉细弱。

　　辨证要点：气虚：神疲体倦，气少懒言；

　　　　　　　血虚：面色无华，唇舌色淡。

　　治法：补血益气止血。

　　方剂：圣愈汤合血安胶囊。

　　中成药：定坤丹，同仁乌鸡白凤口服液，乌鸡白凤丸。

2. **脾不统血**　经血非时而下，量多如崩，或淋漓不断，色淡质稀，神疲体倦，气短懒言，不思饮食，四肢不温，或面浮肢肿，面黄，舌淡胖，苔薄白，脉缓弱。

　　辨证要点：色淡质稀，神疲体倦，气短懒言，不思饮食。

　　治法：健脾益气，固冲止血。

　　方剂：固冲汤。

　　中成药：人参归脾丸，归脾丸，女金丸。

3. **肝肾不足**　经血非时而下，出血量多，淋漓不尽，色淡质稀，两目干涩，腰酸膝软，面色晦黯，舌淡黯，苔薄白，脉沉弱。

　　辨证要点：肝肾不足：色淡质稀，两目干涩。

　　治法：补益肝肾，固冲止血。

　　方剂：调肝汤。

　　中成药：鹿角颗粒，安坤赞育丸，妇科止血灵。

4. **瘀血阻络**　经血非时而下，量多或少，淋漓不净，血色紫黯有块，小腹疼痛拒按，舌紫黯或有瘀点，脉涩或弦涩有力。

　　辨证要点：瘀血：血色紫黯有块，小腹疼痛拒按，舌有瘀点，脉涩。

　　治法：活血祛瘀，温经止血。

　　方剂：逐瘀止崩汤。

　　中成药：坤灵丸，少腹逐瘀丸。

【真 题 再 现】

配伍选择题

A. 固冲汤　B. 圣愈汤　C. 固阴汤

D. 调肝汤　E. 四物汤

1. 崩漏属气血两虚者，宜选用的方剂是（2016年 B 型 68 题）

2. 崩漏属脾不统血者，宜选用的方剂是（2016年 B 型 69 题）

答案：1. B　2. A

综合分析题

　　某女，42 岁，经血淋漓不断月余，气短懒言，倦怠乏力，面色苍白，舌淡，脉细弱无力

3. 该病的病位在（2016 年 C 型 97 题）

A. 脾　B. 心　C. 肝　D. 肺　E. 肾

4. 中医辨证是（2016 年 C 型 98 题）

A. 气血两虚　B. 肝肾不足

C. 气随血脱　D. 气虚血瘀

E. 精血亏虚

5. 治宜选用的中成药是（2016 年 C 型 99 题）

A. 少腹逐瘀丸　　B. 安坤赞育丸

C. 宫血宁胶囊　　D. 乌鸡白凤丸

E. 人参健脾丸

答案：3. D 4. A 5. D

【强化练习】

配伍选择题

A. 补血益气止血

B. 健脾益气，固冲止血

C. 理气活血，化瘀止痛

D. 补益肝肾，固冲止血

E. 活血祛瘀，温经止血

1. 经血非时而下，量多或少，淋漓不净，血色紫黯有块，小腹疼痛拒按，舌紫黯或有瘀点，脉涩或弦涩有力。应采用的治法是

2. 经血非时而下，量多如崩，或淋漓不断，色淡质稀，神疲体倦，气少懒言，面色无华，唇舌色淡，苔薄白，脉细弱。应采用的治法是

3. 经血非时而下，量多如崩，或淋漓不断，色淡质稀，神疲体倦，气短懒言，不思饮食，四肢不温，或面浮肢肿，面黄，舌淡胖，苔薄白，脉缓弱。应采用的治法是

综合分析题

患者，女，39岁，尚未至月经期而突然阴道大量出血，淋沥不尽，色淡质稀，两目干涩，腰酸膝软，面色晦暗，舌淡暗，苔薄白，脉沉弱。根据病例请回答以下问题

4. 该患者应诊断为

A. 月经先期　　　　B. 月经后期

C. 月经前后不定期　D. 痛经　E. 崩漏

5. 其辨证是

A. 脾不统血　B. 瘀血阻络　C. 肝肾不足

D. 阴虚火旺　E. 脾肾阳虚

6. 确立治法为

A. 补血益气止血　B. 健脾益气，固冲止血

C. 补益肝肾，固冲止血

D. 活血祛瘀，温经止血

E. 滋阴补肾，养血止血

7. 中成药治疗宜选用

A. 女金丸　B. 乌鸡白凤丸　C. 鹿角胶

D. 定坤丹　E. 人参归脾丸

多项选择题

8. 气血两虚型崩漏适宜的中成药

A. 定坤丹　　　　　　B. 乌鸡白凤丸

C. 同仁乌鸡白凤口服液　D. 人参归脾丸

E. 益妇止血丸

9. 脾不统血型崩漏适宜的中成药

A. 坤灵丸　　　　B. 少腹逐瘀丸

C. 人参归脾丸　　D. 归脾丸

E. 女金丸

10. 肝肾不足型崩漏适宜的中成药

A. 鹿角胶颗粒　　B. 安坤赞育丸

C. 人参归脾丸　　D. 妇科止血灵　E. 坤灵丸

11. 瘀血阻络型崩漏适宜的中成药

A. 坤灵丸　　　　B. 少腹逐瘀丸

C. 人参归脾丸　　D. 益妇止血丸　E. 女金丸

参考答案

配伍选择题：1. E　2. A　3. B

综合分析题：4. E　5. C　6. C　7. C

多项选择题：8. ABC　9. CDE　10. ABD

11. AB

考点34　带下过多

❖ 临床表现：带下量明显增多，色质，气味发生异常，或伴全身、局部主症。

❖ 西医学：阴道炎，盆腔炎性疾病以及生殖器良性肿瘤等引起的带下增多，可参考此内容辨证论治。

❖ 辨证论治

1. 肾虚带下　带下量多，色白稀薄，淋漓不断，腰酸膝软，头晕目眩，小便频数，大便溏薄，舌淡润，苔薄白，脉沉迟。

辨证要点：肾虚：色白稀薄，腰酸膝软，脉沉迟。

治法：温肾益气，涩精止带。

方剂：内补丸。

中成药：金樱子膏，妇宝颗粒，参茸卫生丸。

2. 湿热下注　带下量多，色黄如脓，或赤白相兼，壮如米泔，臭秽难闻，小腹疼痛，腰骶酸痛，口苦咽干，小便短赤，舌红，苔黄腻，脉滑数。

辨证要点：湿热：色黄如脓，赤白相兼，口苦咽干，苔黄腻，脉滑数。

治法：清热解毒，利湿止带。

方剂：止带方。

中成药：妇科千金片，妇炎康片，盆炎净颗粒，白带丸，妇科止带片，妇炎净胶囊。

3. **脾虚湿盛** 带下量多,色白或淡黄,质稀薄,无臭气,绵绵不断,身倦乏力,四肢不温,纳少便溏,两足跗肿,面色白,舌质淡,苔白腻,脉缓弱。

辨证要点:脾虚:质稀薄,恶臭气,身倦乏力,纳少便溏。

治法:健脾益气,除湿止带。

方剂:完带汤。

中成药:白带片,除湿白带丸,妇科白带膏。

【真 题 再 现】

多项选择题

湿热下注型带下过多适宜的中成药

A. 妇科千金片　　B. 妇炎康片

C. 白带丸　　　　D. 妇科止带片

E. 盆炎净颗粒

答案:ABCDE

【强 化 练 习】

配伍选择题

A. 内补丸　　B. 止带方　　C. 逍遥丸

D. 完带汤　　E. 归脾丸

1. 湿热下注型带下过多适宜的方剂

2. 肾虚带下型带下过多适宜的方剂

3. 脾虚湿盛型带下过多适宜的方剂

A. 补血益气止血　　B. 温肾益气,涩精止带

C. 清热解毒,利湿止带

D. 补益肝肾,固冲止血

E. 健脾益气,除湿止带

4. 带下量多,色白或淡黄,质稀薄,无臭气,绵绵不断,身倦乏力,四肢不温,纳少便溏,两足跗肿,面色白,舌质淡,苔白腻,脉缓弱。应采用的治法是

5. 带下量多,色黄如脓,或赤白相兼,状如米泔,臭秽难闻,小腹疼痛,腰骶酸痛,口苦咽干,小便短赤,舌红,苔黄腻,脉滑数。应采用的治法是

6. 带下量多,色白稀薄,淋漓不断,腰酸膝软,头晕目眩,小便频数,大便溏薄,舌淡润,苔薄白,脉沉迟。应采用的治法是

多项选择题

7. 肾虚带下型带下过多适宜的中成药

A. 白带片　　B. 金樱子膏　　C. 妇宝颗粒

D. 妇科白带膏　　　　E. 参茸卫生丸

参考答案

配伍选择题:1. B　2. A　3. D　4. E　5. C

6. B

多项选择题:7. BCE

考点35　绝经前后诸症

❖ 临床表现:妇女在绝经前后,出现烘然而热,面赤汗出,烦躁易怒,失眠健忘,精神倦怠,头晕目眩,耳鸣心悸,腰背酸痛,手足心热,或伴有月经紊乱等与绝经有关的主症。

❖ 西医学:绝经期综合征,或双侧卵巢切除,或放射治疗喉双侧卵巢功能衰竭等出现上述症状,可参考此内容辨证论治。

❖ 辨证论治

1. **阴虚火旺** 经断前后,头晕耳鸣,腰酸腿软,烘热汗出,无心烦热,失眠多梦,口燥咽干,或皮肤瘙痒,月经周期紊乱,量少或多,经色鲜红,舌红苔少,脉细数。

辨证要点:阴虚:烦热,舌红苔少,脉细数。

治法:滋肾益阴,育阴潜阳。

方剂:六味地黄丸。

中成药:更年安片,坤宝丸,更年乐片。

2. **脾肾阳虚** 经断前后,头晕耳鸣,腰酸膝软,腹冷阴坠,形寒肢冷,小便频数或失禁,带下量多,月经不调,量多或少,色淡质稀,食少便溏,倦怠乏力,精神萎靡,面色晦暗,舌淡,苔白滑,脉沉细而迟。

辨证要点:阳虚:腹冷阴坠,形寒肢冷,脉沉迟。

治法:温肾壮阳,健脾益气。

方剂:健固汤。

中成药:龙凤宝胶囊,妇宁康片。

【真 题 再 现】

多项选择题

阴虚火旺型绝经前后诸症适宜的中成药

A. 更年安片　　　　B. 龙凤宝胶囊

C. 坤宝丸　　　　D. 妇宁康片　E. 更年乐片

答案:ACE

【强 化 练 习】

配伍选择题

A. 健固汤　　B. 六味地黄丸　C. 金匮肾气丸
D. 四物汤　　E. 四君子汤

1. 阴虚火旺型绝经前后诸症适宜的方剂
2. 脾肾阳虚型绝经前后诸症适宜的方剂

A. 补血益气止血　　B. 温肾壮阳，健脾益气
C. 清热解毒，利湿止带
D. 滋肾益阴，育阴潜阳
E. 健脾益气，除湿止带

3. 经断前后，头晕耳鸣，腰酸腿软，烘热汗出，无心烦热，失眠多梦，口燥咽干，或皮肤瘙痒，月经周期紊乱，量少或多，经色鲜红，舌红苔少，脉细数。应采用的治法是
4. 经断前后，头晕耳鸣，腰酸膝软，腹冷阴坠，形寒肢冷，小便频数或失禁，带下量多，月经不调，量多或少，色淡质稀，食少便溏，倦怠乏力，精神萎靡，面色晦暗，舌淡，苔白滑，脉沉细而迟。应采用的治法是

参考答案

配伍选择题：1. B　2. A　3. D　4. B

第五节　中医儿科常见病的辨证论治

考点36　积滞

❖ **临床表现**：以不思乳食，食而不化，脘腹胀满，嗳气酸腐，大便溏薄或秘结为临床特征。

❖ **西医学**：小儿消化不良表现为上述症状者，可参考此内容辨证论治。

❖ **辨证论治**

1. 乳食积滞　不思饮食，嗳腐酸馊或呕吐食物、乳片，脘腹胀满，疼痛拒按，大便酸臭或便秘，肚腹热甚，心烦，夜眠不安，低热，手足心热，苔白厚腻，或黄腻，脉弦滑，或指纹紫滞。

辨证要点：嗳腐酸馊，疼痛拒按，指纹紫滞。

治法：消乳化食，和中导滞。

方剂：乳积用消乳丸；食积用保和丸。

中成药：小儿消食片，开胃山楂片，枳实导滞丸，四磨汤口服液，大山楂丸，保和颗粒。

2. 脾虚夹积　面色萎黄，形体消瘦，神疲肢倦，不思乳食，腹满喜按，大便稀溏腥臭，夹乳片或不消化食物残渣，舌质淡，苔白腻，脉濡细而滑，或指纹淡滞。

辨证要点：脾虚：形体消瘦，肢倦，腹满喜按，指纹淡滞。

治法：健脾助运，消食化滞。

方剂：健脾丸。

中成药：健脾消食片，健脾丸，开胃健脾丸。

【真 题 再 现】

最佳选择题

某患儿，6岁，面色萎黄，形体消瘦，神疲肢倦，不思饮食，腹满喜按，大便稀溏，夹有未消化食物，舌质淡，苔白腻，脉滑。治宜选用的方剂是（2016年A型25题）

A. 消乳丸　　B. 健脾丸　　C. 四物汤
D. 香连丸　　E. 归脾汤

答案：B

【强 化 练 习】

1. 小儿，5岁，面色萎黄，形体消瘦，神疲肢倦，不思乳食，腹满喜按，大便稀溏腥臭，夹乳片或不消化食物残渣，舌质淡，苔白腻，脉濡细而滑，或指纹淡滞。应采用的治法是

A. 调和脾胃，运脾开胃
B. 消乳化食，和中导滞
C. 理气活血，化瘀止痛
D. 健脾助运，消食化滞
E. 养胃育阴，佐以助运

2. 乳食内积型积滞适宜的方剂

A. 保和丸　　B. 健脾丸　　C. 归脾丸
D. 异功散　　E. 四物汤

多项选择题

3. 乳食内积型积滞适宜的中成药

A. 小儿消食片　　B. 枳实导滞丸
C. 四磨汤口服液　D. 开胃山楂片
E. 保和颗粒

4. 脾虚夹积型积滞适宜的中成药

A. 健胃消食片　　B. 香砂枳术丸

C. 香砂六君丸　　D. 健脾丸　E. 开胃健脾丸

参考答案

最佳选择题：1. D　2. A

多项选择题：3. ABCDE　4. ADE

考点 37　厌食

❖ 临床表现：以较长时间的食欲减退，厌恶进食，食量减少为主要症状的病证。

❖ 西医学：厌食症可参考此内容辨证论治。

❖ 辨证论治

1. 脾运失健　纳呆，饮食无味，或拒食，形体尚可，常伴嗳气泛恶，胸闷脘痞，大便不调，面色少华，精神正常，舌苔薄白或薄腻，脉尚有力。

辨证要点：脾运失健：大便不调。

治法：调和脾胃，运脾开胃。

方剂：不换金正气散。

中成药：枳术丸，健儿消食口服液，健脾消食丸。

2. 脾胃气虚　不思饮食，食而不化，面色萎黄，神倦多汗，大便偏稀、夹有不消化食物，面色少华，形体偏瘦，肢倦乏力，苔薄白，脉无力。

辨证要点：气虚：神倦多汗，肢倦乏力，脉无力。

治法：健脾益气，佐以助运。

方剂：异功散。

中成药：参苓白术散，小儿消食片。

3. 胃阴不足　口干多饮，纳呆食少，皮失润泽，大便偏干，小便短黄，甚则烦躁少寐，手足心热，舌偏红少津，苔少或化剥，脉细数。

辨证要点：阴不足：手足心热，舌红少津，脉细数。

治法：养胃育阴，佐以助运。

方剂：养胃增液汤。

中成药：儿宝颗粒。

【真题再现】

某男，6 岁。厌食，面色萎黄，神疲多汗，大便稀薄、夹有未消化食物，形体偏瘦，肢倦乏力。治疗宜选用的方剂是（2015 年 A 型 15 题）

A. 消乳丸　　B. 归脾丸　　C. 四物汤

D. 清宁丸　　E. 异功散

答案：E

【强化练习】

配伍选择题

A. 养胃育阴，佐以助运

B. 调和脾胃，运脾开胃

C. 理气活血，化瘀止痛

D. 健脾助运，消食化滞

E. 健脾益气，佐以助运

1. 小儿 6 岁，纳呆，食无味，或拒食，形体尚可，常伴嗳气泛恶，胸闷脘痞，大便不调，面色少华，精神正常，舌苔薄白或薄腻，脉尚有力。应采用的治法是

2. 小儿，4 岁，不思饮食，食而不化，面色萎黄，神倦多汗，大便偏稀、夹有不消化食物，面色少华，形体偏瘦，肢倦乏力，苔薄白，脉无力。应采用的治法是

3. 小儿，4 岁，口干多饮，纳呆食少，皮失润泽，大便偏干，小便短黄，甚则烦躁少寐，手足心热，舌偏红少津，苔少或化剥，脉细数。应采用的治法是

A. 不换金正气散　　　　B. 异功散

C. 养胃增液汤　　　　　D. 健脾丸

E. 人参归脾丸

4. 脾运失健型的厌食适宜的方剂

5. 胃阴不足型的厌食适宜的方剂

多项选择题

6. 脾运失健型的厌食适宜的中成药

A. 参苓白术散　　B. 小儿消食片

C. 枳术丸　　　　D. 健儿消食口服液

E. 健脾消食丸

7. 脾胃气虚型的厌食适宜的中成药

A. 参苓白术散　　B. 小儿厌食口服液

C. 枳术丸　　　　D. 启脾丸

E. 健脾消食片

参考答案

配伍选择题：1. B　2. E　3. A　4. A　5. C

多项选择题：6. CDE　7. ABDE

第六节 中医耳鼻咽喉科常见病的辨证论治

考点38 鼻渊

❖ 临床表现：鼻流浊涕，量多不止为主要特征。

❖ 西医学：鼻窦炎，感冒，鼻中隔弯曲，中鼻甲肥大，鼻息肉，肿瘤，扁桃体肥大，腺样体肥大等疾病，有鼻渊表现者均可参考此内容辨证论治。

❖ 辨证论治

1. **风热蕴肺** 鼻塞，涕黄稠而量多，嗅觉差，鼻黏膜红肿，可伴头痛，发热，汗出，胸闷，咳嗽，痰多，舌红苔黄，脉浮数。

辨证要点：风热：发热，汗出，脉浮数。

治法：祛风清热宣窍。

方剂：泻白散合辛夷清肺饮。

中成药：辛夷鼻炎胶囊，鼻炎通喷雾剂，辛夷鼻炎丸，鼻炎片，鼻窦炎口服液。

2. **胆经郁热** 脓涕量多，色黄或黄绿，或有臭味，鼻塞重，嗅觉差，鼻黏膜红赤，伴头痛较剧，口苦，咽干，目眩，耳鸣，耳聋，寐少梦多，烦躁易怒，小便黄赤，舌质红，舌苔黄或腻，脉弦数。

辨证要点：胆经：色黄或黄绿，口苦，耳鸣，烦躁，脉弦；

郁热：小便黄赤，舌红，苔黄，脉数。

治法：清胆泻热通窍。

方剂：龙胆泻肝汤。

中成药：藿胆片，鼻炎舒口服液。

【真 题 再 现】

最佳选择题

某男，26岁。患鼻渊，症见鼻塞，涕黄稠而量多，嗅觉差，伴头痛，发热，汗出，胸闷，咳嗽，痰多。证属风热蕴肺，治宜选用的中成药是（2015年A型16题）

A. 鼻炎片　　B. 藿胆片　　C. 青果丸

D. 铁笛丸　　E. 清咽丸

答案：A

【强 化 练 习】

配伍选择题

A. 清胆泻热通窍　B. 清热化痰通窍

C. 祛风清热宣窍　D. 辛凉宣肺解表

E. 辛温散寒解表

1. 脓涕量多，色黄或黄绿，或有臭味，鼻塞重，嗅觉差，鼻黏膜红赤，伴头痛较剧，口苦，咽干，目眩，耳鸣，耳聋，寐少梦多，烦躁易怒，小便黄赤，舌质红，舌苔黄或腻，脉弦数。应采用的治法是

2. 鼻塞，涕黄稠而量多，嗅觉差，鼻黏膜红肿，可伴头痛，发热，汗出，胸闷，咳嗽，痰多，舌红苔黄，脉浮数。应采用的治法是

A. 泻白散合辛夷清肺饮　　B. 龙胆泻肝汤

C. 补中益气汤　D. 荆防败毒散　E. 银翘散

3. 风热蕴肺型鼻渊适宜的方剂

4. 胆经郁热型鼻渊适宜的方剂

参考答案

配伍选择题：1. A　2. C　3. A　4. B

考点39 口疮

❖ 临床表现：以唇、颊、舌、上腭等处黏膜发生黄白色溃烂点且灼热疼痛为主要特征的病证。

❖ 西医学：复发性阿弗他口炎、复发性口腔溃疡、复发性口疮等有上述表现者均可参考此内容辨证论治。

❖ 辨证论治

1. **心脾积热** 口腔黏膜溃疡，灼痛明显，常因过食煎炒辛辣或少寐而发，伴口渴心烦，失眠，小便短黄，大便秘结；检查见黏膜表面有黄白色假膜，周边红肿，舌红，苔黄或腻，脉数有力。

辨证要点：心：心烦，少寐，失眠；

热：大便秘结，舌红，苔黄，脉数有力。

治法：清心泻脾，消肿止痛。

方剂：凉膈散。

中成药：内服清胃黄连丸，万应胶囊，三黄片，牛黄解毒丸，栀子金花丸，导赤丸；外

用口腔溃疡散，珠黄散，锡类散，西瓜霜粉剂。

2. 脾肾阳虚 口疮疼痛较轻，久难愈合。伴倦怠乏力，面色㿠白，腰膝或少腹以下冷痛，小便清长；检查见口疮色白或暗，周边淡红或不红，舌淡苔白，脉沉迟。

辨证要点：阳虚：面色㿠白，少腹以下冷痛，脉沉迟。

治法：温肾健脾，化湿敛疮。

方剂：附子理中丸或金匮肾气丸。

中成药：内服四神丸，附子理中丸，桂附理中丸，桂附地黄丸，外用珍珠粉。

【真题再现】

某男，35 岁，口腔黏膜溃疡，周边红肿，灼痛明显，每因过食煎炒辛辣食物而发，并伴口渴心烦，大便秘结，小便短黄，舌红，苔黄腻，脉数有力。治宜选用的方剂是（2016 年 A 型 32 题）

A. 凉膈散　　B. 枳术丸　　C. 龙胆泻肝汤

D. 附子理中丸　　E. 玉女煎

答案：A

【强化练习】

最佳选择题

1. 脾肾阳虚型口疮适宜的中成药

A. 四神丸　　B. 银翘散　　C. 清瘟败毒散

D. 九味羌活汤　　E. 桑菊饮

配伍选择题

A. 清热解毒　　B. 清心泻脾，消肿止痛

C. 清热燥湿　　D. 清心泻火

E. 温肾健脾，化湿敛疮

2. 口腔黏膜溃疡，灼痛明显，常因过食煎炒辛辣或少寐而发，伴口渴心烦，失眠，小便短黄，大便秘结；检查见黏膜表面有黄白色假膜，周边红肿，舌红，苔黄或腻，脉数有力。应采用的治法是

3. 口疮疼痛较轻，久难愈合，伴倦怠乏力，面色㿠白，腰膝或少腹以下冷痛，小便清，检查见口疮色白或暗，周边淡红或不红，舌淡苔白，脉沉迟。应采用的治法是

多项选择题

4. 心脾积热型口疮适宜的中成药

A. 万应胶囊　　B. 牛黄解毒丸

C. 清胃黄连片　　D. 栀子金花丸

E. 导赤丸

参考答案

最佳选择题：1. A

配伍选择题：2. B　3. E

多项选择题：4. ABCDE

考点 40　咽喉肿痛

❖ 临床表现：以咽痛或咽部不适感，咽部红肿为主要特征。

❖ 西医学：感冒，扁挑体炎，鼻窦炎，百日咳，咽喉炎等有咽喉肿痛均可参考此内容辨证论治。

❖ 辨证论治

1. 风热外袭 咽部疼痛，逐渐加重，吞咽或咳嗽时疼痛加剧，咽部红肿，颌下有瘰核，伴见发热恶风，头痛，咳嗽痰黄，舌质红，苔黄，脉浮数。

辨证要点：风热：发热恶风，脉浮数。

治法：疏风清热，消肿利咽。

方剂：疏风清热汤。

中成药：复方鱼腥草片，复方草珊瑚片，金嗓开音丸，黄氏响声丸，利咽解毒颗粒。

2. 火毒上攻 咽喉疼痛红肿，吞咽困难，咽喉如梗，咽部红肿明显，颌下有瘰核、压痛，伴发热，口渴喜饮，头痛剧，小便短赤，大便秘结，舌红苔黄，脉数有力。

辨证要点：火毒：咽喉疼痛红肿明显，发热，小便短赤，大便秘结，脉数有力。

治法：泄热解毒，利咽消肿。

方剂：清咽利膈汤。

中成药：桂林西瓜霜，板蓝根茶，清咽利膈丸，六神丸，青果丸，清咽丸。

3. 虚火上炎 咽部干燥，微痛，干痒，灼热，有异物感，干咳少痰，或痰中带血，或伴颧红潮热，耳鸣多梦，舌红，苔少，脉细数。

辨证要点：虚火：咽部干燥，干痒，颧红潮热，舌红少苔，脉细数。

治法：滋阴降火，清肺利咽。

方剂：养阴清肺汤。

中成药：玄麦甘桔颗粒，铁笛丸，金果饮咽喉片，金果含片。

【真题再现】

多项选择题

风热外袭型咽喉肿痛适宜的中成药

A. 黄氏响声丸　　B. 复方草珊瑚片

C. 复方鱼腥草片　D. 金嗓开音丸

E. 复方南板蓝根片

答案：ABCD

【强化练习】

配伍选择题

A. 疏风清热汤　　B. 养阴清肺汤

C. 桑菊饮　　D. 银翘散　　E. 清咽利膈汤

1. 风热外袭型咽喉肿痛适宜的方剂

2. 火毒上攻型咽喉肿痛适宜的方剂

3. 虚火上炎型咽喉肿痛适宜的方剂

A. 滋阴降火，清肺利咽

B. 泄热解毒，利咽消肿

C. 清热燥湿，消肿散结

D. 疏风清热，消肿利咽

E. 温肾健脾，化湿敛疮

4. 咽部疼痛，逐渐加重，吞咽或咳嗽时疼痛加剧，咽部红肿，颌下有瘰核，伴见发热恶风，头痛，咳嗽痰黄。舌质红，苔黄，脉浮数。应采用的治法是

5. 咽喉疼痛红肿，吞咽困难，咽喉如梗，咽部红肿明显，颌下有瘰核、压痛，伴发热、口渴喜饮，头痛剧烈，小便短赤，大便秘结，舌红苔黄，脉数有力。应采用的治法是

6. 咽部干燥，微痛，干痒，灼热，有异物感，干咳少痰，或痰中带血，或伴颧红潮热，耳鸣多梦，舌红，苔少，脉细数。应采用的治法是

多项选择题

7. 虚火上炎型咽喉肿痛适宜的中成药

A. 金果饮咽喉片　　B. 金嗓开音丸

C. 玄麦甘桔颗粒　　D. 铁笛丸

E. 金果含片

参考答案

配伍选择题：1. A　2. E　3. B　4. D　5. B

6. A

多项选择题：7. ACDE

【单元测试】

一、最佳选择题（A型题）

每题1分。题干在前，选项在后。每道题的备选选项中，只有一个最佳答案，多选、错选或不选均不得分。

1. 缓则治其本则适用（考点1）

A. 腹水鼓胀　B. 肠热便秘　C. 虚人感冒

D. 肺痨咳嗽　E. 湿热泄泻

2. 适用于"热因热用"治则的是（考点2）

A. 热病见热象　　B. 寒病见热象

C. 阴虚见热象　　D. 热病见寒象

E. 寒病见寒象

3. 治疗感冒时，属风寒感冒者，应选用的方剂是（考点6）

A. 参苏饮　　　　B. 清瘟解毒丸

C. 百合固金汤　　D. 荆防败毒散

E. 银翘散

4. 肾不纳气型喘证适宜的中成药为（考点8）

A. 七味都气丸　　B. 清气化痰丸

C. 通宣理肺丸　　D. 蛤蚧定喘丸

E. 固本咳喘片

5. 风痰阻络型语言不利适宜的中成药是（考点14）

A. 解语丹合血塞通片

B. 参芪片合三七胶囊

C. 全天麻胶囊合血府逐瘀口服液

D. 左归丸合黄氏响声丸

E. 天麻钩藤颗粒合解语丹

6. 瘀血阻络型头痛适宜的中成药为（考点15）

A. 通天口服液　　B. 正天丸

C. 川芎茶调散　　D. 脑立清丸　　E. 都梁片

7. 痰浊上蒙型眩晕适宜的中成药是（考点16）

A. 黄连上清丸　　B. 二陈丸

C. 当归龙荟丸　　D. 半夏天麻丸

E. 归脾丸

8. 眩晕兼见面红目赤，耳鸣，口苦尿黄，胁肋胀痛，脉弦数。证属（考点16）

A. 气血亏虚　B. 肝火上扰　C. 痰浊上蒙

D. 瘀血阻窍　E. 肝肾阴虚

9. 阳事不举，情志抑郁，胸胁胀痛，脉弦。常

用处方为（考点20）

A. 逍遥散　　B. 六味地黄丸　　C. 肾气丸

D. 六君子汤　E. 四物汤

10. 治疗着痹宜首选（考点23）

A. 左归丸加减　　　　B. 防风汤加减

C. 养血荣筋汤加减　　D. 薏苡仁汤加减

E. 独活寄生汤加减

11. 乳房包块，胀痛，经前加重，经后减轻，腰膝酸软，月经紊乱，精神倦怠，脉细弱，证属（考点26）

A. 脾气虚　　B. 气滞血瘀　　C. 肝郁痰凝

D. 冲任失调　E. 肺气虚

12. 胃肠湿热型瘾疹适宜的中成药为（考点28）

A. 湿毒清胶囊　　B. 桑菊感冒片

C. 防风通圣丸　　D. 银翘解毒片

E. 连翘败毒散

13. 内痔患者，大便带血，血色鲜红，肛门瘙痒，舌红，薄黄苔，脉弦数。常用处方为（考点29）

A. 逍遥丸　　B. 六味地黄丸　　C. 槐角丸

D. 补中益气丸　　E. 马应龙麝香痔疮膏

14. 经期错后，量少色淡，质清稀，腰酸腿软，头晕耳鸣，带下清稀，面色晦暗，舌淡暗，苔薄白，脉沉细。应辨证为（考点31）

A. 血实寒证　B. 血虚寒证　C. 气滞血瘀

D. 痰湿郁阻　E. 肾虚血少

15. 患儿，3 岁，面色萎黄，困倦乏力，不思乳食，食则饱胀，呕吐酸馊，大便溏薄酸臭，其治法是（考点36）

A. 消乳消食，和中导滞

B. 和脾助运，降逆止呕

C. 健脾和胃，消食导滞

D. 补土抑木，消食导滞

E. 健脾助运，消补兼施

16. 胃阴不足型厌食适宜的中成药（考点37）

A. 龙牡壮骨冲剂　　　B. 参苓白术散

C. 小儿消食片　　　　D. 健儿消食口服液

E. 健脾消食丸

二、配伍选择题（B 型题）

　　每题 1 分。备选答案在前，试题在后。每组若干小题。备选项可重复选用，也可不选用。每组题均对应同一组备选答案，每题只有一个正确答案。

A. 热病见热象　　　B. 寒病见寒象

C. 阴虚见热象　　　D. 热病见寒象

E. 寒病见热象

17. 适用"寒者热之"治则的是（考点2）

18. 适用"热者寒之"治则的是（考点2）

A. 扶正祛邪并重　B. 祛邪兼扶正

C. 扶正兼祛邪　D. 单纯祛邪　E. 单纯扶正

19. 正虚邪不盛，且以正虚为矛盾主要方面的病证，应采用的治则（考点3）

20. 邪盛较重急的虚实夹杂证，应采用的治则是（考点3）

A. 阴中求阳　B. 以寒治阴　C. 阳中求阴

D. 寒者热之　E. 热者寒之

21. 对阳热亢盛的实热证，其治法应为（考点4）

22. 对阴寒内盛的实寒证，其治法应为（考点4）

A. 春季　B. 夏季　C. 长夏　D. 秋季　E. 冬季

23. 临床治疗时应慎用寒性药物的季节是（考点5）

24. 临床治疗时应慎用热性药物的季节是（考点5）

A. 宣肺止咳解表　B. 益气解表，宣肺化痰

C. 清热解毒　D. 辛温解表，宣肺散寒

E. 清热宣肺解表

25. 治疗风寒感冒应采用（考点6）

26. 治疗体虚感冒应采用（考点6）

A. 疏散风寒，宣肺解表

B. 辛凉解表，宣肺清热

C. 辛凉清润　　　D. 清热化痰肃肺

E. 滋阴润肺，止咳化痰

27. 风寒犯肺咳嗽应采用的治法是（考点7）

28. 痰热壅肺应采用的治法是（考点7）

A. 附子汤合右归饮

B. 乌头赤石脂丸

C. 瓜蒌薤白半夏汤合丹参饮

D. 生脉散

E. 补阳还五汤

29. 气阴两虚型胸痹宜用（考点9）

30. 心肾阳虚型胸痹宜用（考点9）

A. 温中散寒，和胃止痛　　B. 导滞和胃

C. 疏肝理气，和胃止痛

D. 疏肝泄热，和胃止痛

E. 温中健脾，和胃止痛

31. 治疗肝胃不和胃痛应采用的治法是（考点11）

32. 治疗肝胃郁热胃痛应采用的治法是（考点11）

A. 脾胃虚寒　B. 寒凝气滞　C. 饮食停滞

D. 肝胃郁热　E. 肝胃不和

33. 胃脘疼痛伴有灼热感，烦躁易怒，脉弦数。证属（考点11）

34. 胃痛隐隐，喜温喜按，空腹痛甚，得食痛减，甚则手足不温，脉迟缓。证属（考点11）

A. 麻子仁丸　B. 天麻钩藤饮　　C. 六磨汤

D. 半硫丸　　E. 润肠丸

35. 津亏肠燥型便秘宜用（考点13）

36. 阳虚寒凝型便秘宜用（考点13）

A. 阳虚寒凝　B. 津亏血燥　C. 气滞郁结

D. 脾胃虚寒　E. 脾肾两虚

37. 便秘，兼见面色无华，心悸，舌淡，脉细涩等。证属（考点13）

38. 大便秘结不解，畏寒喜暖，唇淡口和。证属（考点13）

A. 平肝潜阳　B. 滋肾利窍　C. 益气活血

D. 祛风涤痰　E. 滋肾养阴

39. 治疗肾精亏损型语言不利应采用的治法是（考点14）

40. 治疗肝阳上亢型半身不遂应采用的治法是（考点14）

A. 祛瘀通络　B. 疏风清热　C. 祛风散寒

D. 滋补肝肾　E. 平肝潜阳

41. 治疗肝阳上亢型头痛应采用的治法是（考点15）

42. 治疗瘀血阻络型头痛应采用的治法是（考点15）

A. 羚角钩藤汤　　B. 川芎茶调散

C. 桑菊饮　D. 八珍汤　E. 通窍活血汤

43. 风寒头痛宜用（考点15）

44. 风热头痛宜用（考点15）

A. 涤痰宣窍　B. 滋肾养肝　C. 清肝泻火

D. 养阴润燥　E. 益气养血

45. 治疗肝火上扰型眩晕应采用的治法是（考点16）

46. 治疗气虚亏虚型眩晕应采用的治法是（考点16）

A. 参苓白术散　　B. 杞菊地黄丸

C. 金芪降糖片　　D. 附子理中丸

E. 金匮肾气丸

47. 消渴见口渴引饮，能食与便溏并见，或饮食减少，精神不振，四肢乏力，舌淡，苔薄白而干，脉细弱无力。方用（考点17）

48. 消渴见尿频量多，浊如膏脂，腰酸膝软，头晕耳鸣，多梦遗精，乏力肤燥，舌红少苔，脉细数。方用（考点17）

49. 消渴见小便频数，咽干舌燥，耳轮干枯，腰膝酸软，畏寒肢冷，舌淡苔白乏津，脉沉细无力。方用（考点17）

A. 无比山药丸　　B. 代抵当丸　C. 八正散

D. 石韦散　　　　E. 癃闭舒

50. 热淋型淋证宜用（考点18）

51. 石淋型淋证宜用（考点18）

52. 劳淋型淋证宜用（考点18）

A. 热淋　　　B. 湿热瘀阻　C. 石淋

D. 肾阳衰惫　E. 膀胱湿热

53. 小便点滴而下，或尿如细线，甚则阻塞不通，舌质紫黯或有瘀点，苔黄腻，脉涩。证属（考点19）

54. 肾阳衰惫，小便不通，或点滴不爽，排尿无力，腰酸无力，舌质淡，苔薄白，脉沉细或弱。证属（考点19）

A. 四物汤　　B. 理中汤　　C. 四君子汤

D. 沙参麦冬汤　　　　　　E. 桂附地黄丸

55. 阳虚型虚劳宜用（考点22）

56. 阴阳两虚型虚劳宜用（考点22）

A. 防风汤　B. 薏苡仁汤　　　C. 乌头汤

D. 桃红饮合独活寄生汤　　　E. 白虎汤

57. 行痹型痹证宜用（考点23）

58. 痛痹型痹证宜用（考点23）

59. 尪痹型痹证宜用（考点23）

A. 调肝汤　　B. 固冲汤　　C. 逐瘀止崩汤

D. 圣愈汤　　E. 四物汤

60. 肝肾不足型崩漏适宜的方剂（考点33）

61. 瘀血阻络型崩漏适宜的方剂（考点33）

三、综合分析题（C型题）

每题1分，题目分为若干组，每组题目基于同一个临床情景病例、实例或者案例的背景信息逐题展开，每题的备选项中，只有1个最符合题意。

患者，男，40岁，咳嗽咯痰2周，痰黄黏稠，伴发热，咽痛，头痛，舌红，苔薄黄，脉浮数。根据病例回答以下问题

62. 该患者应诊断为（考点7）
A. 感冒　B. 咳嗽　C. 头痛　D. 喘证　E. 发热

63. 该患者应辨为何证（考点7）
A. 风寒犯肺　B. 燥邪伤肺　C. 风热犯肺
D. 痰热郁肺　E. 风热感冒

64. 针对此证，应采用的治法是（考点7）
A. 辛温解表，宣肺散寒
B. 疏散风寒，宣肺解表
C. 辛凉清润，宣肺解表
D. 宣肺解表，清热解毒
E. 辛凉解表，宣肺清热

65. 治疗方剂应选用（考点7）
A. 银翘散　B. 荆防败毒散　C. 桑杏汤
D. 桑菊饮　E. 杏苏散

患者喘息咳嗽反复发作30余年，每年寒冷季节发作，本次因外感复发，加重1周入院，患者现症见喘息胸闷，动则喘甚，呼多吸少，气不得续，夜卧难平，神疲畏寒，汗出肢冷，面唇青紫，双下肢轻度浮肿，舌淡苔薄，脉沉弱。

66. 其中医的诊断及辨证应为下列哪项（考点8）
A. 喘证——肾不纳气
B. 喘证——久喘肺虚
C. 咳嗽——肺肾阴虚
D. 咳嗽——痰湿阻肺
E. 喘证——风寒闭肺

67. 应采用的治法是（考点8）
A. 宣肺散寒　B. 滋阴补肾　C. 补肾纳气
D. 清热化痰　E. 补肺益肾

68. 治疗宜选用（考点8）
A. 麻黄汤　B. 六君子汤　C. 桑白皮汤
D. 归脾汤　E. 金匮肾气丸

患者，男，40岁，长期胸前憋闷，近日加重伴胸痛，痛有定处如刺，平素形体肥胖，常感头晕，肢体沉重，胃脘痞胀纳呆，痰多易咯，舌色暗红，苔腻，脉滑。根据病例请回答以下问题

69. 该病应诊断为（考点9）
A. 痹证　B. 胸痹　C. 胃痛　D. 眩晕　E. 咳嗽

70. 应辨证为（考点9）
A. 气滞血瘀　B. 气虚血瘀　C. 痰瘀痹阻
D. 寒凝心脉　E. 心肾阳虚

71. 针对此证，应采用的治法是（考点9）
A. 行气活血　B. 益气活血　C. 温补心肾
D. 温阳散寒　E. 豁痰化瘀

72. 治疗宜选用的中成药是（考点9）
A. 冠心苏合丸　　B. 右归丸
C. 通心络胶囊　　D. 丹蒌片
E. 复方丹参滴丸

四、多项选择题（X型题）

每题1分，题干在前，备选项在后。每道题备选项中至少有两个正确答案，多选、少选或不选不得分。

73. 下列属反治法的是（考点2）
A. 热因热用　B. 寒因寒用　C. 塞因塞用
D. 通因通用　E. 三因制宜

74. 风寒感冒宜用（考点6）
A. 荆防颗粒　　B. 感冒清热颗粒
C. 感冒退热颗粒　D. 正柴胡饮颗粒
E. 九味羌活丸

75. 时行感冒宜用（考点6）
A. 莲花清瘟胶囊　B. 清开灵颗粒
C. 羚羊感冒片　　D. 荆防败毒散
E. 桑菊感冒片

76. 风热犯肺型咳嗽适宜（考点7）
A. 蛇胆川贝枇杷膏　　B. 急支糖浆
C. 二母宁嗽丸　　D. 桑菊感冒片
E. 蛇胆川贝液

77. 气滞血瘀型胸痹适宜（考点9）
A. 血府逐瘀口服液　　B. 复方丹参滴丸
C. 心可舒片　D. 生脉胶囊　E. 速效救心丸

78. 气阴两虚型胸痹适宜（考点9）
A. 生脉饮　B. 黄芪生脉饮　C. 冠心苏合丸
D. 麝香保心丸　　E. 丹蒌片

79. 肝气郁结型不寐适宜（考点10）
A. 解郁安神颗粒 　B. 解郁丸
C. 朱砂安神丸 　D. 天王补心丸
E. 养血安神丸

80. 心脾两虚型不寐适宜（考点10）
A. 天王补心丹 　B. 补血口服液
C. 养心安神丸 　D. 养血安神丸
E. 朱砂安神丸

81. 饮食停滞型胃痛适宜（考点11）
A. 保和丸 　　B. 加味导滞丸
C. 六味安消散 　D. 沉香化滞丸
E. 开胃山楂丸

82. 肝胃郁热型胃痛适宜（考点11）
A. 丹味左金丸 　B. 左金丸
C. 三九胃泰颗粒 　D. 良附丸
E. 胃逆康颗粒

83. 湿热内蕴型泄泻适宜（考点12）
A. 复方黄连素片 　B. 香连丸
C. 葛根芩连丸 　D. 健脾丸 　E. 四神丸

84. 脾肾阳虚型泄泻适宜（考点12）
A. 四神丸 　　B. 涩肠止泻散
C. 固本益肠丸 　D. 固肠止泻丸 E. 香连丸

85. 阳虚寒凝型便秘适宜的中成药为（考点13）
A. 苁蓉通便口服液 　B. 桂附地黄丸
C. 麻仁滋脾丸 　D. 清宁丸 　E. 通乐颗粒

86. 肾精亏损型语言不利适宜的中成药是（考点14）
A. 地黄饮子 　　B. 参芪片合三七胶囊
C. 全天麻胶囊合血府逐瘀口服液
D. 左归丸合黄氏响声丸
E. 天麻钩藤颗粒合解语丹

87. 阴阳两虚型消渴适宜的中成药是（考点17）
A. 杞菊地黄丸 　B. 石斛明目丸
C. 左归丸 　D. 右归丸 　E. 金匮肾气丸

88. 肝郁不舒型阳痿适宜的中成药是（考点20）
A. 逍遥散 　　B. 加味逍遥丸
C. 六味地黄丸 　D. 解郁安神颗粒
E. 柴胡疏肝丸

89. 心脾两虚型郁证适宜的中成药是（考点21）
A. 逍遥丸 　　B. 越鞠丸 　　C. 归脾丸
D. 柴胡疏肝丸 　E. 人参归脾丸

90. 阴阳两虚型虚劳适宜的中成药是（考点22）
A. 清宫长寿胶囊 　B. 龟鹿二仙膏
C. 五子衍宗丸 　D. 八珍颗粒
E. 十全大补膏

91. 阴暑适宜的中成药是（考点24）
A. 清暑益气丸 　B. 十滴水
C. 清暑解毒颗粒 　D. 藿香正气软胶囊
E. 归脾汤

92. 湿毒瘀结型疮疖适宜的中成药是（考点25）
A. 牛黄醒消丸 　B. 二妙丸
C. 连翘败毒散 　D. 金花消疮丸
E. 清开灵口服液

93. 痰湿瘀滞型痤疮适宜的中成药是（考点27）
A. 当归苦参丸 　B. 连翘败毒丸
C. 黄连上清丸 　D. 清肺抑火丸
E. 散结灵胶囊

94. 气滞血瘀型跌打损伤适宜的中成药是（考点29）
A. 活血止痛散 　B. 舒筋活血丸
C. 养血荣筋丸 　D. 跌打丸
E. 独活寄生丸

95. 阳虚内寒型痛经适宜的中成药是（考点32）
A. 调经止痛片 　B. 艾附暖宫丸
C. 痛经宝颗粒 　D. 痛经丸 　E. 元胡止痛片

96. 脾虚湿盛型带下过多适宜的中成药是（考点34）
A. 白带片 　B. 妇炎康片 　C. 除湿白带丸
D. 妇科白带膏 　E. 妇宝颗粒

97. 脾肾阳虚型绝经前后诸症适宜的中成药（考点35）
A. 龙凤宝胶囊 　B. 蛾苓丸 　C. 妇宁康片
C. 更年安片 　E. 更年乐片

98. 风热蕴肺型鼻渊适宜的中成药是（考点38）
A. 辛芳鼻炎胶囊 　B. 辛夷鼻炎丸
C. 鼻炎通喷雾剂 　D. 鼻炎片
E. 鼻窦炎口服液

99. 脾肾阳虚型口疮适宜的方剂是（考点39）
A. 附子理中丸 　B. 金匮肾气丸
C. 清胃黄连片 　D. 利咽解毒颗粒
E. 清咽丸

100. 火毒上攻型咽喉肿痛适宜的中成药是（考点40）
A. 桂林西瓜霜 　B. 板蓝根茶

C. 青果丸　　 D. 清咽丸　　 E. 六神丸

参考答案

最佳选择题: 1. D　2. B　3. D　4. A　5. A
6. A　7. B　8. B　9. A　10. D　11. D　12. A
13. C　14. E　15. A　16. A

配伍选择题: 17. B　18. A　19. E　20. B　21. E
22. D　23. E　24. B　25. D　26. B　27. A
28. D　29. D　30. A　31. C　32. D　33. D
34. A　35. E　36. D　37. B　38. A　39. B　40. A
41. E　42. A　43. B　44. C　45. C　46. E
47. A　48. B　49. E　50. C　51. D　52. A
53. B　54. D　55. B　56. E　57. A　58. C

59. D　60. A　61. C

综合分析题: 62. B　63. C　64. E　65. D
66. A　67. C　68. E　69. B　70. C　71. E
72. D

多项选择题: 73. ABCD　74. ABDE　75. ABC
76. ABD　77. ABCE　78. AB　79. AB　80. AC
81. ABCDE　82. ABE　83. ABC　84. AC
85. AC　86. AD　87. DE　88. ABD　89. CE
90. ABC　91. BD　92. AE　93. AB　94. ABD
95. BCD　96. ACD　97. AC　98. ABCDE
99. AB　100. ABCDE

第四章　民族医药基础知识

章 节 概 述

本章节占到的分值约为 2 分，多在第一节藏医药基础知识和第二节蒙医药基础知识出题，一个小节一分。相对于其他章节来讲，本章节内容少，但却不容易理解和记忆，且分值低，可作为考试前突击练习。

表 4-1

章节	内容	分值
第一节	藏医药基础知识	1分
第二节	蒙医药基础知识	1分
合计		2分

第一节　藏医药基础知识

考点 1　藏医基础知识之五元学说和三因学说

1. 五元　土、水、火、风、空。
2. 三因　隆、赤巴、培根。

【真 题 再 现】

最佳选择题

三因学说是指

A. 水、火、土　　B. 血、肉、脂肪

C. 骨、骨髓、精液　　D. 汗液、大便、小便

E. "隆""赤巴""培根"

答案：E

考点 2　藏药基础知识之八性

1. **八性**——重、腻、凉、钝、轻、糙、热、锐。
2. **八性与五元关系**

重、腻——土元药物

凉、钝——水元药物

轻、糙——风元药物

热、锐——火元药物

3. 重、腻两性对治特性为轻、糙的隆病。

凉、钝两性对治特性为热、锐的赤巴病。

轻、糙、热、锐四性对治特性为重、柔、寒、钝的培根病。

【真 题 再 现】

多项选择题

藏药的八性有

A. 重、腻　　B. 干、固　　C. 轻、糙

D. 凉、顿　　E. 热、锐

答案：ACDE

【强 化 练 习】

配伍选择题

A. 重、腻　　B. 干、固　　C. 轻、糙

D. 凉、钝　　E. 热、锐

1. 根据藏药八性理论，治隆病采用的药物性能是

2. 根据藏药八性理论，治赤巴病采用的药物性能是

参考答案

配伍选择题：1. A　2. D

考点 3　藏药基础知识之三化味

三化味：甘，酸，苦。

甘味和咸味消化后成为甘味——治疗赤巴病和隆病；

酸味消化后仍为酸味——治疗隆病和培根病；

苦、辛、涩味消化后成为苦味——赤巴病和培根病。

【真 题 再 现】

最佳选择题

药味苦、辛、涩味消化后是

A. 苦　　　　B. 涩　　　　C. 辛

D. 甘　　　　E. 酸

答案：A

考点 4　藏药基础知识之部分重要常用方剂简介

1. **七十味珍珠丸**——镇静、能经活络、调和气血、醒脑开窍。

2. **二十五松石丸**——清热解毒、疏肝利

胆、化痰。

3. 二十五珊瑚丸——开窍、通络、止痛。

4. 六味安消散——和胃健脾、导滞消积、活血止痛。

5. 仁青芒觉——清热解毒、益肝养胃、明目醒神、愈疮、滋补强身。

6. 仁青常觉——清热解毒、调和滋补。

7. 左珠达西——疏肝、健胃、消肿、清热、愈溃疡。

8. 七味红花殊胜丸——清热消炎、保肝、退黄。

9. 五味渣驯丸——清肝热、利胆退黄。

10. 洁白丸——健脾和胃、止痛止呕、分清泌浊。

11. 二十五味鬼臼丸——祛风镇痛、调经血。

12. 大月晶丸——消炎解毒、和胃止酸、消食化痞。

13. 萨热十三味鹏鸟丸——消炎止痛、疏通经络、开窍醒神。

14. 三十五味沉香丸——清瘟泻热、宽胸益肺、祛风通痹。

15. 十三味冥丸——清热通淋、消炎止痛。

16. 降脂丸——清血除脂。

17. 二十九味能消散——祛寒化痞、消食调肝益肾。

18. 十一味金色丸——清热解毒、化瘀。

19. 十味黑冰片丸——温胃消食、破积利胆。

20. 八味沉香散——清心热、养心、安神、开窍。

21. 志嘎汗散——清热解毒、消炎。

22. 五味麝香丸——清热解毒、凉血消肿。

【真 题 再 现】

最佳选择题

1. 具有宁心安神功效的藏药方剂是（2015 年 A 型 17 题）

A. 洁白丸　　B. 仁青常觉　C. 志嘎汗散

D. 八味沉香故　　E. 七十味珍珠丸

2. 具有安神功能的藏药是（2016 年 A 型 14 题）

A. 洁白丸　　B. 大月晶丸　C. 八味沉香散

D. 仁青芒觉　E. 仁青常觉

答案：1. D　2. C

【强 化 练 习】

配伍选择题

A. 十味黑冰片丸　　　B. 七十味珍珠丸

C. 二十五味松石丸　　D. 二十五味珊瑚丸

E. 大月晶丸

1. 能清热解毒、疏肝利胆退黄、化痰的藏药方剂是

2. 能开窍、通络、止痛的藏药方剂是

3. 能消炎解毒、和胃止酸、消食化痞的藏药方剂是

4. 能镇静、通经活络、调和气血、醒脑开窍的藏药方剂是

5. 能温胃消食、破积利胆作用的方剂是

参考答案

配伍选择题：1. C　2. D　3. E　4. B　5. A

第二节　蒙医药基础知识

考点 5　蒙医基础知识之"三根""七素""三秽"

1. 三根，即"赫依""希日""巴达干"为三根，是人体的本基。

2. 七素，又称七精，分别为精华、血、肉、脂、骨、髓及红或白精，是机体的构成物质。

3. 三秽，是七素生化过程中的产物，稠、稀、汗等三种排泄物。

【真 题 再 现】

三根是

A. "赫依""希日""巴达干"

B. 精华、血、肉、脂、骨、髓及红或白精

C. 稠、稀、汗

D. 隆、赤巴、培根

E. 重、腻、凉、顿、轻、糙、热、锐

答案：A

【强 化 练 习】

配伍选择题

A. "赫依""希日""巴达干"

B. 精华、血、肉、脂、骨、髓及红或白精

C. 稠、稀、汗

D. 隆、赤巴、培根

E. 重、腻、凉、顿、轻、糙、热、锐

1. 七素是指

2. 三秽是指

参考答案

配伍选择题：1. B　2. C

考点6　蒙药基础知识之药味

1. 药味有酸、苦、甘、辛、咸、涩

2. 酸——火、土；苦——水、气；甘——土、水；辛——火、气；咸——水、火涩——土、气。

【真题再现】

最佳选择题

蒙药理论认为，一个独立的药味以两个元素含量为主，其他元素为辅。形成苦味的主要元素是（2015 年 A 型 18 题）

A. 水、气　　B. 火、气　　C. 土、水

D. 火、土　　E. 水、火

答案：A

【强化练习】

配伍选择题

A. 火、土　　B. 土、水　　C. 火、气

D. 水、火　　E. 土、气

1. 形成酸味的元素有

2. 形成甘味的元素有

参考答案

配伍选择题：1. A　2. B

考点7　蒙药基础知识之用药方法

1. 寒证及驱虫药——早餐空腹服。

2. 补养或下清"赫依"（理气、通经）药——食前服。

3. 上行"赫依"（理气）药——食间服。

4. 司命"赫依"（镇静）药——食药交替服。

5. 平喘、祛痰或催吐药——不定期服。

6. 止逆药——与食混服。

7. 止噎或开胃药——夹食服（饭前饭后各一半）。

8. 治"巴达干"病或毒剧麻药及催眠药——

睡前服。

【真题再现】

根据蒙医传统用药的"服药十则"，补养药的服用时间是（2016 年 A 型 34 题）

A. 食前服　　B. 食间服　　C. 睡前服

D. 空腹服　　E. 夹食服

答案：A

【单元测试】

一、最佳选择题（A 型题）

每题 1 分。题干在前，选项在后。每道题的备选选项中，只有一个最佳答案，多选、错选或不选均不得分。

1. 五元是不包括指（考点 1）

A. 土　　B. 水　　C. 火　　D. 风　　E. 金

2. 开胃药服药时间是（考点 7）

A. 食前服　　B. 食后服　　C. 睡前服

D. 夹食服　　E. 早晨空腹服

二、配伍选择题（B 型题）

每题 1 分。备选答案在前，试题在后。每组若干小题。备选项可重复选用，也可不选用。每组题均对应同一组备选答案，每题只有一个正确答案。

A. 重、腻　　B. 干、固　　C. 轻、糙

D. 凉、顿　　E. 热、锐

3. 藏药八性理论中，土元偏盛其药物的性能则（考点 2）

4. 藏药八性理论中，水元偏盛其药物的性能则（考点 2）

5. 藏药八性理论中，风元偏盛其药物的性能则（考点 2）

6. 藏药八性理论中，火元偏盛其药物的性能则（考点 2）

A. 仁清常觉　　　　B. 六味安消散

C. 大月晶丸　　　　D. 十三味冥丸

E. 十一味金色丸

7. 功能为消炎解毒、健脾和胃、活血消肿、止痛作用的方剂是（考点 4）

8. 具有和胃健脾、导滞消积、润肠通便、理气、降脂功效的处方是（考点 4）

A. "赫依""希日""巴达干"

B. 精华、血、肉、脂、骨、髓及红或白精

C. 稠、稀、汗

D. 隆、赤巴、培根

E. 重、腻、凉、顿、轻、糙、热、锐

9. 七素生化过程中的产物是指（考点5）

10. 构成机体的物质有（考点5）

11. 人体的本基是（考点5）

A. 火、土   B. 土、水   C. 火、气

D. 水、火   E. 土、气

12. 形成辛味的元素有（考点6）

13. 形成咸味的元素有（考点6）

14. 形成涩味的元素有（考点6）

三、多项选择题（X型题）

每题1分，题干在前，备选项在后。每道题备选项中至少有两个正确答案，多选，少选或不选不得分

15. 三化味是（考点3）

A. 甘味 B. 苦味 C. 酸味 D. 咸味

E. 辛味

参考答案

最佳选择题：1. E 2. D

配伍选择题：3. A 4. D 5. C 6. E 7. A

8. B 9. B 10. B 11. A 12. C 13. D

14. E

多项选择题：15. ABC

第五章 常用医学检查指标及临床意义

章节概述

常用医学检查指标及临床意义、是一个分值少、内容多、难记忆的章节。故在复习过程中，可不作为重点复习内容。在考前强化突击即可。依据往年考试来看，本章节分值为2分，在参考值和临床意义各出1分或2分均出于临床意义中。

表 5-1

章节	内容	分值
第一节	参考值	1分
第二节	临床意义	1分
合计		2分

第一节 参 考 值

考点 1 血尿常规、肝肾功能、糖脂代谢参考值

表 5-2

分类	名称	缩写	参考值
血常规检查	白细胞	WBC	（4～10）×10⁹/L
	红细胞	RBC	男性：（4.0～5.5）×10¹²/L 女性：（3.5～5.0）×10¹²/L
	血红蛋白	Hb	男：120～160g/L 女：110～150g/L
	血小板	PLT	（100～300）×10⁹/L
尿常规检查	尿比重	SG	1.015～1.025
	尿蛋白	PRO	20～80mg/24h
	蛋白尿		＞150mg/24h
	尿葡萄糖	GLU	0.1～0.3g/24h尿或50～150mg/L
	尿中白细胞	LEU	离心尿：0～5/HP
肝功能检查	血清丙氨酸氨基转移酶	ALT	5～40U/L
	血清天门冬氨酸氨基转移酶	AST	8～40U/L

续表

分类	名称	缩写	参考值
肾功能检查	血清γ-谷氨酰转移酶	γ-GT	＜50U/L
	白蛋白和球蛋白比值	A/G	（1.5～2.5）:1
	血清尿素氮	BUN	1.78～7.14mmol/L
	血清肌酐	Cr	男性：44～132μmol/L 女性：70～106μmol/L
糖脂代谢	空腹血糖	FBG	3.9～6.1mmol/L
	糖化血红蛋白	HbAlc	4%～6%
	口服葡糖糖耐量试验	OGTT	2小时血糖≤7.8mmol/L

最佳选择题

血小板计数正常值参考范围是（2015年A型19题）

A. （10～50）×10⁹/L

B. （50～100）×10⁹/L

C. （100～300）×10⁹/L

D. （3000～500）×10⁹/L

E. （500～700）×10⁹/L

答案：C

【强 化 练 习】

最佳选择题

1. 成人天门冬氨酸氨基转移酶的正常范围小于

A. 20U/L　　　B. 30U/L　　　C. 40U/L

D. 50U/L　　　E. 60U/L

2. 成人晨尿的尿比重正常参考值为

A. 1.003～1.030　　B. 1.002　C. 1.015～1.025

D. ＞1.025　　　　E. 1.002～1.004

3. 女性血红蛋白参考值是

A. 120～160g/L　　　　B. 180～190g/L

C. 110～150g/L　　　　D. 100～160g/L

E. 70～100g/L

配伍选择题

A. 2.8～6.9mmol/L　　　B. 1.78～7.14mmol/L

C. 44～132μmol/L　　　　D. 70～106μmol/L

E. 56～97μmol/L

4. 成人血清尿素氮的正常值

5. 男性血肌酐的正常值

6. 女性血肌酐的正常值

参考答案

最佳选择题：1. C　2. C　3. C

配伍选择题：4. B　5. C　6. D

考点2　白细胞分类计数

中性粒细胞：（2.0～7.0）×10⁹/L（50%～70%）

淋巴细胞：（0.8～4.0）×10⁹/L（20%～40%）

单核细胞：（0.12～0.8）×10⁹/L（3%～8%）

嗜酸性粒细胞：（0.02～0.5）×10⁹/L（0.5%～5%）

嗜碱性粒细胞：＜（0.1）×10⁹/L（0%～1%）

【真题再现】

最佳选择题

在白细胞中占比例最高的是

A. 单核细胞　　　B. 淋巴细胞

C. 嗜碱性粒细胞　D. 嗜酸性粒细胞

E 中性粒细胞

答案：E

考点3　糖尿病诊断标准

FBC（空腹血糖）≥7. 0mmol/L；

或OGTT 2小时血糖≥11. 1mmol/L；

或任何时间血糖（随机血糖）≥11. 1mmol/L。

【真题再现】

多项选择题

糖尿病诊断标准有下列哪几项

A. FBG≥7. 0mmol/L

B. OGTT2小时血糖≥7. 8mmol/L

C. OGTT2小时血糖≥11. 1mmol/L

D. 任何时间血糖（随机血糖）≥7. 8mmol/L

E. 任何时间血糖（随机血糖）≥11. 1mmol/L

答案：ACE

第二节　临床意义

考点4　血尿粪常规，肝肾功能及血液生化检查的临床意义

表5-3

分类	名称	缩写	意义
血常规检查	白细胞	WBC	（1）生理性增高：月经前、妊娠、哺乳期妇女、兴奋、饮酒；新生儿和婴儿高于成人； （2）病理性增高：细菌感染（炎症）
	中性粒细胞		增高：（1）急性感染或化脓性感染； （2）中毒； （3）急性大出血
	淋巴细胞		增高：（1）传染病； （2）血液病——再生障碍性贫血 减少：长期应用肾上腺皮质激素
	单核细胞		增多：亚急性细菌性心内膜炎
	嗜酸性粒细胞		增高：（1）过敏性疾病、支气管哮喘； （2）皮肤与寄生虫病； （3）血液病
	红细胞	RBC	相对增高：呕吐、腹泻、大面积烧伤
	血小板	PLT	增高： （1）创伤：急性失血性贫血、脾摘除术后； （2）其他：原发性血小板增多症 减少：脾肿大、再生障碍性贫血、肝硬化
	血沉	ESR	增高：妊娠3个月以上（至分娩后三周内）
尿常规检查	尿比重	SG	增高：急性肾炎 降低：慢性肾炎
	尿蛋白	PRO	生理性蛋白尿：剧烈运动、发热、低温刺激、精神紧张、妊娠期妇女等

续表

分类	名称	缩写	意义
			假性蛋白尿：泌尿道感染，如膀胱炎、尿道炎
	尿葡萄糖	GLU	暂时性糖尿：剧烈运动
	尿中白细胞	LEU	阳性：泌尿系统感染
	尿沉渣结晶		（1）尿酸盐结晶：痛风； （2）草酸盐结晶：严重的慢性肾病； （3）胆红素结晶：黄疸；
粪常规检查	粪隐血		（1）消化道溃疡出血量大但非持续性； （2）消化道肿瘤出血量小但呈持续性； （3）急性白血病等。
	粪胆原		增多：溶血性黄疸
			减少：阻塞性黄疸
	粪便细胞显微镜		（1）白细胞增多：肠道炎症、细菌性痢疾、溃疡性结肠炎、阿米巴痢疾、出血性肠炎、肠道反应性疾病； （2）红细胞增多：痢疾、溃疡性结肠炎、结肠癌； （3）吞噬细胞增多：急性肠炎和痢疾；
肝功能检查	白蛋白和球蛋白比值	A/G	减少小于1：提示有慢性肝炎、肝硬化、肝实质性损害、肾病综合征等
肾功能检查	血清肌酐		急性或慢性肾小球肾炎等肾脏疾病
血液生化检查	淀粉酶	AMS	诊断胰腺炎
	血清肌酸激酶		增高：急性心肌梗死（AMI）的灵敏标志之一
	血清肌酸激酶同工酶		（1）心肌梗死； （2）骨骼肌损伤
	心肌肌钙蛋白		诊断心肌坏死特异性指标和敏感的首要标志

【真题再现】

最佳选择题

1. 引起血清肌酸激酶（CK）增高的疾病是（2015年A型20题）

A. 早期急性心肌梗死　　B. 甲状腺功能亢进

C. 急性颅脑损伤　　　　D. 成人脑膜炎

E. 癫痫大发作

2. 血清淀粉酶（AMS）活性增高最常见于（2016年A型19题）

A. 急性肠胃炎　　　B. 病毒性肝炎

C. 慢性胆囊炎　　　D. 急性胰腺炎

E. 病毒性心肌炎

3. 诊断心肌坏死最敏感的首选标志物是（2016年A型24题）

A. 血清CK-BB　　　　B. 血清CK-MB

C. 心肌肌钙蛋白　　　D. 血清CK-MM

E. 血清脱酸激酶

参考答案

最佳选择题：1. A　2. D　3. C

【强化练习】

1. 中性粒细胞增多，最常见的原因是

A. 急性、化脓性感染　　B. 伤寒

C. 再生障碍性贫血　　　D. 副伤寒　E. 流感

2. 淋巴细胞减少见于

A. 流行性腮腺炎　　B. 病毒性肝炎

C. 结核　　　　D. 淋巴瘤

E. 长期应用肾上腺皮质激素

3. 膀胱炎患者所出现的蛋白尿为

A. 肾小球性蛋白尿　　　B. 溢出性蛋白尿

C. 混合性蛋白尿　　　　D. 生理性蛋白尿

E. 假性蛋白尿

4. 粪胆原增多见于

A. 成人腹泻　　　　B. 乳儿粪便

C. 肠梗阻　　　　　D. 溶血性疾病

E. 阻塞性黄疸

5. 消化道溃疡出血的患者其粪隐血试验阳性的特点是

A. 出血量大且呈持续性

B. 出血量小但呈持续性

C. 出血量大但呈非持续性

D. 出血量小且呈非持续性

E. 以上都不是

6. 一个支气管哮喘患者的血常规检查报告可能会出现

A. 中性粒细胞增多　　　B. 中性粒细胞减少

C. 嗜酸性粒细胞增多

D. 嗜酸性粒细胞减少

E. 全血细胞减少

7. 一位患者外伤后摘除脾脏，血常规检查报告可能会出现

A. 红细胞沉降率生理性增快

B. 红细胞沉降率病理性增快

C. 红细胞沉降率病理性减慢

D. 血小板减少

E. 血小板增多

8. 尿路感染患者可出现哪项指标明显异常

A. 尿沉渣管型　　　　　B. 尿葡萄糖

C. 尿蛋白　　　　　　　D. 尿中白细胞

E. 尿酮体

参考答案

最佳选择题：1. A　2. E　3. E　4. D　5. C

6. C　7. E　8. D

考点5　粪常规检查的性状改变的临床意义

表5-4

性状改变	临床意义
稀糊状或水样粪便	各种肠道感染性或非感染性腹泻、肠道孢子虫感染等
米泔水样便	霍乱、副霍乱
黏液便	小肠炎症黏液混于粪便中，大肠炎症黏液附着于粪便表面
胨状便	过敏性肠炎、慢性菌痢
脓血便	细菌性痢疾、溃疡性结肠炎、直肠或结肠癌、阿米巴痢疾
乳凝便	儿童消化不良
鲜血便	痔疮、肛裂、息肉等下消化道出血
柏油便	上消化道出血
白陶土便	阻塞性黄疸等
细条便	直肠癌

【经典试题】

最佳选择题

直肠癌患者的大便常表现为

A. 脓血便　　　B. 鲜血便　　　C. 细条便

D. 柏油便　　　E. 白陶土便

答案：C

【强化练习】

上消化道出血可见

A. 脓血便　　　B. 鲜血便　　　C. 柏油样便

D. 白陶土样便　　　E. 稀糊状便

参考答案

最佳选择题：C

考点6　乙肝病毒标志物监测

乙肝病毒标志物五项

1. HBsAg——慢性或迁延乙型肝炎活动期。

2. HBsAb——乙型肝炎恢复期；接受疫苗接种。

3. HBeAg——乙型肝炎患者的病情为活动期，并可预测肝炎病情。

4. 抗-HBe——HBeAg 转阴的患者。

5. 抗-HBc——急性乙型肝炎患者血液有较强传染性及慢性活动性乙型肝炎。

"大三阳""小三阳"（测定值变化及临床意义）。

表5-5

项目	测定值变化	临床意义
"大三阳"	HBsAg（+）、HBeAg（+）、抗-HBc（+）	HBV 在人体内复制活跃，带有传染性，如同时有 ALT 及 AST 升高，为最具有传染性的一类急性或慢性肝炎，应尽快隔离
"小三阳"	HBsAg（+）、抗-HBe（+）、抗-HBc（+）	HBV 在体内复制减少，传染性低，见于急性肝炎恢复期或慢性肝炎如肝功能正常，又无症状，为 HBV 无症状携带者，不需要隔离

【真题再现】

多项选择题

乙肝"大三阳"的表现是

A. HBsAg（+）；抗-HBe（+）；抗-HBc（+）

B. 抗-HBe（＋）；抗-HBs（＋）；抗-HBc（＋）
C. HBsAg（＋）；HBeAg（＋）；抗-HBc（＋）
D. 抗-HBs（＋）；抗-HBe（＋）；抗-HBc（＋）
E. HBsAg（＋）；HBeAg（＋）；HBcAg（＋）；
答案：C

【强化练习】

最佳选择题

1. 接种乙肝疫苗会出现
A. HBsAg 阳性　　B. HBeAg 阳性
C. HBeAb 阳性　　D. HBcAb 阳性
E. HBsAb 阳性

2. 提示慢性乙型肝炎活动期
A. HBsAb 阳性　　B. HBeAb 阳性
C. HBeAg 阳性　　D. HBsAg 阳性
E. HBcAb 阳性

参考答案
最佳选择题：1. E　2. D

【单元测试】

一、最佳选择题（A 型题）

每题1分。题干在前，选项在后。每道题的备选选项中，只有一个最佳答案，多选、错选或不选均不得分。

1. 正常男性红细胞计数为（考点1）
A.（3.5～5.5）×10¹²/L
B.（4.0～5.5）×10¹²/L
C.（3.5～5.0）×10¹²/L
D.（6.0～7.0）×10¹²/L
E.（3.9～5.3）×10¹²/L

2. 空腹血糖的正常参考值是（考点1）
A. 3.0～7.1mmol/L　　B. 2.8～6.5mmol/L
C. 3.9～6.1mmol/L　　D. 3.2～7.8mmol/L
E. 4.1～6.6mmol/L

3. 在白细胞中占比例最低的是（考点2）
A. 单核细胞　　B. 淋巴细胞
C. 嗜碱性粒细胞　　D. 嗜酸性粒细胞
E. 中性粒细胞

4. 淋巴细胞增多常见于（考点4）
A. 寄生虫　　B. 接触大放射线
C. 过敏性鼻炎　　D. 急性大出血
E. 再生障碍性贫血

5. 阻塞性黄疸会导致粪便中（考点4）
A. 白细胞增多
B. 粪胆原减少
C. 粪胆原增多
D. 出现真菌
E. 出现上皮细胞

6. 尿比重降低可见于（考点4）
A. 急性肾小球肾炎　　B. 慢性肾功能不全
C. 心力衰竭　　D. 糖尿病　　E. 蛋白尿

7. 脓血便见于（考点5）
A. 急性胃肠炎　　B. 细菌性痢疾
C. 霍乱　　D. 上消化道出血
E. 下消化道出血

8. 下列哪项指标阳性表明乙型肝炎病情为活动性（考点6）
A. 抗-HBs　　B. 抗-HBc　　C. HBeAg
D. HBsAg　　E. 抗-HBe

二、多项选择题（X 型题）

每题1分，题干在前，备选项在后。每道题备选项中至少有两个正确答案，多选，少选或不选不得分。

9. 以下哪几项指标可以作为糖尿病的诊断依据（考点3）
A. FBG≥7.0mmol/L
B. OGTT2 小时血糖≥7.8mmol/L；
C. OGTT2 小时血糖≥8.6mmol/L；
D. 任何时间血糖（随机血糖）≥7.8mmol/L
E. 任何时间血糖（随机血糖）≥8.6mmol/L

10. 粪隐血阳性可见于（考点4）
A. 胃溃疡　　B. 膀胱炎　　C. 结肠癌
D. 胰腺炎　　E. 急性白血病

参考答案
最佳选择题：1. B　2. C　3. C　4. E　5. B
6. B　7. B　8. C
多项选择题：9. ACE　10. ACE

第六章 中医文献信息与咨询服务

章 节 概 述

中医药文献信息与咨询服务，是由中医药信息与咨询服务和用药指导两个小节组合而成。本章节占到的分值约为2分，2个小节各出1分。相对于其他章节来讲，本章节内容少，虽分值低，但却很容易拿分。

表6-1

章节	内容	分值
第一节	中医药信息	1分
第二节	咨询服务和用药指导	1分
合计		2分

第一节 中医药信息

考点1 传统文献

（一）主要医学典籍

1.《黄帝内经》——是现存最早最系统的一部中医典籍。

2.《伤寒论》——"众方之祖"；奠定中医学辨证论治基础。

3.《金匮要略》——开创了内伤杂病辨证论治的体系。

4.《巢氏诸病源候论》——是我国第一本证候学专著。

5.《温疫论》——中医史上第一部瘟疫的专著。

（二）主要本草典籍

1.《神农本草经》——最早的本草学专著——三品分类原则——载药365种。

2.《本草经集注》——按自然属性进行区分——载药730种。

3.《重修政和经史证类备急本草》——现存最早的完整的古本草合刊本——载药1746种。

4.《本草纲目》——收载药物1892种。

（三）主要方书典籍

1.《肘后备急方》——晋代·葛洪——急症手册。

2.《备急千金要方》——唐代·孙思邈——首重妇婴病的防治与护理。

3.《千金翼方》——唐代·孙思邈。

4.《外台秘要》——唐代·王焘。

5.《太平圣惠方》——宋代·王怀隐——诊脉辨阴阳法。

6.《太平惠民和剂局方》——是我国第一部成药典。

7.《普济方》——是中国古代收方最多的方书。

【真题再现】

最佳选择题

1. 由宋代官府颁行的我国第一部成药典是（2015年A型21题）

A.《神农本草经》　　B.《本草纲目》

C.《太平圣慧方》　　D.《千金翼方》

E.《太平惠民和剂局方》

2. 按药物自然属性分类的首部本草专著是（2016年A型18题）

A.《新修本草》　　B.《本草经集注》

C.《神农本草经》　　D.《本草纲目》

E.《重修政和本草》

答案：1.E　2.B

【强化练习】

配伍选择题

A.《伤寒论》　　B.《金匮要略》

C.《温疫论》　　D.《巢氏诸病源候论》

E.《黄帝内经》

1. 奠定了中医学理论基础的是

2. 开创内伤杂病辨证论治体系的医学典籍是

3. 有"众方之祖"之称的专著是

A.《神农本草经》　　B.《黄帝内经》

C.《重修政和本草》　　D.《本草经集注》

E.《本草纲目》

4. 载药365种的是

5. 载药 1892 种的是

A.《普济方》　　B.《太平惠民和剂局方》

C.《肘后备急方》　　D.《外台秘要》

E.《千金翼方》

6. 中国古代收方最多的方书是

7. 属急症手册性质的方书是

多项选择题

8. 属医学典籍的是

A.《黄帝内经》　　B.《伤寒论》

C.《金匮要略》　　D.《温疫论》

E.《巢氏诸病源候论》

9. 古代的本草典籍有

A.《黄帝内经》　　　　B.《本草纲目》

C.《神农本草经》　　　D.《重修政和本草》

E.《本草经集注》

参考答案

配伍选择题：1. E　2. B　3. A　4. A　5. E

6. E　7. C

多项选择题：8. ABCDE　9. BCDE

考点 2　药品标准

1.《中华人民共和国药典》

一部：收载药材及饮片、植物油脂和提取物、成方制剂和单味制剂；

二部：收载化学药品、抗生素、生化药品、放射性药品以及药用辅料；

三部：收载生物制品。

2.《中华人民共和国卫生部药品标准》

3.《国家食品药品监督管理局标准》

4.《中华人民共和国卫生部药品标准》又简称《部颁标准》

【真题再现】

最佳选择题

《中华人民共和国药典》三部收载的内容有

A. 生物制品　B. 抗生素　　C. 生化药品

D. 单味制剂　E. 成方制剂

答案：A

【强化练习】

多项选择题

1. 下列书籍中，属于国家药品标准的有

A.《中华人民共和国药典》

B.《中华人民共和国卫生部标准》

C.《国家食品药品监督管理局标准》

D.《部颁标准》

E.《中华本草》

2.《中华人民共和国药典》一部收载的内容有

A. 药材及饮片　　B. 植物油脂

C. 提取物　　　　D. 成方制剂

E. 单味制剂

参考答案

多项选择题：1. ABCD　2. ABCDE

第二节　咨询服务和用药指导

考点 3　咨询服务的对象和内容

（一）患者用药咨询

①药品名称；

②适应病证；

③用药禁忌；

④用药方法；

⑤用药剂量；

⑥服药后预计疗效及起效时间、维持时间；

⑦药品的不良反应与药物相互作用；

⑧有否替代药物或其他疗法；

⑨药品的鉴定辨识、贮存和有效期；

⑩药品价格、报销，是否进入医疗保险报销目录。

（二）医师用药咨询

①新药信息；

②合理用药信息；

③药品不良反应；

④药物相互作用和禁忌证。

（三）护士用药咨询

药物的配伍、配伍禁忌、剂量、用法、注射剂配置溶媒、浓度和输液滴注速度，以及输液药物的稳定性和配伍的理化变化、药品的保管等。

【真题再现】

多项选择题

执业药师对医师开展用药咨询服务的内容包括（2016 年 X 型 116 题）

A. 价格信息　　　　B. 新药信息

C. 合理用药信息　　D. 药物相互作用和禁忌证

E. 药品不良反应信息

答案：BCDE

【强 化 练 习】

最佳选择题

1. 执业药师对护士的用药咨询师

A. 药品的鉴定方法

B. 药品的验收程序

C. 药品的使用方法

D. 药品的价格

E. 药品生产企业详细地址

2. 下面那一项不是患者用药咨询的主要内容

A. 不良反应　B. 适应病证　C. 注射溶媒

D. 用药剂量　E. 药品价格

多项选择题

3. 患者用药咨询的内容是

A. 用药禁忌　　　　B. 新药信息

C. 药名、适应病证及用药方法

D. 药物的稀释容积

E. 药品价格，报销，是否进入医疗保险报销目录

参考答案

最佳选择题：1. C　2. C

多项选择题：3. ACE

考点 4　需特殊提醒的用药人群

①老年人的用药

②妊娠期及哺乳期妇女的用药

③婴幼儿和儿童用药

④肾功能不全患者的用药

⑤肝功能不全患者的用药

【真 题 再 现】

多项选择题

需特殊提醒的用药人群有

A. 老年人的用药

B. 妊娠期及哺乳期妇女的用药

C. 婴幼儿和儿童用药

D 肾功能不全患者的用药

E. 肝功能不全患者的用药

答案：ABCDE

考点 5　需特别提示的特殊情况

①患者同时使用 2 种或 2 种以上含同一成分的药品时，或合并用药较多时；

②用药后出现不良反应时，或既往曾发生过不良反应史；

③当患者依从性不好时，或患者认为疗效不理想时或剂量不足以有效时；

④病情需要，处方中配药剂量超过规定剂量时，处方中用法用量与说明书不一致时，或非药品说明书中所指示的用法、用量、适应证时；

⑤超越说明书范围的适应证或超过说明书范围的使用剂量；

⑥患者正在使用的药物中有配伍禁忌或配伍不当时；

⑦第一次使用该药的患者；

⑧近期药品说明书有修改；

⑨患者所用的药品近期发现严重或罕见的不良反应；

⑩使用麻醉药品、精神药品的患者或应用特殊药物者；

⑪同一种药品有多种适应证或用药剂量范围较大时；

⑫药品被重新分装，而包装的标识物不清晰时；

⑬使用需特殊贮存条件的药品或使用临近有效期药品时。

【真 题 再 现】

执业药师在咨询服务和用药指导过程中，需特别提示的情形有（2015 年 X 型 115 题）

A. 首次使用的药品

B. 多种药物合并应用

C. 使用含有毒成分的药品

D. 处方用法与说明书不一致

E. 使用需特殊条件储存的药品

答案：ABCDE

【强 化 练 习】

多项选择题

以下哪些特殊情况需要特别提示

A. 患者同时使用 2 种或 2 种以上含同一成分的药品时，或合并用药较多时

B. 用药后出现不良反应时，或既往有曾发生过不良反应史

C. 患者正在使用的药物中有配伍禁忌或配伍不当时

D. 使用麻醉药品、精神药品的患者或应用特殊药物者
E. 同一种药品有多种适应证或用药剂量范围较大时

参考答案

多项选择题：ABCDE

【单 元 测 试】

一、最佳选择题（A 型题）

每题 1 分。题干在前，选项在后。每道题的备选选项中，只有一个最佳答案，多选、错选或不选均不得分。

1. 患者购药，执业药师不必特殊提醒的是（考点 5）
A. 购买品种多时
B. 购买贵重药品时
C. 有过用药不良反应史
D. 有特殊用法用量需要注意的
E. 近期说明书有改变

二、配伍选择题（B 型题）

每题 1 分。备选答案在前，试题在后。每组若干小题。备选项可重复选用，也可不选用。每组题均对应同一组备选答案，每题只有一个正确答案。

A.《伤寒论》　B.《金匮要略》
C.《温疫论》　D.《巢氏诸病源候论》
E.《黄帝内经》
2. 我国第一本证候学专著是（考点 1）
3. 中医史上第一部瘟疫的专著是（考点 1）
4. 奠定了中医学辨证论治基础的专著是(考点 1)
5. 现存最早的一部医学典籍是（考点 1）
A.《神农本草经》　B.《黄帝内经》
C.《重修政和本草》　D.《本草经集注》
E.《本草纲目》
6. 按三品分类的本草是（考点 1）
7. 现存最早而且完整的古本草合刊本是(考点 1)
8. 我国最早的本草学专著是（考点 1）

三、多项选择题（X 型题）

每题 1 分，题干在前，备选项在后。每道题备选项中至少有两个正确答案，多选、少选或不选不得分。

9. 主要的方书典籍有（考点 1）
A.《千金要方》　B.《普济方》
C.《外台秘要》　D.《千金翼方》
E.《肘后备急方》
10.《中华人民共和国药典》二部收载的内容有（考点 2）
A. 化学药品　B. 抗生素　C. 生化药品
D. 放射性药品　E. 药用辅料
11. 医生用药咨询主要有（考点 3）
A. 新药信息　B. 药物相互作用
C. 合理用药信息　D. 药品不良反应
E. 禁忌证
12. 执业药师承接患者咨询的内容主要有（考点 3）
A. 用药方法　B. 用药剂量
C. 药品不良反应　D. 药品相互作用
E. 汤剂煎煮方法
13. 护士咨询主要有（考点 3）
A. 药品的保管　B. 药品价格
C. 药品的鉴定辨识
D. 输液药物的稳定性和配伍的物理变化
E. 药物配伍禁忌
14. 需要特殊提醒的用药人群有（考点 4）
A. 婴幼儿　B. 成人　C. 老年人
D. 孕妇　E. 哺乳期妇女
15. 应用药品时需特殊提示的情况有（考点 5）
A. 超越说明书范围的适应证或超过说明书范围的使用剂量
B. 第一次使用该药的患者
C. 药品被重新包装，而包装的标识物不清晰
D. 使用含有毒成分的药品
E. 使用需特殊条件贮存的药品

参考答案

最佳选择题：1. B

配伍选择题：2. D　3. C　4. A　5. E　6. A　7. C　8. A

多项选择题：9. ABCDE　10. ABCDE　11. ABCDE　12. ABCDE　13. ADE　14. ACDE　15. ABCDE

第七章 中药调剂操作的基本技能知识

章 节 概 述

中药调剂操作的基本技能知识，是在整个中药学综合知识与技能中应重点攻下的章节，本章节分值高，难度低，易掌握。但涉及一些药物的正名、别名，有毒药物的使用剂量，妊娠用药的禁忌等考点，虽是考试必考的点，但因为内容不多，可在考前一周进行突击。依据历年的考试分析来看，本章节占到的分值为21分左右

本章节共计分为 5 个小节，就历年考试来看，每一年侧重的章节内容各有别，2015 年考试中，特殊中药调剂占了 6 分，而 2016 年考试却没有分值体现，但第二节处方审核、第三节处方调配与复核及第四节中药汤剂一直作为历年考试的重要章节，出分点比较高，应重点复习。

表 7-1

章节	内容	分值
第一节	中药处方	0 分
第二节	处方审核	10 分
第三节	处方调配与复核	5 分
第四节	中药汤剂	6 分
第五节	特殊中药处方的调剂	0 分
合计		21 分

第一节 中 药 处 方

考点 1 处方的格式

表 7-2

名称	内容
前记	医疗机构名称、费别、患者姓名、性别、年龄、门诊或住院病历号、科别或病区和床位号、中医临床诊断（病名、证型）及开具日期
正文	以 Rp 或 R（Recipe）标示，分列药品名称、数量、用量、用法，中成药还应当标明剂型、规格
内容	医师签名或者加盖专用签章,药品金额以及审核、调配、核对、发药药师签名或者加盖专用签章

考点 2 处方的常用术语

表 7-3

类别	常见例子
炮制类	酒蒸大黄、蜜炙麻黄、炒山药、盐附子等
修治类	远志去心、山茱萸去核、乌梢蛇去头去鳞片等
产地类	怀山药、田三七、东阿胶、杭白芍、江枳壳等
品质类	明天麻、子黄芩、左牡蛎、左秦艽、金毛狗脊、鹅枳实、马蹄决明、九孔石决明等
采时、新陈类	绵茵陈、嫩桂枝、鲜芦根、鲜茅根陈香橼、陈佛手、陈皮、霜桑叶等
颜色、气味	紫丹参、香白芷、苦杏仁

【强 化 练 习】

最佳选择题

1. 处方对药品炮制提出要求的处方药品是

A. 盐附子　　B. 左秦艽　　C. 霜桑叶

D. 嫩桂枝　　E. 鲜芦根

2. 田三七属于

A. 采时类　　B. 气味类　　C. 产地类

D. 炮制类　　E. 修治类

3. 东阿阿胶属于

A. 气味类　　B. 产地类　　C. 炮制类

D. 修治类　　E. 采时类

配伍选择题

A. 怀山药　　B. 霜桑叶　　C. 远志去心

D. 田三七　　E. 紫丹参

4. 医生对颜色提出要求的药名是

5. 医生对产地提出要求的药名是

6. 医生对修治提出要求的药名是

7. 医生对采时提出要求的药名是

A. 紫丹参　　B. 香白芷　　C. 江枳壳

D. 嫩桂枝　　E. 九孔石决明

8. 医生对产地提出要求的药名是

9. 医生对品质提出要求的药名是

多项选择题

10. 属于炮制类的是

A. 蜜炙麻黄　B. 左牡蛎　　C. 马蹄决明

D. 炒山药　　E. 鲜芦根

11. 属于修治类的是

A. 田三七　　　　B. 山茱萸去核

C. 九孔石决明　　D. 东阿胶

E. 乌梢蛇去头、去鳞片

参考答案

最佳选择题：1. A　2. C　3. B

配伍选择题：4. E　5. A　6. C　7. B　8. C　9. E

多项选择题：10. AD　11. BE

考点3　处方调剂的流程

中药调剂流程一般可分为审方、计价、调配、复核和发药五个部分

处方调剂时必须做到"四查十对"

表7-4

四查	十对
处方	科别、姓名、年龄
药品	药名、剂型、规格、数量
配伍禁忌	药品性状、用法用量
用药合理性	临床诊断

【真 题 再 现】

多项选择题

"四查十对"中四查是指

A. 查处方　　B. 查药品　　C. 查配伍禁忌

D. 查用药合理性　　E. 查年龄

答案：ABCD

【强 化 练 习】

多项选择题

查药品时，应对的内容是

A. 对药名　　B. 对剂型　　C. 对规格

D. 对数量　　E. 对性状

参考答案

多项选择题：ABCD

第二节　处方审核

考点4　处方审核的原则和要求

1. 认真审查处方各项内容。

2. 认为存在不适宜时，应当告知处方医师，请其确认或者重新开具处方。

3. 发现严重不合理用药或者用药错误，应当拒绝调剂，及时告知处方医师，并应记录，按照有关规定报告。

4. 处方一般当日有效，特殊情况下需要延长有效期的，由开具处方的医师注明有效期，但最长不得超过3天。

5. 药师不应擅自涂改医师处方所列的药味，剂量，处方旁注。

【真 题 再 现】

最佳选择题

处方一般当日有效，特殊情况下有效可延长，但最长不得超过（2015年A型22题）

A. 2天　　B. 3天　　C. 5天

D. 7天　　E. 10天

答案：B

考点5　处方的药品用名

1. 中药饮片的正名和别名。（表7-5）

2. 饮片的并开药名。（表7-6）

表7-5　常见的中药正名与相关别名

正名	别名
大黄	川军、生军、锦纹、将军
山豆根	广豆根、南豆根
千金子	续随子
马钱子	番木鳖、马前、马前子
牛蒡子	大力子、鼠粘子、牛子、恶实
茺蔚子	益母草子、坤草子
牵牛子	黑丑、白丑、二丑、黑白丑
香附	香附子、莎草根
重楼	七叶一枝花、蚤休、草河车

续表

正名	别名
首乌藤	夜交藤
益母草	坤草、茺蔚
淫羊藿	仙灵脾
槟榔	花槟榔、大腹子、海南子
三七	田三七、参三七、旱田七、滇七、金不换
茜草	红茜草、茜草根、茜根、血见愁、活血丹、地血
金银花	忍冬花、双花、二花、银花
蛇蜕	龙衣
山茱萸	山萸肉、杭山萸、枣皮
牛膝	怀牛膝、川牛膝
甘草	粉甘草、皮草、国老
瓜蒌	全瓜蒌、栝楼、药瓜
西红花	藏红花、番红花
红花	草红花、红蓝花
杜仲	川杜仲、木棉
辛夷	木笔花、辛夷花、毛辛夷
沙苑子	莎苑蒺藜、潼蒺藜
补骨脂	破故纸
青果	干青果、橄榄
佩兰	佩兰叶、醒头草、省头草
海螵蛸	乌贼骨
蒺藜	刺蒺藜、白蒺藜
延胡索	元胡、玄胡索

表 7-6　常见的并开药名

处方药名	调配应付
二门冬	天冬、麦冬
二丑	黑丑、白丑
二术	苍术、白术
二冬	天冬、麦冬
二母	知母、贝母
二芍	赤芍、白芍
二决明	生石决明、决明子
二活	羌活、独活
二地	生地、熟地
生熟地	生地、熟地
全荆芥	荆芥、荆芥穗
全紫苏	紫苏子、紫苏梗、紫苏叶

续表

处方药名	调配应付
苏子叶	紫苏子、紫苏叶
二乌	制川乌、制草乌
二地丁	蒲公英、紫花地丁
二风藤	青风藤、海风藤
二蒺藜	刺蒺藜、沙苑子
忍冬花藤	金银花、金银藤
金银花藤	金银花、金银藤
砂蔻	砂仁、蔻仁
腹皮子	大腹皮、生槟榔
焦三仙	焦山楂、焦麦芽、焦神曲
焦四仙	焦神曲、焦山楂、焦麦芽、焦槟榔
炒三仙	炒神曲、炒麦芽、炒山楂
炒知柏	盐知母、盐黄柏
全藿香	藿香叶、藿香梗
生熟谷芽	生谷芽、炒谷芽
谷麦芽	炒谷芽、炒麦芽
龙牡	煅龙骨、煅牡蛎
荷叶梗	荷叶、荷梗
知柏	知母、黄柏
猪茯苓	猪苓、茯苓
生熟稻谷	生稻芽、炒稻芽
白术芍	炒白术、炒白芍
乳没	乳香、没药
生龙牡	生龙骨、生牡蛎
冬瓜皮子	冬瓜子、冬瓜皮
酒知柏	酒知母、酒黄柏
荆防	荆芥、防风
潼白蒺藜	沙苑子、刺蒺藜

【真题再现】

最佳选择题

1. 处方炒三仙、焦三仙中，"三仙"的组成是（2016 年 A 型 20 题）

A. 山楂、稻芽、神曲

B. 槟榔、麦芽、神曲

C. 麦芽、稻芽、谷芽

D. 山楂、麦芽、神曲

E. 仙茅、仙灵脾、仙鹤草

2. 某女，因产后恶露不尽就诊。医师处方：当归 12g，川芎 9g，桃仁 9g，炙甘草 6g，炮姜 6g，坤草 15g。药师调剂时，坤草应付的是（2016年 A 型 22 题）

A. 金钱草　　B. 益母草　　C. 龙胆草

D. 夏枯草　　E. 豨莶草

3. 处方调剂复核时，应予以纠正的错付是（2016 年 A 型 33 题）

A. 草决明付决明子　　B. 双花付金银花

C. 二术付苍术，白术　　D. 大腹子付牛蒡子

E. 益母草子付茺蔚子

参考答案

最佳选择题：1. D　2. B　3. D

【强 化 练 习】

最佳选择题

1. 处方写番木鳖，应付

A. 山栀子　　B. 马钱子　　C. 海南子

D. 木鳖子　　E. 番泻叶

2. 处方写锦纹，应付

A. 槟榔　　B. 南沙参　　C. 大黄

D. 杜仲　　E. 青皮

3. 大腹子的正名是

A. 青皮　　B. 槟榔　　C. 泽泻

D. 草河车　　E. 重楼

4. 七叶一枝花的正名是

A. 重楼　　B. 紫河车　　C. 三七花

D. 淮山　　E. 草河车

5. 怀牛膝的正名是

A. 淮山　　B. 牛膝　　C. 川牛膝

D. 怀山药　　E. 麻牛膝

6. 焦四仙是焦三仙加上

A. 焦山楂　　B. 焦神曲　　C. 焦谷芽

D. 焦麦芽　　E. 焦槟榔

7. 元胡、玄胡索的正名是

A. 艾叶　　B. 决明子　　C. 豆蔻

D. 延胡索　　E. 赤小豆

8. 夜交藤的正名是

A. 首乌藤　　B. 秦艽　　C. 莱菔子

D. 拳参　　E. 白芷

9. 处方写潼蒺藜的正名是

A. 椿皮　　B. 墨旱莲　　C. 娑罗子

D. 沙苑子　　E. 蒺藜

配伍选择题

A. 千金子　　B. 天门冬　　C. 五味子

D. 龙眼肉　　E. 甘草

10. 续随子的正名是

11. 国老的正名是

A. 山豆根　　B. 丹参　　C. 龙眼

D. 甘草　　E. 梅花

12. 皮草的正名是

13. 南豆根、广豆根的正名是

A. 白果　　B. 瓜蒌　　C. 杜仲

D. 牡蛎　　E. 诃子

14. 木棉的正名是

15. 药瓜的正名是

A. 补骨脂　　B. 青果　　C. 郁金

D. 细辛　　E. 杜仲

16. 破故纸的正名是

17. 橄榄的正名是

A. 肉苁蓉　　B. 罂粟壳　　C. 海螵蛸

D. 威灵仙　　E. 淫羊藿

18. 乌贼骨的正名是

19. 仙灵脾的正名是

A. 通草　　B. 蛇蜕　　C. 香附

D. 独活　　E. 浙贝

20. 龙衣的正名是

21. 莎草根的正名是

A. 红花　　B. 金银花　　C. 茺蔚子

D. 厚朴　　E. 前胡

22. 草红花、红蓝花的正名是

23. 双花、二花的正名是

24. 坤草子、益母草子的正名是

A. 砂仁、蔻仁　　B. 知母、贝母

C. 荆芥、防风　　D. 煅龙骨、煅牡蛎

E. 知母、黄柏

25. 处方写二母应付

26. 处方写砂蔻应付

27. 处方写龙牡应付

28. 处方写荆防应付

A. 赤芍、白芍　　B. 刺蒺藜、沙苑子

C. 生地、熟地　　D. 羌活、独活

E. 蒲公英、紫花地丁

29. 处方写二地调剂应付

30. 处方写二地丁调剂应付

31. 处方写潼白蒺藜应付

A. 炒谷芽、炒麦芽　　B. 苍术、白术

C. 羌活、独活　　　　D. 赤芍、白芍

E. 海风藤、青风藤

32. 处方写二风藤应付

33. 处方写谷麦芽应付

34. 处方写二活应付

35. 处方写二术应付

A. 生谷芽、炒谷芽　　B. 炒白术、炒白芍

C. 知母、黄柏　　　　C. 盐知母、盐黄柏

E. 酒知母、酒黄柏

36. 处方药名生熟谷芽调配应付

37. 处方药名知柏调配应付

38. 处方开酒知柏应付

A. 天冬、麦冬　　　　B. 炒白术、炒白芍

C. 煅龙骨、煅牡蛎　　D. 冬瓜皮、冬瓜子

E. 生石决明、决明子

39. 处方开冬瓜皮子应付

40. 处方开二门冬应付

41. 处方开二决明应付

参考答案

最佳选择题：1. B　2. C　3. B　4. A　5. B

6. E　7. D　8. A　9. D

配伍选择题：10. A　11. E　12. D　13. A

14. C　15. B　16. A　17. B　18. C　19. E

20. B　21. C　22. A　23. B　24. C　25. B

26. A　27. D　28. C　29. C　30. E　31. B

32. E　33. A　34. C　35. B　36. A　37. C

38. E　39. D　40. A　41. E

考点6　饮片的处方应付

（一）常见的处方应付实例

1. 清炒品

一子——紫苏子，莱菔子，蔓荆子，苍耳子，牛蒡子，白芥子；

二芽——谷芽，麦芽；

三仁——酸枣仁；

四行——王不留行。

2. 麸炒品

僵蚕，白术，枳壳。

3. 炮制品

川乌，草乌（水制）、吴茱萸（甘草水制）、

远志（甘草水制去心）、天南星（矾制）、附子（炮制）、厚朴（姜制）、何首乌（炮制）。

4. 烫制品

烫三甲——龟甲，鳖甲，穿山甲。

5. 煅制品

一石——花蕊石、钟乳石、金礞石，青礞石。

二铜——自然铜。

三子——瓦楞子。

6. 炭制品

止血——干漆、炮姜、地榆、侧柏叶、蒲黄。

7. 蜜制品

止咳——枇杷叶、马兜铃。

8. 醋炙品

活血行气——延胡索。

有毒——京大戟，芫花。

9. 盐制品

补肾——补骨脂、益智仁。

（二）处方注明炮制要求

1. 酒炒品

酒黄芩，酒当归。

2. 炒焦品

消食——焦麦芽，焦谷芽，焦山楂，焦栀子。

3. 姜制品

解毒——姜半夏。

4. 霜制品

柏子仁霜。

5. 煨制品

煨木香。

【真题再现】

最佳选择题

1. 处方药品枇杷叶，调配应当付的是（2015年A型23题）

A. 生品　　　B. 酒炙品　　　C. 蜜炙品

D. 醋炙品　　E. 姜炙品

2. 某男，患鼓胀。医师处方中有京大戟、芫花，内服宜选用的炮制品是（2016年A型27题）

A. 酒炙品　　B. 醋炙品　　　C. 蜜炙品

D. 盐炙品　　D. 姜炙品

配伍选择题

A. 煅制品　　B. 蜜炙品　　　C. 醋制品

D. 盐炙品　　E. 烫制品

3. 处方名益智仁，调剂时应付（2015 年 B 型 64 题）

4. 处方名延胡索，调剂时应付（2015 年 B 型 65 题）

A. 炒焦品　B. 麸炒品　C. 清炒品

D. 酒炒品　　E. 炒炭品

5. 处方名王不留行，调配时应付（2016 年 B 型 56 题）

6. 处方名莱菔子，调配时应付（2016 年 B 型 57 题）

7. 处方名枳壳，调配时应付（2016 年 B 型 58 题）

参考答案

最佳选择题：1. C　2. B

配伍选择题：3. D　4. C　5. C　6. C　7. B

【强化练习】

最佳选择题

1. 处方直接写药品需蜜制的有

A. 马兜铃　B. 地榆　　C. 延胡索

D. 益智仁　　E. 木香

配伍选择题

A. 麸炒品　B. 炒焦品　　C. 盐炙品

D. 烫制品　　E. 炭制品

2. 处方补骨脂应付

3. 处方开鳖甲应付

4. 处方开山楂应付

5. 处方开侧柏叶应付

多项选择题

6. 处方直接写药品需调配清炒的有

A. 谷芽　　B. 麦芽　　C. 苍耳子

D. 酸枣仁　　E. 紫苏子

7. 处方直接写药品需调配麸炒的有

A. 白术　　B. 莱菔子　C. 谷芽

D. 僵蚕　　E. 附子

8. 处方直接写药品需炮制的有

A. 吴茱萸　B. 厚朴　　C. 何首乌

D. 远志　　E. 天南星

9. 处方直接写药品需烫制的有

A. 龟甲　　B. 川乌　　C. 草乌

D. 蔓荆子　E. 穿山甲

10. 处方直接写药品需煅制的有

A. 瓦楞子　B. 自然铜　C. 花蕊石

D. 金礞石　　E. 钟乳石

11. 处方直接写药品需炭制的有

A. 干漆　　B. 炮姜　　C. 地榆

D. 枇杷叶　E. 蒲黄

12. 处方药名注焦，应调配炒焦的饮片有

A. 焦麦芽　B. 焦山楂　C. 焦谷芽

D. 焦栀子　E. 焦陈皮

参考答案

最佳选择题：1. A

配伍选择题：2. C　3. D　4. B　5. E

多项选择题：6. ABCDE　7. AD　8. ABCDE

9. AE　10. ABCDE　11. ABCE　12. ABCD

考点 7　服用时间

饭后服：一般药、健胃药、对胃肠刺激性较大的药物；

饭前服：滋补药；

空腹服：驱虫药、泻下药；

睡前服：安眠药；

抗疟药：发作前 1～2 小时服用。

【真题再现】

最佳选择题

健胃药和刺激性药宜

A. 空腹服　B. 饭前服　　C. 饭后服

D. 睡觉前服　E. 发作前 1～2 小时服

答案：C

【强化练习】

配伍选择题

A. 空腹服　　B. 饭前服　　C. 饭后服

D. 发作前 1～2 小时服　　E. 睡觉前服

1. 滋补药宜

2. 驱虫药，泻下药宜

3. 安眠药宜

参考答案

配伍选择题：1. B　2. A　3. E

考点 8　中成药的内服用法

1. 黄酒（活血）　活络丹、醒消丸、跌打丸、七厘散。

2. 姜汤（止呕）　藿香正气丸、附子理

中丸。

3. 淡盐水（补肾） 六味地黄丸、大补阴丸。

4. 焦三仙汤（消导） 至宝锭。

5. 鲜芦根汤（清热利尿） 银翘解毒丸。

6. 清茶（清热） 川芎茶调散。

7. 米汤（保护胃气） 四神丸、更衣丸。

【真题再现】

最佳选择题

服用藿香正气丸宜选用的"药引"是（2015 年 A 型 24 题）

A. 姜汤　　　B. 米汤　　　C. 盐水

D. 黄酒　　　E. 芦根煎汤

答案：A

【强化练习】

配伍选择题

A. 盐水　　　B. 米汤　　　C. 清茶

D. 姜汤　　　E. 芦根汤

1. 服用银翘解毒丸，宜用的药引是

2. 服用川芎茶调散，宜用的药引是

3. 服用大补阴丸，宜用的药引是

4. 服用附子理中丸，宜用的药引是

5. 服用更衣丸，宜用的药引是

A. 盐水　　　B. 米汤　　　C. 黄酒

D. 姜汤　　　E. 芦根汤

6. 服用七厘散，宜用的药引是

7. 服用六味地黄丸，宜用的药引是

8. 服用四神丸，宜用的药引是

参考答案

配伍选择题：1. E　2. C　3. A　4. D　5. B

6. C　7. A　8. B

考点9　用药禁忌之配伍禁忌

十八反：本草明言十八反，半蒌贝蔹及攻乌，藻戟遂芫俱战草，诸参辛芍叛藜芦。

半蒌贝蔹及攻乌：乌头（包括川乌，草乌，附子）反浙贝母，川贝母，瓜蒌，天花粉，半夏，白及，白蔹；

藻戟遂芫俱战草：甘草反甘遂，京大戟，红大戟，海藻，芫花；

诸参辛芍叛藜芦：藜芦反人参，西洋参，丹参，玄参，北沙参，南沙参，苦参，细辛，白芍，赤芍。

十九畏：硫黄原是火中精，朴硝一见便相争（硫黄畏朴硝/芒硝）；

水银莫与砒霜见，狼毒最怕密佗僧（水银畏砒霜，狼毒畏密陀僧）；

巴豆性烈最为上，偏与牵牛不顺情（巴豆畏牵牛）；

丁香莫与郁金见，牙硝难合荆三棱（丁香畏郁金，牙硝/芒硝畏三棱）；

川乌草乌不顺犀，人参最怕五灵脂（川乌、草乌畏犀角，人参畏五灵脂）；

官桂善能调冷气，若蓬石脂便相欺（官桂/肉桂畏赤石脂）。

【真题再现】

最佳选择题

1. 属"十九畏"的组药是（2015 年 A 型 25 题）

A. 甘草与瓜蒌　　　B. 郁金与丁香

C. 乌头与半夏　　　D. 海藻与京大戟

E. 人参与细辛

配伍选择题

A. 瓜蒌　　　B. 白芍　　　C. 丹参

D. 甘草　　　E. 乌头

根据中药"十八反"

2. 与海藻相反的中药是（2015 年 B 型 66 题）

3. 与半夏相反的中药是（2015 年 B 型 66 题）

参考答案

最佳选择题：1. B

配伍选择题：2. D　3. E

【强化练习】

配伍选择题

A. 牵牛子　　　B. 海藻　　　C. 三棱

D. 郁金　　　E. 五灵脂

1. 人参畏

2. 巴豆畏

3. 芒硝畏

A. 白及　　　B. 白芍　　　C. 丁香

D. 五灵脂　　　E. 京大戟

4. 川乌反

5. 藜芦反

6. 甘草反

7. 附子反
A. 朴硝　　　B. 巴豆　　　C. 狼毒
D. 砒石　　　E. 丁香
8. 硫黄不能配用
9. 蜜陀僧不能配用

多项选择题
10. 甘草不能配用的是
A. 甘遂　　　B. 芫花　　　C. 京大戟
D. 海藻　　　E. 白及

参考答案
配伍选择题：1. E　2. A　3. C　4. A　5. B
6. E　7. A　8. A　9. C
多项选择题：10. ABCD

考点10　用药禁忌之妊娠禁忌

（1）妊娠禁用的饮片

丁公藤、三棱、干漆、土鳖虫、大皂角、千金子、千金子霜、川乌、马钱子、马钱子粉、马兜铃、天山雪莲、天仙子、天仙藤、巴豆、巴豆霜、水蛭、甘遂、朱砂、全蝎、红大戟、红粉、芫花、两头尖、阿魏、附子、京大戟、闹羊花、草乌、制草乌、牵牛子、轻粉、洋金花、莪术、猪牙皂、商陆、斑蝥、雄黄、黑种草子（维药）、蜈蚣、罂粟壳、麝香。

（2）妊娠慎用饮片

人工牛黄、三七、大黄、川牛膝、制川乌、小驳骨、飞扬草、王不留行、天花粉、天南星、制天南星、天然冰片（右旋龙脑）、木鳖子、牛黄、牛膝、片姜黄、艾片（左旋龙脑）、白附子、玄明粉、芒硝、西红花、肉桂、华山参、冰片（合成龙脑）、红花、芦荟、苏木、牡丹皮、体外培育牛黄、皂矾、苦楝皮、郁李仁、虎杖、金铁锁、乳香、卷柏、草乌叶、枳壳、枳实、禹州漏芦、禹余粮、急性子、穿山甲、桂枝、桃仁、凌霄花、益母草、黄蜀葵花、常山、硫黄、番泻叶、蒲黄、漏芦、赭石、瞿麦、蟾酥。

（3）妊娠禁用中成药

开胸顺气丸、木瓜丸、木香槟榔丸、五味麝香丸、止痛紫金丸、少腹逐瘀丸、十香止痛丸、十香返生丸、九气拈痛丸、人参再造丸、大黄清胃丸、大黄䗪虫丸、痛经丸、疏风定痛丸、梅花点舌丸、控涎丸、得生丸、麻仁润肠丸、清宁丸、山楂化滞丸、槟榔四消丸、礞石滚痰丸、麝香保心丸、冠心苏合丸、脑立清丸、牛黄解毒丸、再造丸、舒筋丸、苏合香丸、医痫丸、当归龙荟丸、小金丸、小活络丸、七厘散、九分散、马钱子散、玉真散、活血止痛散、跌打活血散、红灵散、阿魏化痞膏、狗皮膏、暖脐膏、益母草膏、纯阳正气膏、乳块消片、跌打丸、暑症片、祛风止痛片、消渴灵片、三七伤药片、利胆排石片、化癥回生片、冯了性风湿跌打药酒、舒筋活络酒、三两半药酒、国公酒、紫金锭、紫雪、痧药、龟龄集、灵宝护心丹。

（4）妊娠慎用中成药

川芎茶调丸、女金丸、天麻丸、牛黄清心丸、牛黄上清丸、木香分气丸、三妙丸、分清五淋丸、龙胆泻肝丸、竹沥达痰丸、华佗再造丸、妇科分清丸、安宫牛黄丸、防风通圣丸、妇炎净胶囊、抗感颗粒、沉香化气丸、附子理中丸、枣仁安神胶囊、栀子金花丸、祛风舒筋丸、桂附理中丸、黄连上清丸、清肺抑火化痰丸、清胃黄连丸、舒肝丸、少林风湿跌打膏、鸡血藤膏、伤湿止痛膏、华山参片、乳癖消片、舒胸片、通关散、五虎散、舒心口服液、万应锭。

【真题再现】

最佳选择题
1. 妊娠慎用的中药是（2015年A型26题）
A. 桂枝　　　B. 麻黄　　　C. 防风
D. 连翘　　　E. 黄芩
2. 妊娠慎用的中成药是（2015年A型29题）
A. 六味地黄丸　　B. 牛黄上清丸
C. 香砂养胃丸　　D. 天王补心丹
E. 九味羌活丸
3. 某女，妊娠6周，胎动不安，阴道少量下血。中医辨证属冲任不固。处方：党参30g，白术10g，黄芪15g，天山雪莲6g，沙苑子20g，续断15g，桑寄生15g，阿胶15g。药师审方中发现该方有妊娠禁忌中药是（2016年A型26题）
A. 天山雪莲　　　B. 白术　　　C. 黄芪
D. 续断　　　　　E. 沙苑子

参考答案
最佳选择题：1. A　2. B　3. A

【强化练习】

最佳选择题

1. 孕妇禁用的中药是
A. 淫羊藿　　B. 商陆　　　C. 天冬
D. 华山参　　E. 滑石

2. 属妊娠禁用的中成药是
A. 附子理中丸　　B. 牛黄上清丸
C. 人参再造丸　　D. 防风通圣丸
E. 沉香化气丸

3. 妊娠慎用的中成药是
A. 六味地黄丸　　B. 天王补心丹
C. 牛黄上清丸　　D. 六味安消散
E. 九味羌活丸

配伍选择题

A. 枣仁安神胶囊　　　　B. 四君子丸
C. 血府逐瘀胶囊　　　　D. 清肝利胆胶囊
E. 健胃消食片

4. 孕妇慎用的中成药是

5. 孕妇禁用的中成药是

参考答案

最佳选择题：1. B　2. C　3. C

配伍选择题：4. A　5. C

考点 11　用药禁忌之证候禁忌

1. **体虚多汗**　忌用麻黄——麻黄发汗力强。

2. **虚喘、高血压、失眠患者**　慎用麻黄——麻黄会升高血压，兴奋中枢神经。

3. **湿盛胀满、水肿患者**　忌用甘草——大剂量或长期服用甘草易导致水肿。

4. **麻疹已透及阴虚火旺者**　忌用升麻——升麻药性升发。

5. **肝功能障碍者**　忌用黄药子——黄药子有肝毒性。

6. **肾病患者**　忌用马兜铃——马兜铃有肾毒性。

7. **哺乳期的妇女**　忌用麦芽——麦芽可以回乳。

8. **阳虚里寒者**　忌用寒凉药——伤阳生寒。

9. **阴虚内热者**　慎用苦寒清热药——苦燥伤阴。

10. **脾胃虚寒、大便稀溏者**　忌用苦寒或泻下药——伤脾胃。

11. **阴虚津亏者**　忌用淡渗利湿药——加重津液的耗伤。

12. **火热内炽和阴虚火旺者**　忌用温里药——助热伤阳。

13. **妇女月经过多及崩漏者**　忌用破血逐瘀药——加重出血。

14. **脱证神昏者**　忌用香窜的开窍药——耗气伤正。

15. **邪实而正不虚者**　忌用补虚药——闭门留寇。

16. **表邪未解者**　忌用固表止汗药——妨碍发汗解表。

17. **湿热泻痢者**　忌用涩肠止泻药——妨碍清热解毒，燥湿止泻。

【真题再现】

最佳选择题

1. 表邪未解者忌用的中药是（2015 年 A 型 27 题）
A. 固表止汗药　　　　B. 化血活瘀药
C. 苦寒清热药　　　　D. 淡渗利湿药
E. 涩肠止泻药

配伍选择题

A. 甘草　　B. 丹参　　　C. 升麻
D. 乌头　　E. 麻黄

2. 根据中药证候禁忌理论，体虚多汗者忌用（2016 年 B 型 64 题）

3. 根据中药证候禁忌理论，湿盛水肿者忌用（2016 年 B 型 64 题）

参考答案

最佳选择题：1. A

配伍选择题：2. E　3. A

【强化练习】

配伍选择题

A. 升麻　　B. 甘草　　　C. 黄药子
D. 马兜铃　　E. 麻黄

1. 肝功能障碍者忌用

2. 麻疹已透阴虚火旺患者忌用

3. 湿盛胀满水肿患者忌用

4. 肾功能障碍者忌用

A. 麻黄　　B. 麦芽　　　C. 马兜铃
D. 黄药子　　E. 升麻

5. 虚喘、高血压、失眠患者忌用
6. 哺乳期妇女忌用
A. 寒凉药　　　　B. 苦寒清热药
C. 苦寒泻下药　　D. 淡渗利湿药
E. 温热药
7. 阴虚内热者慎用
8. 阴虚津亏者慎用
9. 脾胃虚寒、大便稀溏者，忌用
10. 火热内炽和阴虚火旺者，忌用
11. 阳虚里寒者，忌用

参考答案

配伍选择题：1. C　2. A　3. B　4. D　5. A
6. B　7. B　8. D　9. C　10. A　11. E

第三节　处方调配与复核

考点 12　不应放在一个斗谱的药物

1. 配伍禁忌　"十八反""十九畏"
2. 外观形状相似但功效不同的饮片

蒲黄与海金沙；紫苏子与菟丝子；山药与天花粉；杏仁与桃仁；

厚朴与海桐皮；荆芥与紫苏叶；大蓟与小蓟；炙甘草与炙黄芪；

当归与独活；制南星与象贝（浙贝）；菟丝子与苏子；熟地与黄精；

知母与玉竹；蛇床子与地肤子；玫瑰花与月季花；血余炭与干漆炭；

韭菜子与葱子。

3. 药名相近，但性味功效不同的饮片

附子与白附子；藜芦与漏芦；天葵子与冬葵子。

4. 同一植物来源但不同部位入药的并且功效不相同的饮片

如麻黄与麻黄根。

5. 为防止灰尘污染，有些中药不宜放在一般的药斗内，而宜存放在加盖的瓷罐中，以保持清洁卫生。如熟地黄、龙眼肉、青黛、玄明粉、松花粉、生蒲黄、乳香面、没药面、儿茶面、血竭面。

【真题再现】

最佳选择题

1. 安排饮片斗谱时，不能排于一斗或上下药斗中的是（2016 年 A 型 11 题）

A. 麻黄与桂皮　　B. 陈皮与青皮
C. 酸枣仁与远志　D. 乌头与天花粉
E. 板蓝根与大青叶

配伍选择题

A. 黄芪　　B. 桃仁　　C. 鸡血藤
D. 血竭粉　E. 五味子
2. 不宜与苦杏仁装于一个药斗的饮片是（2016 年 B 型 79 题）
3. 需与红花装于一个药斗的饮片是（2016 B 型 80 题）
4. 宜存入于加盖容器中的饮片是（2016 年 B 型 81 题）

参考答案

最佳选择题：1. D
配伍选择题：2. B　3. B　4. D

【强化练习】

最佳选择题

1. 不宜装于同一药斗的药组是
A. 泽泻与猪苓　　B. 桔梗与前胡
C. 当归与川芎　　D. 三棱与莪术
E. 熟地黄与黄精

配伍选择题

A. 山药　　B. 炙甘草　　C. 菟丝子
D. 蛇床子　E. 血余炭
2. 与天花粉不能放于同一斗谱的是
3. 与地肤子不能放于同一斗谱的是
4. 与炙黄芪不能放于同一斗谱的是
5. 与干漆炭不能放于同一斗谱的是

A. 苏子　　B. 葱子　　C. 地肤子
D. 月季花　E. 川芎
6. 不能与菟丝子放于同一斗谱的是
7. 不能与玫瑰花放于同一斗谱的是
8. 不能与韭菜子放于同一斗谱的是

多项选择题

9. 不宜放在一个药斗的饮片是
A. 麻黄与麻黄根　B. 附子与白附子
C. 藜芦与漏芦　　D. 天葵子与冬葵子
E. 知母与玉竹
10. 不宜放在一个药斗的饮片是
A. 蒲黄与海金沙　B. 制南星与象贝（浙贝）
C. 厚朴与海桐皮　D. 荆芥与紫苏叶

E. 炙甘草与炙黄芪

参考答案

最佳选择题：1. E

配伍选择题：2. A　3. D　4. B　5. E　6. A

7. D　8. B

多项选择题：9. ABCDE　10. ABCDE

考点 13　饮片调配复核内容

1. 有无错味，漏味，多味或掺杂异物。

2. **剂量误差是否在允许的范围内**　每剂药的剂量误差应小于±5%。

3. 有无相反（十八反，十九畏）药物，妊娠禁忌药物，审查毒麻药有无超量。

4. 毒性中药、贵细药品的调配是否得当。

5. 对于需特殊煎煮或处理的药味如先煎，后下，包煎，烊化，另煎，冲服等，是否单包并注明用法。

6. **审查药品质量**　有无虫蛀，发霉变质。

【真题再现】

最佳选择题

1. 调配饮片时，每剂中药的重量误差应控制在（2015 年 A 型 28 题）

A. ±1%以内　　　　B. ±2%以内

C. ±3%以内　　　　D. ±5%以内

E. ±10%以内

多项选择题

2. 饮片处方调配复核的主要内容有（2016 年 X 型 117 题）

A. 有无虫蛀，霉变

B. 毒麻药有无超量

C. 剂量误差是否在允许范围内

D. 特殊煎法的药味是否单包

E. 有无错味，漏味，多味，异味

参考答案

最佳选择题：1. D

多项选择题：2. ABCDE

第四节　中药汤剂

考点 14　特殊煎药方法

1. 先煎

（1）矿物，动物骨甲类饮片——打碎先煎20 分钟。

一生：生蛤壳，生龙骨，生龙齿，生紫石英，生寒水石，生石决明，生珍珠母，生瓦楞子，生磁石，生牡蛎，生石膏，生赭石。

二甲：鳖甲，龟甲。

三霜：鹿角霜（区分鹿角胶）。

四铜：自然铜。

（2）有毒饮片——先煎 1～2 小时。

生川乌，生草乌，制附子。

2. 后下

（1）气味芳香有效成分易挥发——群药煎好 5～10 分钟入煎剂。

香味——降香、沉香。

清凉味——薄荷。

鱼腥味——鱼腥草。

芳香化湿药——砂仁、白豆蔻。

（2）久煎后有效成分易破坏——群药煎好 10～15 分钟入煎剂。

泻下药——生大黄，番泻叶。

祛风湿药——徐长卿。

平肝息风药——钩藤。

止咳平喘药——苦杏仁。

3. 包煎

（1）黏液质多，易糊锅底——车前子、葶苈子。

（2）含绒毛，易刺激咽喉——旋覆花、枇杷叶。

（3）像花粉样微小饮片，易漂浮——蒲黄、海金沙、蛤粉、六一散。

4. 烊化

胶——阿胶、鳖甲胶、鹿角胶（区分鹿角霜）、龟鹿二仙胶。

5. 另煎

贵重——人参、西洋参、西红花——另煎30～40 分钟。

质地坚硬——羚羊角、水牛角——另煎2～3 个小时。

6. 兑服

液体——黄酒、竹沥水、鲜藕汁、姜汁、梨汁、蜂蜜。

7. 冲服

粉末——雷丸、蕲蛇、羚羊角、三七、琥

珀、鹿茸、紫河车、沉香、金钱白花蛇。

8. 煎汤代水

葫芦壳、灶心土。

【真 题 再 现】

最佳选择题

1. 处方调剂复核时，应予以纠正的错付是（2016年A型23题）

A. 苦杏仁未捣碎　B. 生牡蛎单包先煎

C. 薄荷单包后下　D. 三七粉单包冲服

E. 阿胶单包烊化

2. 某男，大便下血，血色黯淡，四肢不温，面色萎黄，舌淡苔白，脉沉细无力。辩证为便血，脾胃虚寒证，医师处以黄土汤加减。方中煎汤代水的中药是（2016年A型29题）

A. 阿胶　　B. 甘草　　　C. 制附子

D. 灶心土　　E. 地黄

配伍选择题

A. 人参　　B. 阿胶　　　C. 钩藤

D. 海金沙　　E. 鹿角霜

3. 中药汤剂煎煮时，需后下的饮片是（2016年B型52题）

4. 中药汤剂煎煮时，需包煎的饮片是（2016年B型53题）

A. 薄荷　　B. 阿胶　　　C. 蒲黄

D. 鹿角霜　　E. 人参

5. 先煎的中药是（2015年B型68题）

6. 后下的中药是（2015年B型68题）

7. 包煎的中药是（2015年B型68题）

A. 烊化　　B. 兑服　　　C. 另煎

D. 冲服　　E. 煎汤代水

8. 中药处方中含有竹沥水，正确的使用方法是（2016年B型77题）

9. 中药处方中含有西红花，正确的使用方法是（2016年B型77题）

参考答案

最佳选择题：1. A　2. D

配伍选择题：3. C　4. D　5. D　6. A　7. C

8. B　9. C

【强 化 练 习】

配伍选择题

A. 附子　　B. 徐长卿　　　C. 车前子

D. 鹿角胶　　E. 羚羊角

1. 宜先煎的药是

2. 宜后下的药是

3. 宜包煎的药是

4. 宜烊化的药是

5. 宜另煎的药是

多项选择题

6. 宜先煎的药物有

A. 生龙骨　　B. 鳖甲　　　C. 自然铜

D. 六一散　　E. 川乌

7. 宜后下的药物有

A. 沉香　　B. 白豆蔻　　　C. 鹿角霜

D. 砂仁　　E. 鱼腥草

8. 宜后下的药物有

A. 苦杏仁　　B. 生大黄　　　C. 番泻叶

D. 降香　　E. 枇杷叶

9. 宜另煎的药物有

A. 人参　　B. 西洋参　　　C. 西红花

D. 雷丸　　E. 琥珀

10. 宜煎汤代水的药物有

A. 竹沥水　　B. 蜂蜜　　　C. 葫芦壳

D. 紫河车　　E. 灶心土

参考答案

配伍选择题：1. A　2. B　3. C　4. D　5. E

多项选择题：6. ABCE　7. ABDE　8. ABCD

9. ABC　10. CE

第五节　特殊中药处方的调剂

考点15　毒性中药的用法用量及调剂

表 7-7

药名	毒性	用量
斑蝥	大毒	0.03～0.06g
闹羊花	大毒	0.6～1.5g
巴豆霜	大毒	0.1～0.3g
天仙子	大毒	0.06～0.6g
马钱子粉	大毒	0.3～0.6g
马钱子	大毒	0.3～0.6g
蟾酥	有毒	0.015～0.03g
蕲蛇	有毒	3～9g
蜈蚣	有毒	3～5g

续表

药名	毒性	用量
蓖麻子	有毒	2～5g
雄黄	有毒	1.5～3g
硫黄	有毒	1.5～3g
常山	有毒	5～9g
商陆	有毒	3～9g
香加皮	有毒	3～6g
洋金花	有毒	0.3～0.6g
金钱白花蛇	有毒	2～5g
苦楝皮	有毒	3～6g
制草乌	有毒	1.5～3g
京大戟	有毒	1.5～3g
附子	有毒	3～15g
苍耳子	有毒	3～10g
芫花	有毒	1.5～3g
朱砂	有毒	0.1～0.5g
全蝎	有毒	3～6g
白果	有毒	5～10g
白附子	有毒	3～6g
甘遂	有毒	0.5～1.5g
半夏	有毒	3～9g
仙茅	有毒	3～10g
木鳖子	有毒	0.9～1.2g
干漆	有毒	2～5g
山豆根	有毒	3～6g
千金子	有毒	1～2g
鹤虱	小毒	3～9g
蒺藜	小毒	6～10g
蛇床子	小毒	3～10g
绵马贯众	小毒	4.5～9g
鸦胆子	小毒	0.5～2g
重楼	小毒	3～9g
苦杏仁	小毒	5～10g
吴茱萸	小毒	2～5g
红大戟	小毒	1.5～3g
艾叶	小毒	3～9g
北豆根	小毒	3～9g
水蛭	小毒	1～3g
川楝子	小毒	5～10g
土鳖虫	小毒	3～10g

【真 题 再 现】

配伍选择题

A. 1～3g   B. 3～6g   C. 3～9g
D. 5～9g   E. 6～9g

1. 水蛭的内服用量应是（2015 年 B 型 74 题）
2. 全蝎的内服用量应是（2015 年 B 型 75 题）
答案：1. A   2. B

【强 化 练 习】

最佳选择题

1. 马钱子内服量应控制在
A. 0.2g～0.4g   B. 0.3～0.6g
C. 0.5～0.7g   D. 0.8～1g
E. 0.6～0.8g

2. 生附子的内服量为
A. 2～5g   B. 0.3～0.6g   C. 0.5～0.7g
D. 0.6～0.9g   E. 3～15g

配伍选择题

A. 0.002～0.004g   B. 0.03～0.06g
C. 0.3～0.6g   D. 0.015～0.03g
E. 0.05～0.1g

3. 蟾酥的用量
4. 砒石的用量
5. 斑蝥的用量
A. 0.05～0.1g   B. 0.3～0.6g
C. 0.6～1.5g   D. 3～9g
E. 3～15g

6. 雄黄的内服量应控制在
7. 制天南星的内服量应控制在
A. 5～10g   B. 2～5g   C. 3～10g
D. 3～6g   E. 3～9g

8. 苦杏仁的用量
9. 吴茱萸的用量
10. 川楝子的用量
A. 1.5～3g   B. 5～10g   C. 3～9g
D. 3～10g   E. 1～3g

11. 水蛭的用量
12. 艾叶的用量
13. 北豆根的用量

参考答案
最佳选择题：1. B   2. E
配伍选择题：3. D   4. A   5. B   6. A   7. D
8. A   9. B   10. A   11. E   12. C   13. C

考点 16   罂粟壳的用法用量及调剂

1. 临床用量 3～6g。
2. 本品有成瘾性，故不宜常服，孕妇及儿童禁用，运动员慎用。

3. 必须凭有麻醉处方权的执业医师签名的红色麻醉处方方可调配，应于群药中且与群药一起调配，不得单方发药。

4. 每张处方不得超过 3 日用量。

5. 连续使用不得超过 7 天。

6. 处方保存 3 年备查。

【真题再现】

多项选择题

关于罂粟壳使用管理要求的规定，下列正确的有（2015 年 X 型 116 题）

A. 处方须使用麻醉药处方权的执业医师签名

B. 须使用麻醉专用处方可调配

C. 成人一次正常用设为每天 3～6g

D. 每张处方不得超过 7 日用量

E. 须与群药一起调配

答案：ABCE

【强化练习】

最佳选择题

1. 以下哪些人群可用含罂粟壳的中药

A. 孕妇　　　B. 哺乳期妇女

C. 老年人　　D. 儿童　　E. 肺结核患者

多项选择题

2. 中药罂粟壳

A. 不宜常服　B. 孕妇不宜　C. 儿童不宜

D. 不宜单用　E. 运动员慎用

参考答案

最佳选择题：1. C

多项选择题：2. ABCDE

考点 17　有毒、小毒中药的用法用量及调剂

大毒：川乌、马钱子、天仙子、巴豆、草乌、斑蝥；

有毒：三颗针、山豆根、天南星、木鳖子、附子、雄黄；

小毒：土鳖虫、川楝子、苦杏仁、北豆根、重楼、蛇床子。

【真题再现】

配伍选择题

A. 吴茱萸　蛇床子　　B. 车前子　地肤子

C. 山豆根　制川乌　　D. 马钱子　天仙子

E. 枇杷叶　侧柏叶

根据《中国药典》对有毒中药的分类

1. "小毒"中药是（2015 年 B 型 71 题）

2. "有毒"中药是（2015 年 B 型 71 题）

3. "大毒"中药是（2015 年 B 型 71 题）

答案：1. A　2. C　3. D

【单元测试】

一、最佳选择题（A 型题）

每题 1 分。题干在前，选项在后。每道题的备选选项中，只有一个最佳答案，多选、错选或不选均不得分。

1. 属于气味类的是（考点 2）

A. 田三七　　B. 陈香橼　　C. 苦杏仁

D. 杭白菊　　E. 陈皮

2. 处方的有效期是（考点 4）

A. 当天　　　B. 2 天　　　C. 3 天

D. 5 天　　　E. 7 天

3. 处方写乳没应付（考点 5）

A. 三棱、莪术　　B. 乳香、没药

C. 芦根、茅根　　D. 盐知母、盐黄柏

E. 青皮、陈皮

4. 抗疟药宜（考点 7）

A. 空腹服　　　　B. 饭前服

C. 饭后服　　　　D. 发作前 2 小时服

E. 发作前 1～2 小时服

5. 大活络丸宜用药引（考点 8）

A. 黄酒　　　B. 姜汤　　　C. 清茶

D. 米汤　　　E. 淡盐水

6. 孕妇禁用的中成药是（考点 10）

A. 人参归脾丸　　B. 麝香保心丸

C. 防风通圣丸　　D. 生脉饮

E. 艾附暖宫丸

7. 属妊娠禁用的中成药是（考点 10）

A. 沉香化气丸　　B. 牛黄清心丸

C. 麻仁润肠丸　　D. 牛黄上清丸

E. 木香顺气丸

8. 孕妇慎用的中药是（考点 10）

A. 华山参　　B. 淫羊藿　　C. 天冬

D. 滑石　　　E. 商陆

9. 表邪未解者忌用（考点11）

A. 补虚药 B. 固表止汗药

C. 破血逐瘀药 D. 开窍药

E. 发汗药

10. 罂粟壳的处方应保存（考点16）

A. 2年 B. 3年 C. 4年

D. 6年 E. 7年

二、配伍选择题（B型题）

每题1分。备选答案在前，试题在后。每组若干小题。备选项可重复选用，也可不选用。每组题均对应同一组备选答案，每题只有一个正确答案。

配伍选择题

A. 香白芷 B. 杭白菊

C. 酒蒸大黄 D. 绵茵陈

E. 金毛狗脊

11. 属于炮制类的是（考点2）

12. 属于颜色类的是（考点2）

13. 属于陈新类的是（考点2）

14. 属于品质类的是（考点2）

15. 属于产地类的是（考点2）

A. 通草 B. 蛇蜕 C. 香附

D. 独活 E. 浙贝

16. 龙衣的正名是（考点5）

17. 莎草根的正名是（考点5）

A. 红花 B. 金银花 C. 茺蔚子

D. 厚朴 E. 前胡

18. 草红花、红蓝花的正名是（考点5）

19. 双花、二花的正名是（考点5）

20. 坤草子、益母草子的正名是（考点5）

A. 生谷芽、炒谷芽 B. 炒白术、炒白芍

C. 知母、黄柏 C. 盐知母、盐黄柏

E. 酒知母、酒黄柏

21. 处方药名生熟谷芽调配应付（考点5）

22. 处方药名知柏调配应付（考点5）

23. 处方开酒知柏应付（考点5）

A. 天冬、麦冬 B. 炒白术、炒白芍

C. 煅龙骨、煅牡蛎 D. 冬瓜皮、冬瓜子

E. 生石决明、决明子

24. 处方开冬瓜皮子应付（考点5）

25. 处方开二门冬应付（考点5）

26. 处方开二决明应付（考点5）

A. 煨制品 B. 霜制品 C. 姜制品

D. 炭制品 E. 酒制品

27. 处方开柏子仁应付（考点6）

28. 处方开当归、黄芩应付（考点6）

29. 处方开木香应付（考点6）

30. 处方开半夏应付（考点6）

A. 盐水 B. 米汤 C. 黄酒

D. 姜汤 E. 芦根汤

31. 服用七厘散，宜用的药引是（考点8）

32. 服用六味地黄丸，宜用的药引是（考点8）

33. 服用四神丸，宜用的药引是（考点8）

A. 芒硝 B. 川乌 C. 官桂

D. 人参 E. 水银

34. 三棱不能配用的是（考点9）

35. 石脂不能配用的是（考点9）

36. 砒霜不能配用的是（考点9）

A. 十滴水 B. 麦味地黄丸

C. 开胃健脾丸 D. 防风通圣丸

E. 川贝止咳露

37. 孕妇禁用的中成药是（考点10）

38. 孕妇慎用的中成药是（考点10）

A. 破血逐瘀药 B. 香窜开窍药

C. 补虚药 D. 发汗药

E. 涩肠止泻药

39. 脱证神昏者，忌用（考点11）

40. 妇女月经过多及崩漏者，忌用（考点11）

41. 湿热泻痢者，忌用（考点11）

42. 邪实而正不虚者，忌用（考点11）

A. 当归 B. 浙贝 C. 知母

D. 黄精 E. 苏子

43. 与独活不能放于同一斗谱中的是（考点12）

44. 与制南星不能放于同一斗谱中的是（考点12）

45. 与熟地不能放于同一斗谱的是（考点12）

46. 与玉竹不能放于同一斗谱的是（考点12）

A. 龟甲 B. 钩藤 C. 旋覆花

D. 龟鹿二仙胶 E. 水牛角

47. 宜先煎的药是（考点14）

48. 宜后下的药是（考点14）

49. 宜包煎的药是（考点14）

50. 宜烊化的药是（考点14）

51. 宜另煎的药是（考点14）

A. 0.1～0.5g　　B. 3～5g　C. 0.9～1.2g

D. 3～6g　　　　E. 3～9g

52. 朱砂的用量（考点15）

53. 苍耳子的用量（考点15）

A. 1.5～3g　　　B. 3～6g　　　C. 3～9g

D. 3～5g　　　　E. 2～3g

54. 芫花的用量（考点15）

55. 京大戟的用量（考点15）

56. 苦楝皮的用量（考点15）

A. 川楝子、苦杏仁　　B. 车前子　地肤子

C. 附子、雄黄　　　　D. 巴豆、草乌

E. 枇杷叶　侧柏叶

根据《中国药典》对有毒中药的分类

57. "小毒"中药是（考点16）

58. "有毒"中药是（考点16）

59. "大毒"中药是（考点16）

三、多项选择题（X型题）

每题1分，题干在前，备选项在后。每道题备选项中至少有两个正确答案，多选，少选或不选不得分。

60. 处方正文的内容有（考点1）

A. 药品的名称　　　　B. 药品的数量

C. 药品的用量用法　　D. 患者的姓名

E. 中医临床诊断

61. 属于品质类的中药是（考点2）

A. 马蹄决明　　B. 鹅枳实　　C. 盐附子

D. 子黄芩　　　E. 明天麻

62. 属于采时新陈类的中药是（考点2）

A. 陈皮　　B. 陈佛手　　　C. 嫩桂枝

D. 鲜茅根　　E. 杭白菊

63. 中药调剂流程包括（考点3）

A. 审方　　B. 计价　　C. 调配

D. 复核　　E. 发药

64. "四查十对"中十对是指（考点3）

A. 对科别　　B. 对药名　　C. 对药品性状

D. 对用法用量　　E. 对临床诊断

65. 乌头不能配用的品种有（考点9）

A. 半夏　　B. 贝母　　C. 瓜蒌

D. 白蔹　　E. 白及

66. 藜芦不能配用的品种有（考点9）

A. 细辛　　B. 白芍　　C. 赤芍

D. 玄参　　E. 苦参

67. 对于中药饮片调配复核的内容正确的是（考点13）

A. 审查有无相反的药物

B. 毒麻药有无超量

C. 妊娠禁忌药物

D. 毒性中药，贵细药品的调配是否得当

E. 对于需特殊煎煮或处理的药味是否单包并注明用法

68. 宜包煎的药物有（考点14）

A. 葶苈子　B. 六一散　　C. 海金沙

D. 蛤粉　　E. 枇杷叶

69. 宜烊化的药物有（考点14）

A. 阿胶　　B. 鳖甲胶　　C. 蛤粉

D. 生紫石英　E. 生石膏

70. 罂粟壳的使用注意是（考点16）

A. 不宜常服　　B. 孕妇禁用

C. 儿童禁用　　D. 运动员慎用

E. 老年人禁用

参考答案

最佳选择题：1. C　2. A　3. B　4. E　5. A

6. B　7. C　8. A　9. B　10. B

配伍选择题：11. C　12. A　13. D　14. E

15. B　16. B　17. C　18. A　19. B　20. C

21. A　22. C　23. E　24. A　25. D　26. E

27. B　28. E　29. A　30. C　31. C　32. A

33. B　34. B　35. C　36. E　37. A　38. D

39. B　40. A　41. C　42. E　43. A　44. B

45. D　46. C　47. A　48. D　49. C　50. D

51. E　52. A　53. B　54. A　55. A　56. B

57. A　58. C　59. D

多项选择题：60. ABC　61. ABDE　62. ABCD

63. ABCDE　64. ABCDE　65. ABCDE　66. ABCDE　67. ABCDE　68. ABCDE　69. AB

70. ABCD

第八章　中药的贮藏与养护

章节概述

中药的贮藏与养护，虽内容并不多，但需要硬性记忆的点很多，且很容易混淆。因此在复习中，可以适当忽略一些复杂的点，而重点关注在中药养护的对抗贮藏方法中。

本章节共计分为 4 个小节，前两个小节的内容较为复杂，后两个小节出分相对较高且重点突出，容易掌握。

表 8-1

章节	内容	分值
第一节	中药的质量变异现象	1 分
第二节	引起中药质量变异的因素	0 分
第三节	中药贮藏	2 分
第四节	中药养护	3 分
合计		6 分

第一节　中药的质量变异现象

考点 1　中药饮片储存中常见的质量变异现象

1. **虫蛀**　淀粉、糖、脂肪、蛋白质等成分，有利于蛀虫的生长繁殖。

如：白芷、北沙参、薏苡仁、柴胡、大黄、鸡内金。

2. **霉变**　牛膝、天冬、马齿苋、菊花、蕲蛇、五味子、人参、独活、紫菀。

3. **泛油**　含挥发油的饮片——当归、苍术；含油脂的饮片——柏子仁、桃仁、杏仁；含糖较多的饮片——牛膝、麦冬、天冬、熟地、黄精。

4. **变色**　由浅变深：泽泻、白芷、山药、天花粉；

由深变浅：黄芪、黄柏；

鲜艳变暗淡：红花、菊花、金银花、腊梅花。

5. **气味散失**　如肉桂、沉香、豆蔻、砂仁。

6. **风化**　如胆矾、硼砂、芒硝。

7. **潮解**　如青盐、芒硝、盐秋石。

8. **粘连**　芦荟、没药、乳香、鹿角胶、龟甲胶、天冬、熟地。

9. **腐烂**　鲜生姜、鲜生地、鲜芦荟、鲜石斛。

【真题再现】

最佳选择题

中药饮片储存过程中，易发生吸潮粘连和发霉的饮片是（2016 年 A 型 16 题）

A. 黄柏　　　B. 天冬　　　C. 苦参

D. 大黄　　　E. 川芎

答案：B

【强化练习】

最佳选择题

1. 下列属于中药变质现象的是

A. 变色　　　B. 结块　　　C. 杂质多

D. 水分多　　E. 破碎多

2. 既容易发生风化，又容易发生潮解的中药饮片是

A. 胆矾　　　B. 芒硝　　　C. 硼砂

D. 青盐　　　E. 盐秋石

3. 下列因含脂肪油成分引起中药饮片泛油的是

A. 薄荷　　　B. 川芎　　　C. 肉桂

D. 荆芥　　　E. 柏子仁

配伍选择题

A. 虫蛀　　　B. 霉变　　　C. 潮解

D. 变色　　　E. 气味散失

4. 马齿苋在贮藏中易

5. 薏苡仁在贮藏中易

A. 虫蛀　　　B. 霉变　　　C. 气味散失

D. 腐烂　　　E. 粘连

6. 五味子在贮存中易

7. 龟甲胶在贮存中易

8. 鸡内金在贮存中易

9. 豆蔻粉碎后易

参考答案

最佳选择题：1. A　2. B　3. E

配伍选择题：4. B　5. A　6. B　7. E　8. A

9. C

第二节　引起中药质量变异的因素

考点 2　中成药贮存中常见的质量变异现象

1. **虫蛀**　蜜丸、水丸、散剂。

2. **霉变**　蜜丸、膏滋、片剂。

3. **酸败**　合剂、酒剂、煎膏剂、糖浆剂、软膏剂。

4. **挥发**　芳香水剂、酊剂。

5. **沉淀**　药酒、口服液、注射液。

【真 题 再 现】

最佳选择题

极容易发生虫蛀，也容易发生霉变的常见剂型是

A. 蜜丸　　　B. 水丸　　　C. 散剂

D. 茶剂　　　E. 糖浆剂

答案：A

【强 化 练 习】

配伍选择题

A. 虫蛀　　　B. 霉变　　　C. 挥发

D. 酸败　　　E. 沉淀

1. 膏滋易

2. 酊剂、芳香水剂易

多项选择题

3. 中成药常见的变异现象有

A. 虫蛀　　　B. 霉变　　　C. 酸败

D. 挥发　　　E. 沉淀

4. 易霉变的常见剂型是

A. 蜜丸　　　B. 水丸　　　C. 膏滋

D. 片剂　　　E. 散剂

5. 易酸败的常见剂型是

A. 合剂　　　B. 酒剂　　　C. 煎膏剂

D. 糖浆剂　　　E. 软膏剂

参考答案

配伍选择题：1. B　2. C

多项选择题：3. ABCDE　4. ACD　5. ABCDE

考点 3　引起中药质量变异的因素

1. **自身因素对中药治疗变异的影响**　水分、淀粉、黏液质、油脂、挥发油、色素。

2. **环境因素对中药治疗变异的影响**　温度、湿度、日光、空气、霉菌、虫害、包装容器、贮存时间。

（1）发生霉变的适宜温度是 20～35℃，相对湿度 75%以上。

（2）绝对含水量应控制在 7%～13%；相对湿度应控制在 35%～75%。

（3）利于蛀虫生长的温度 18～35℃，相对湿度 70%以上。

【真 题 再 现】

最佳选择题

一般中药炮制制品的绝对含水量应控制在（2015 年 A 型 30 题）

A. 5%～10%　　　　　B. 5%～13%

C. 7%～10%　　　　　D. 7%～13%

E. 7%～15%

答案：D

【强 化 练 习】

最佳选择题

1. 储存药品相对湿度为

A. 3%～5%　　B. 5%～10%　　C. 7%～13%

D. 14%～16%　E. 35%～75%

多项选择题

2. 引起中药质量变异的自身因素有

A. 水分　　　B. 油脂　　　C. 挥发油

D. 色素　　　E. 黏液质

3. 影响中药质量变异的环境因素有

A. 湿度　　　B. 温度　　　C. 日光

D. 空气　　　E. 蛀虫

参考答案

最佳选择题：1. E

多项选择题：2. ABCDE　3. ABCDE

第三节　中药贮藏

考点 4　中药贮藏的环境要求

1. **遮光**　用不透光的容器包装。

2. **密闭** 防止尘土及异物进入。

3. **密封** 防止风化、吸潮。

4. **熔封或严封** 防止空气或水分侵入。

5. **阴凉处** 不超过 20℃。

6. **凉暗处** 避光并不超过 20℃。

7. **冷处** 2～10℃。

8. **常温** 10～30℃。

【真 题 再 现】

配伍选择题

A. 不超过 20℃ B. 避光且不超过 20℃

C. 2℃～10℃ D. 10℃～30℃

E. 2℃～8℃

1. 冷处所指的环境条件是(2015 年 B 型 76 题)

2. 阴凉处所指的环境条件是（2015 年 B 型 77 题）

答案：1. C 2. A

考点5 中药饮片的贮藏要求

1. **淀粉多** 泽泻、山药、葛根——通风、干燥——防虫蛀。

2. **挥发油多** 薄荷、当归、川芎、荆芥——阴凉、干燥——防走失香气或泛油。

3. **含糖分及黏液质** 肉苁蓉、熟地黄、天冬、党参——通风干燥。

4. **种子类** 紫苏子、莱菔子、薏苡仁、扁豆——密闭罐、缸中——防虫害。

5. **动物类** 皮、骨、甲、蛇虫躯体——密封，四周无鼠洞，通风，阴凉——防生虫、泛油。

6. **炮制** 酒当归、酒常山、酒大黄、醋芫花、醋大戟、醋香附、醋甘遂——密闭容器，阴凉处。

7. **盐炙** 泽泻、知母、车前子、巴戟天——密闭容器，通风干燥——防盐分从表析出。

8. **蜜炙** 款冬花、甘草、枇杷叶——密闭于缸、罐中，通风，干燥——防吸潮。

9. **矿物类** 硼砂、芒硝——密闭缸、罐中，置于凉爽处——防风化。

10. **毒性中药** 专人，专柜，专账。

【真 题 再 现】

最佳选择题

1. 因易泛油而置阴凉干燥处贮存的饮片是

（2015 年 A 型 31 题）

A. 山药 B. 苦参 C. 半夏

D 当归 E. 黄柏

配伍选择题

A. 阴暗处 B. 密闭容器内

C. 避光凉爽处 D. 通风干燥处

E. 凉暗处

2. 含糖分多的饮片，应贮存于（2016 年 B 型 62 题）

3. 炒制后的种子类饮片，应贮存于（2016 年 B 型 63 题）

参考答案

最佳选择题：1. D

配伍选择题：2. D 3. B

【强 化 练 习】

配伍选择题

A. 通风干燥处贮存

B. 缸，罐中密闭贮存

C. 密闭容器中贮存

D. 分开贮藏，专人管理

E. 凉爽处贮存

1. 酒制、醋制饮片，应

2. 贵重药饮片，应

A. 通风、干燥处 B. 潮湿、阴凉处

C. 阴凉、干燥处 D. 潮湿、阴凉处

E. 密闭容器，阴凉贮藏

3. 含挥发油多的饮片应贮藏于

4. 含淀粉多的饮片应贮藏于

A. 荆芥 B. 白芍 C. 莱菔子

D. 薏苡仁 E. 熟地黄

5. 适宜阴凉干燥的是

6. 适宜通风干燥的是

多项选择题

7. 含淀粉特别注意虫蛀的品种是

A. 山药 B. 葛根 C. 泽泻

D. 当归 E. 川芎

8. 含挥发油而应注意防泛油的品种是

A. 荆芥 B. 薄荷 C. 当归

D. 川芎 E. 黄精

9. 含糖分和黏液质多而贮于通风干燥处的品种是

A. 天冬　　　B. 党参　　　C. 熟地

D. 扁豆　　　E. 肉苁蓉

10. 炒后需密封包装的中药饮片是

A. 白扁豆　　B. 紫苏子　　C. 莱菔子

D. 薏苡仁　　E. 沙苑子

参考答案

配伍选择题：1. C　2. D　3. C　4. A　5. A　6. E

多项选择题：7. ABC　8. ABCD　9. ABCE

10. ABCD

第四节　中药养护

考点6　传统养护技术

1. 清洁养护法

2. 除湿养护法　常用的干燥剂有——生石灰块，无水氯化钙。

3. 密封（密闭）养护法

4. 低温养护法　（温度以2～10℃为宜，低于-4℃经过一定时间，可以使害虫致死）。

5. 高温养护法　高于40℃，不超过60℃

6. 对抗贮存法

牡丹皮与泽泻、山药同贮；

蛤蚧与花椒、吴茱萸或荜澄茄同贮；

蕲蛇或白花蛇与花椒或大蒜瓣同贮；

土鳖虫与大蒜同贮；

人参与细辛同贮；

冰片与灯心草同贮；

硼砂与绿豆同贮；

藏红花与冬虫夏草同贮。

考点7　现代养护技术

1. 干燥养护技术

2. 气调养护技术

3. ^{60}Co-γ射线辐射杀虫灭菌养护技术

4. 包装防霉养护法

5. 气幕（气闸）防潮养护技术

6. 蒸气加热养护技术

7. 气体灭菌养护技术

8. 中药挥发油熏蒸防霉技术

【真题再现】

最佳选择题

1. 中药养护吸湿防潮法可采用的干燥剂是

（2016年A型12题）

A. 干冰　　　B. 生石灰　　　C. 熟石灰

D. 氯化钙　　E. 氢氧化钙

配伍选择题

A. 花椒　　　B. 藏红花　　　C. 细辛

D. 泽泻　　　E. 牡丹片

采用对抗贮存法养护中药时

2. 可与冬虫夏草同贮的是（2015年B型78题）

3. 可与蛤蚧同贮的是（2015年B型79题）

A. 牡丹皮　　B. 细辛　　C. 红花

D. 灯心草　　E. 吴茱萸

4. 宜与山药同贮的是（2016年B型66题）

5. 宜与蛤蚧同贮的是（2016年B型67题）

参考答案

最佳选择题：1. B

配伍选择题：2. B　3. A　4. A　5. E

【强化练习】

配伍选择题

A. 牡丹皮　　B. 花椒　　C. 绿豆

D. 大蒜　　　E. 细辛

1. 泽泻对抗养护宜选

2. 人参对抗养护宜选

3. 硼砂对抗养护宜选

4. 土鳖虫对抗养护宜选

多项选择题

5. 传统养护方法是指

A. 清洁养护法　　B. 低温养护法

C. 除湿养护法　　D. 高温养护法

E. 对抗贮存法

参考答案

配伍选择题：1. A　2. E　3. C　4. D

多项选择题：5. ABCDE

「单元测试」

一、最佳选择题（A型题）

每题1分。题干在前，选项在后。每道题的备选项中，只有一个最佳答案，多选、错选或不选均不得分。

1. 中药饮片若贮藏不当，会发出油败气味，此变异现象为（考点1）

A. 泛油　　B. 气味散失　　C. 潮解

D. 风化　　E. 虫蛀

2. 下列除哪项外均属中药饮片变异现象（考点1）

A. 破碎　　B. 粘连　　C. 变色

D. 发霉　　E. 潮解

3. 最易霉变的剂型是（考点2）

A. 合剂　　B. 蜜丸　　C. 酊剂

D. 注射剂　　E. 糖浆剂

4. 易虫蛀的常见剂型是（考点2）

A. 蜜丸　　B. 片剂　　C. 栓剂

D. 颗粒剂　　E. 胶囊剂

5. 极易霉变的环境条件是（考点3）

A. 温度20～35℃，相对湿度75%以上

B. 温度20～35℃，相对湿度75%以下

C. 温度10～20℃，相对湿度75%以上

D. 温度10～20℃，相对湿度75%以下

E. 温度20～35℃，相对湿度60%以下

二、配伍选择题（B型题）

　　每题1分。备选答案在前，试题在后。每组若干小题。备选项可重复选用，也可不选用。每组题均对应同一组备选答案，每题只有一个正确答案。

A. 虫蛀　　B. 霉变　　C. 潮解

D. 变色　　E. 气味散失

6. 黄柏在贮藏中易（考点1）

7. 沉香在贮藏中易（考点1）

A. 虫蛀　　B. 霉变　　C. 挥发

D. 酸败　　E. 沉淀

8. 软膏剂易（考点2）

9. 水丸易（考点2）

A. 常温　　B. 冷处　　C. 暗处

D. 凉暗处　　E. 阴凉处

10. 10～30℃的环境是指（考点4）

11. 避光不超过20℃的环境是指（考点4）

A. 生姜　　B. 葛根　　C. 连翘

D. 川芎　　E. 龙胆

12. 应通风干燥、防蛀贮存的中药是（考点5）

13. 应阴凉干燥贮存的中药是（考点5）

A. 牡丹皮　　B. 灯心草　　C. 大蒜

D. 藏红花　　E. 硼砂

14. 冰片宜于共贮的是（考点6）

15. 蕲蛇宜于共贮的是（考点6）

三、多项选择题（X型题）

　　每题1分，题干在前，备选项在后。每道题备选项中至少有两个正确答案，多选，少选或不选不得分。

16. 易挥发的常见剂型是（考点2）

A. 芳香水剂　　B. 糖浆剂　　C. 酊剂

D. 口服液　　E. 注射液

17. 易沉淀的常见剂型是（考点2）

A. 药酒　　B. 口服液　　C. 注射液

D. 酊剂　　E. 芳香水剂

18. 蛀虫生长繁殖的条件是（考点3）

A. 温度18～35℃

B. 空气相对湿度70%以上

C. 中药饮片含水量13%以上

D. 温度20～35℃以上

E. 相对湿度75%以上

19. 醋制而宜密闭贮藏的饮片有（考点5）

A. 甘遂　　B. 大戟　　C. 芫花

D. 香附　　E. 大黄

20. 盐制而宜密闭贮藏的中药饮片是（考点5）

A. 泽泻　　B. 当归　　C. 知母

D. 车前子　　E. 巴戟天

参考答案

最佳选择题：1. A　2. A　3. B　4. A　5. A

配伍选择题：6. D　7. E　8. D　9. A　10. A

11. D　12. B　13. D　14. B　15. C

多项选择题：16. AC　17. ABC　18. ABC

19. ABCD　20. ACDE

第九章 中药的合理应用

章 节 概 述

中药的合理应用是一个分值比较高的章节，在往年的考试中，分值约为 16 分，但在复习中是个难点较多的章节，尤其是在出分点比较集中的第三节中西药的联合应用，内容多，知识点杂，不容易记忆，故应该反复做题强化。在药物的联合应用，多关注不宜联合应用的药物。

表 9-1

章节	内容	分值
第一节	合理用药概述	2 分
第二节	中成药的联合应用	3 分
第三节	中西药的联合应用	11 分
合计		16 分

第一节 合理用药概述

考点 1 合理用药的目的及原则

（一）目的

（1）最大限度地发挥药物治疗效能。

（2）使患者最少的支出，冒最小的风险。

（3）最有效地利用卫生资源。

（4）方便患者使用所选的药物。

（二）基本原则

（1）安全：必须把保证患者用药安全放在首位。

（2）有效：保证所有药物对所防治的疾病有效。

（3）简便：力争做到所推选药物的使用方法简便易行。

（4）经济：用药不滥；经济实用；有利于环境保护。

【真 题 再 现】

最佳选择题

1. 合理用药基本原则中首要考虑的是（2015

年 A 型 32 题）

A. 有效　　　　B. 安全　　　　C. 经济

D. 使用方便　　E. 便与贮存

2. 执业药师指导患者用药时，应首选考虑的原则是（2016 年 A 型 B 题）

A. 经济　　　　B. 安全　　　　C. 有效

D. 简便　　　　E. 易得

参考答案

最佳选择题：1. B　2. B

【强 化 练 习】

多项选择题

1. 合理用药的原则是

A. 安全　　　B. 经济　　　C. 简便

D. 有效　　　E. 快速

2. 合理用药的目的是

A. 充分发挥药物的作用

B. 将不良反应降到最低或零

C. 以小的支出获取最大收益

D. 方便患者使用

E. 充分利用卫生资源减少浪费和患者的经济负担

参考答案

多项选择题：1. ABCD　2. ABCDE

考点 2 不合理用药的主要表现形式

（1）辨析病证不准确，用药指征不明确。

（2）给药剂量失准，用量过大或过小。

（3）疗程长短不宜，用药时间过长或过短。

（4）给药途径不适，未选择最佳给药途径。

（5）服用时间不当，不利于药物的药效发挥。

（6）违法用药禁忌、用配伍禁忌、妊娠禁忌、证候禁忌及服药时的饮食禁忌。

（7）同类重复使用。

（8）乱用贵重药品。

【真 题 再 现】

关于中成药不合理用药主要表现形式的说法，

正确的有（2016年X型118题）

A. 药证不符　　　B. 给药量途径不当

C. 给药剂量失准　D. 疗程长短失宜

E. 服药时间不当

答案：ABCDE

考点3　不合理用药的后果

（1）浪费医药资源。

（2）延误疾病的治疗。

（3）引发药物不良反应及药源性疾病的发生。

（4）造成医疗事故和医疗纠纷。

【真题再现】

不合理用药的后果有（2015年X型117题）

A. 浪费医药资源　B. 引发药源性疾病

C. 延误疾病治疗　D. 引发药物不良反应

E. 造成医疗纠纷

答案：ABCDE

第二节　中成药的联合应用

考点4　中成药之间的配伍应用

1. 功效类似，增强疗效

（1）附子理中丸+四神丸=增强温肾运脾，涩肠止泻——治疗脾肾阳虚之五更泄泻。

（2）归脾丸+人参养荣丸=增强补益心脾，益气养血，安神止痉——治疗心悸失眠，眩晕健忘。

（3）脑力清胶囊（片）+六味地黄丸=增强平肝潜阳效果——治疗高血压属肝肾阴虚，肝阳上扰。

2. 功效不同，辅药提高主药疗效

（1）（主药）二陈丸+（辅药）平胃散——平胃散（脾为生痰之源）增强二陈丸燥湿化痰的功能，从而治疗湿痰咳嗽。

（2）（主药）乌鸡白凤丸+（辅药）香砂六君子丸——香砂六君子丸（开气血生化之源）增强乌鸡白凤丸养血调经的功效，从而治疗妇女气血不足，月经失调。

3. 一种药抑制或消除另一种药的偏性或副作用

（1）舟车丸（峻下逐水）+四君子丸——四君子丸防止峻下而伤正气。

（2）金匮肾气丸（肾虚作喘）+麦味地黄丸/生脉散/参蛤散（平调阴阳，纳气平喘）——防止金匮肾气丸燥烈伤阴。

4. 不同的治疗方法

（1）（内服）艾附暖宫丸+（外贴）十香暖脐膏——共奏养血调经，暖宫散寒之功，治疗宫不孕。

（2）（内服）六神丸+（外用）冰硼散——共奏清热解毒，消肿利咽之效。

【真题再现】

最佳选择题

某男，56岁。遍体浮肿，腹胀，二便不利，服用峻下逐水的舟车丸，为防伤正气，可联用的中成药是（2015年A型33题）

A. 二陈丸　　B. 麻仁丸　　C. 四君子丸

D. 附子理中丸　　E. 六味地黄丸

答案：C

【强化练习】

最佳选择题

1. 中成药合理利用正确的组合是

A. 天麻丸与川贝枇杷膏

B. 附子理中丸与四神丸

C. 珍菊降压片与大活络丸

D. 苏合香丸与胆宁片

E. 大活络丸与通宣理肺丸

配伍选择题

A. 胆宁片与妙济丸联用

B. 归脾丸与人参养荣丸联用

C. 金匮肾气丸与参蛤散联用

D. 乌鸡白凤丸与香砂六君子丸联用

E. 艾附暖宫丸和十香暖脐膏联用

2. 属于功效相似的中成药治疗同一种疾病的是

3. 属于功效不同，一药为主，一药为辅的配伍应用是

4. 属于一种中成药能明显的抑制或消除另一种中成药的偏性和副作用的是

5. 属于部分疾病必须采用不同的治疗方法的配伍应用的是

参考答案

最佳选择题：1. B

配伍选择题：2．B　3．D　4．C　5．E

考点5　中成药与药引的配伍应用

1．外感风寒或脾胃虚寒之呕吐泄泻——生姜，大枣煎汤送服——增强散风寒，和脾胃之功。

2．跌打损伤、风寒湿痹——黄酒或白酒送服三七粉、云南白药、三七伤药片、腰痛宁——以行药势，直达病所。

3．治疗便秘的麻仁丸——用蜂蜜冲水送服——增其润肠和中之效。

4．滋阴补肾的六味地黄丸——淡盐水送服——引药入肾。

【真 题 再 现】

A．生姜汤　　　B．绿豆汤

C．蜂蜜　　　　D．白酒　　　E．淡盐水

1．跌打损伤常用的药引是

2．治疗便秘常用的药引是

3．滋阴补肾常用的药引是

答案：1．D　2．C　3．E

考点6　中成药联用的配伍禁用

1．含"十八反""十九畏"药味中成药的配伍禁忌

（1）含有附子的大活络丸、尪痹冲剂、天麻丸、人参再造丸不能与含川贝、半夏的川贝枇杷露、蛇胆川贝液、通宣理肺丸配伍使用。

（2）含郁金的利胆排石片、胆乐胶囊、胆宁片不能与含丁香的六应丸、苏合香丸、妙济丸、纯阳正气丸、紫雪散配伍使用。

（3）含有海藻的心通口服液、内消瘰疬丸和含有甘遂的祛痰止咳颗粒不能与含有甘草的橘红痰咳颗粒、通宣理肺丸、镇咳宁胶囊配伍使用。

2．含有毒药物中成药的联用

（1）大活络丹不能与天麻丸配伍使用——两者均含附子。

（2）朱砂安神丸不能与天王补心丹配伍使用——两者均含朱砂。

（3）丹参滴丸不能与速效救心丸配伍使用——两者均含冰片。

3．不同功效药物联用的辨证论治和禁忌

附子理中丸、金匮肾气丸（温中散寒）不能与黄连上清片、牛黄解毒片（清热泻火）配伍使用。

4．某些药物的相互作用

（1）含麻黄的中成药：①不能与降压药（复方罗布麻片、降压片、珍菊降压片、牛黄降压片）；②不能与扩张冠脉（速效救心丸、山海丹、活心丹、心宝丸、益心丸、滋心阴液、补心气液）。

麻黄中麻黄碱可使血管收缩，血压升高；兴奋心脏，增强心肌收缩力，故同时使用，可产生拮抗反应。

（2）含朱砂的中成药（磁朱丸、更衣丸、安宫牛黄丸）不能与含较多还原性溴离子或碘离子的中成药（消瘿五海丸、内消瘰疬丸）——长期服用，在肠内形成有刺激性的溴化汞或碘化汞，导致药源性肠炎，赤痢样大便。

【真 题 再 现】

最佳选择题

1．下列配伍应用的药组中，属于不合理联用的是（2015年A型34题）

A．附子理中丸和四神丸

B．归脾丸与人参荣丸

C．朱砂安神丸和天王补心丸

D．六味地黄丸和补中益气丸

E．二陈丸与平胃散

2．执业药师在审方中发现有中成药不合理配伍，下列各组配伍中，属用药禁忌的是（2016年A型8题）

A．二陈丸与平胃散

B．归脾丸与人参养荣丸

C．金匮肾气丸与麦味地黄丸

D．附子理中丸与黄连上清丸

E．生脉饮与六味地黄丸

配伍选择题

A．血府逐瘀丸与妇科千金片

B．天王补心丹与朱砂安神丸

C．祛痰止咳颗粒与镇咳宁胶囊

D．补中益气丸与桂附地黄丸

E．附子理中丸与四神丸

3. 因含有配伍禁忌中药而不宜何用的药组是（2016年B型73题）

4. 因含有相同有毒中药而不宜合用的药组是（2016年B型74题）

参考答案

最佳选择题：1. C　2. D

配伍选择题：3. C　4. B

【强化练习】

最佳选择题

1. 大活络丸可以和下列哪个药物合用

A. 天麻丸　　B. 尪痹冲剂　C. 妙济丸

D. 川贝枇杷露　　E. 蛇胆川贝液

2. 蛇胆川贝液不可以和下列哪个药物合用

A. 六应丸　　B. 妙济丸　　C. 天麻丸

D. 川贝枇杷露　　E. 苏合香丸

3. 苏合香丸避免与下列哪个药物合用

A. 胆乐胶囊　　　B. 纯阳正气丸

C. 紫雪散　　D. 妙济丸　　E. 天麻丸

4. 不能与大活络丸、天麻丸同服的是

A. 川贝枇杷露　　　B. 利胆排石片

C. 牛黄降压片　　　D. 天王补心丹

E. 消瘿五海丸

5. 扩张冠脉的中成药如速效救心丸、山海丹、活心丹、心宝丸、益心丸、滋心阴液、补心气液忌与哪类药联用

A. 含朱砂的中成药　　B. 含牛黄的中成药

C. 含麻黄的中成药　　D. 含甘草的中成药

E. 含天麻的中成药

配伍选择题

A. 牛黄解毒片　　B. 大活络丹

C. 磁朱丸　　　　D. 天王补心丹

E. 消瘿五海丸

6. 与内消瘰疬丸同服可导致赤痢样大便的是

7. 与更衣丸长期同服可导致药源性肠炎的是

8. 不适宜于金匮肾气丸联用的中药是

9. 与天麻丸联用应注意有毒药物"增量"的是

多项选择题

10. 天麻丸不宜联用的是

A. 川贝枇杷露　　　B. 通宣理肺丸

C. 蛇胆川贝液　　　D. 苏合香丸

E. 紫雪散

11. 含丁香（母丁香）的中成药是

A. 妙济丸　　B. 六应丸　　C. 苏合香丸

D. 纯阳正气丸　　　E. 安神补脑丸

12. 利胆排石片不能联用的中成药有

A. 胆乐胶囊　　　　B. 胆宁片

C. 苏合香丸　　　　D. 六应丸

E. 妙济丸

13. 胆宁片不能联用的中成药是

A. 六应丸　　B. 妙济丸　　C. 苏合香丸

D. 紫雪散　　E. 纯阳正气丸

14. 通宣理肺丸不能联用的药物有

A. 天麻丸　　B. 大活络丸　C. 尪痹冲剂

D. 人参再造丸　　　E. 祛痰止咳颗粒

参考答案

最佳选择题：1. C　2. C　3. A　4. A　5. C

配伍选择题：6. C　7. E　8. A　9. B

多项选择题：10. ABC　11. ABCD　12. CDE

13. ABCDE　14. ABCDE

第三节　中西药的联合应用

考点7　中西药联用的特点

1. 协同增效

（1）黄连、黄柏+四环素、呋喃唑酮（痢特灵）、磺胺甲基异噁唑——治疗痢疾、细菌性腹泻——协同作用——使疗效成倍提高。

（2）金银花+青霉素——金银花加强青霉素对耐药性金黄色葡萄球菌的杀菌作用。

（3）甘草，白芍，冰片+丙谷胺——治疗消化性溃疡——协同作用——制成复方丙谷胺（胃丙胺）。

（4）甘草+氢化可的松——抗炎，抗变态反应——协同作用——甘草甜素有糖皮质激素样作用，可抑制氢化可的松在体内的代谢灭活，使其在血液中浓度升高。

（5）丹参注射液、黄芪注射液、川芎嗪注射液+低分子右旋糖酐、能量合剂——提高心肌梗死的抢救成功率。

（6）丹参注射液+升压药：间羟胺（阿拉明）、多巴胺——不但能加强升压作用，还能减少对升压药的依赖性。

（7）生脉散、丹参注射液+莨菪碱——治

疗病态窦房结综合征——即可适度提高心率，又能改善血液循环，从而改善缺血缺氧的状况，达到标本兼治。

2. 降低毒副反应

（1）甘草+呋喃唑酮——治疗肾盂肾炎——甘草既可以防止呋喃唑酮的胃肠道反应，又可保留呋喃唑酮的杀菌作用。

（2）石麦汤+氯氮平（治疗精神分裂症）——石麦汤可以使氯氮平流涎的不良反应消失，消失率为82.7%，总有效率为93.6%。

（3）白及、姜半夏、茯苓+碳酸锂（治疗白细胞减少症）——前者可以减轻碳酸锂的胃肠道反应。

3. 减少剂量

（1）珍菊降压片（盐酸可乐定，氢氯噻嗪）+盐酸可乐定——盐酸可乐定减少60%的用量。

（2）苓桂术甘汤+地西泮——地西泮可用常规用量的1/3——地西泮的嗜睡不良反应可因服用苓桂术甘汤而消除。

【真题再现】

配伍选择题

A. 山楂与磺胺嘧啶　　B. 金银花与青霉素
C. 山茱萸与林可霉素　D. 五倍子与多酶片
E. 石麦汤与氯氮平

1. 具有协同增效作用的中西药联用药组是（2016年B型80题）
2. 能降低药物毒副作用的中西药联用药组是（2016年B型81题）
答案：1. B　2. E

【强化练习】

最佳选择题

1. 丹参注射液与间羟胺（阿拉明）、多巴胺等升压药同用属于
A. 扩大适应范围　B. 降低毒副作用
C. 减少剂量　　　D. 协同增效
E. 减少禁忌

2. 含氢氯噻嗪的中成药是
A. 珍菊降压片　　B. 维C银翘片
C. 感冒清片　　　D. 咳特灵片
E. 鼻炎康片

3. 治疗病态窦房结综合征，用生脉散、丹参注射液宜配
A. 泼尼松　　B. 强心苷　　C. 咖啡因
D. 莨菪碱　　E. 盐酸可乐定

4. 黄连治疗菌痢宜联用
A. 呋喃妥因　B. 阿司匹林　C. 青霉素
D. 利福平　　E. 四环素

5. 用右旋糖苷、能量合剂抢救心肌梗死病人宜联用的中药是
A. 冠心苏合丸与速效救心丸
B. 通心络胶囊与复方丹参片
C. 复方丹参片与血府逐瘀丸
D. 木香顺气丸与麝香保心丸
E. 丹参注射液与黄芪注射液

6. 盐酸可乐定加珍菊降压片，其用量比单用减少
A. 20%　B. 30%　C. 40%　D. 50%　E. 60%

7. 被金黄色葡萄球菌感染，宜用青霉素联用
A. 金银花　　B. 连翘　C. 黄连
D. 黄柏　　　E. 茵陈

8. 用氯氮平治疗精神分裂症与石麦汤联用，流涎消失率为
A. 42.7%　　B. 52.7%　　C. 62.7%
D. 72.7%　　E. 82.7%

9. 间羟胺、多巴胺等升压药宜联用
A. 生脉饮　　B. 干姜汤　　C. 麻黄汤
D. 小青龙汤　E. 丹参注射液

配伍选择题

A. 减少反应　　　　B. 降低毒性
C. 减少用量　　　　D. 协同增效
E. 改善体质

10. 黄连与痢特灵（呋喃唑酮）合用，能
11. 苓桂术甘汤与地西泮合用，能
A. 黄柏　　　B. 延胡索　　　C. 丙谷胺
D. 甘草　　　E. 天麻

12. 可以与四环素、呋喃唑酮协同增效的是
13. 与甘草、白芍、冰片协同增效的是
14. 与氢化可的松协同增效的是

多项选择题

15. 碳酸锂治疗白细胞减少症配伍何种中药可减轻胃肠道反应
A. 含白及的复方中药

B. 含何首乌的复方中药

C. 含姜半夏的复方中药

D. 含地榆的复方中药

E. 含茯苓的复方中药

16. 为提高心肌梗死的抢救成功率，使用低分子右旋糖苷、能量合剂，宜配伍

A. 丹参注射液　　B. 黄芪注射液

C. 人参注射液　　D. 川芎嗪注射液

E. 红花注射液

参考答案

最佳选择题：1. D　2. A　3. D　4. E　5. E

6. E　7. A　8. E　9. E

配伍选择题：10. D　11. C　12. A　13. C

14. D

多项选择题：15. ACE　16. ABD

考点 8　中西药联用的药物在药动学上的相互作用

1. 影响吸收

（1）影响药物透过生物膜吸收

含鞣质的饮片：大黄、虎杖、五倍子、石榴皮；

含鞣质的中成药：牛黄解毒丸、麻仁丸、七厘散。

不宜与

红霉素、士的宁、利福平同用。

原因：鞣质具有吸附作用，使这些西药透过生物膜的吸收量减少。

含药用炭的饮片：蒲黄炭、荷叶炭、煅瓦楞子。

不宜与

生物碱、酶制剂同用。

原因：药用炭吸附生物碱及酶制剂，抑制其生物活性，影响药物的吸收。

含有果胶类药物：六味地黄丸、人参归脾丸、山茱萸。

不宜与

林可霉素（洁霉素）同用。

原因：同服后可使林可霉素的透膜吸收减少90%。

（2）影响药物在胃肠道的稳定

含重金属或金属离子的饮片：石膏、海螵蛸、自然铜、赤石脂、滑石、明矾；

含重金属或金属离子的中成药：牛黄解毒片。

不宜与

四环素类抗生素同用。

原因：形成溶解度，不易被胃肠道吸收的金属螯合物，从而降低四环素在胃肠道的吸收。

含生物碱的饮片：麻黄、颠茄、洋金花、曼陀罗、莨菪。

不宜与

红霉素、洋地黄同用。

原因：抑制胃蠕动及排空，延长红霉素、洋地黄类强心苷在胃内的滞留时间，或使红霉素被胃酸破坏而降低疗效，或使强心苷类药物在胃肠内的吸收增加，引起洋地黄类药物中毒。

2. 影响分布

碱性中药饮片：硼砂、红灵散、女金丹、疹气散。

不宜与

氨基糖苷类抗生素：链霉素、庆大霉素、卡那霉素、阿米卡星同用。

原因：碱性中药能使氨基糖苷类抗生素排泄减少，吸收增加，血药浓度上升，药性增加20～80倍，同时增加脑组织中的药物浓度，使耳毒性增加，造成暂时性或永久性耳聋。

含鞣质类化合物

不宜与

磺胺类药物同用。

原因：鞣质类化合物导致磺胺类药物在血液中和肝内浓度增加，严重者可发生中毒性肝炎

银杏叶

不宜与

地高辛同用。

原因：银杏叶使地高辛的游离血药浓度升高，造成中毒。

3. 影响代谢

（1）酶促反应

中药酒剂、酊剂含乙醇（乙醇是常见的酶促剂，使肝药酶活性增强）。

不宜与

药酶诱导剂：苯巴比妥、苯妥英钠、安乃近、利福平、二甲双胍、胰岛素同用。

原因：酶促剂使药酶诱导剂在体内代谢加速，半衰期缩短，药效下降。

不宜与

三环类抗抑郁药：盐酸氯米帕明、丙米嗪、阿米替林、多虑平同用。

原因：使三环类抗抑郁药代谢产物增加，从而增加三环类抗抑郁药物的不良反应

（2）酶抑反应

含鞣质的中药饮片：大黄、山茱萸、诃子、五倍子、地榆、石榴皮、虎杖、侧柏叶。

不宜与

含酶制剂：淀粉酶、蛋白酶、胰酶、乳酶生同用。

原因：鞣质与酶的酰胺键或肽键结合形成牢固的氢键缔合物，使酶的效价降低，影响药物的代谢。

单胺氧化酶抑制药：呋喃唑酮、异烟肼、丙卡巴肼、司来吉米。

不宜与

含麻黄碱成分的中成药：大活络丹、千柏鼻炎片、蛤蚧定喘丸、通宣理肺丸同用。

原因：所含麻黄碱可随血液循环至全身组织，促进单胺类神经递质的释放，引起头痛、恶心、呼吸困难、心律不齐、心肌梗死等不良反应，严重时可出现高血压危象和脑出血。

4. 影响排泄

（1）增加排泄

碱性中药：煅牡蛎、煅龙骨、红灵散、女金丹、痧气散、乌贝散、陈香露白露片。

不宜与

尿液酸化物：诺氟沙星、呋喃妥因、吲哚美辛、头孢类抗生素同用。

原因：碱性中药使酸性解离增多，排泄加快，使作用时间和作用强度降低。

红霉素（碱性环境下抗菌作用强）

不宜与

山楂制剂同用。

原因：使血液 pH 降低，导致红霉素分解，

失去抗菌作用。

冰硼散

不宜与

青霉素、磺胺类同用。

原因：增加青霉素、磺胺类药物排泄速度，降低药物有效浓度，抗菌作用明显降低。

含有机酸成分中药：乌梅、山茱萸、陈皮、木瓜、川芎、青皮、山楂、女贞子。

不宜与

碱性药物：氢氧化铝、氢氧化钙、碳酸钙、枸橼酸镁、碳酸氢钠、氨茶碱、氨基糖苷类抗生素同用。

原因：发生酸碱中和而降低或失去药效。

（2）减少排泄

含有机酸成分的中药：乌梅、山茱萸、陈皮、木瓜、川芎、山楂、女贞子。

不宜与

酸性药物：磺胺类、大环内酯类、利福平、阿司匹林同用。

原因：使尿液酸化，可使磺胺类和大环内酯类药物的溶解性降低，增加磺胺类药物的肾毒性，导致尿中析出结晶，引起结晶尿或血尿；增加大环内酯类药物的肝毒性，甚至可引起听觉障碍；可使利福平和阿司匹林的排泄减少，加重肾脏的毒副作用。

【真题再现】

最佳选择题

1. 可抑制胃蠕动及排空，延长某些药物在胃内滞留时间的中药是（2015 年 A 型 35 题）

A. 玫瑰花　　B. 旋复花　　　C. 金银花
D. 合欢花　　E. 洋金花

2. 影响氨基糖苷类抗生素排泄减少，吸收增加，易引起暂时性或永久性耳聋的中药是（2016 年 A 型 36 题）

A. 芒硝　　　B. 雄黄　　　C. 硼砂
D. 石膏　　　E. 硫黄

配伍选择题

A. 乌梅汤与阿司匹林
B. 乌贝散与头孢拉定
C. 石膏与四环素
D. 麻黄与呋喃唑酮

E. 大黄与利福平

3. 能减少药物排泄的中西药联用药组是（2015年B型82题）

4. 能发生酶抑反应的中西药联用药组是（2015年B型83题）

5. 影响药物透过生物膜吸收的的中西药联用药组是（2015年B型84题）

A. 增加药物排泄　　B. 影响药物分布

C. 影响药物吸收　　D. 影响药物代谢

E. 减少药物排泄

6. 中西药联用时会引起药动学上的相互作用，下列药组中：煅龙骨和呋喃妥因联用能（2016年B型46题）

7. 中西药联用时会引起药动学上的相互作用，下列药组中：陈皮与利福平联用能（2016年B型47题）

8. 中西药联用时会引起药动学上的相互作用，下列药组中：藿香正气水与二甲双胍联用能（2016年B型48题）

多项选择题

9. 因富含鞣质，与乳酶生等含酶制剂联用时会产生抑酶作用的中药有（2016年X型111题）

A. 诃子　　　B. 麻黄　　　　C. 女贞子

D. 地榆　　　E. 山茱萸

参考答案

最佳选择题：1. E　2. C

配伍选择题：3. A　4. D　5. E　6. A　7. E

8. D

多项选择题：9. ADE

【强化练习】

最佳选择题

1. 林可霉素与含果胶类药物联用其透膜吸收减少

A. 50%　　　B. 60%　　　C. 70%

D. 80%　　　E. 90%

2. 在碱性条件下抗菌作用增强的是

A. 红霉素　　B. 链霉素　　C. 庆大霉素

D. 阿米卡星　E. 氨苄霉素

3. 红灵散与庆大霉素同用，能

A. 形成络合物沉淀　　B. 引发肝脏损害

C. 产生永久性结合物　D. 引发永久性耳聋

E. 引发药源性肠炎

4. 地高辛与下列哪味药物联用应降低剂量

A. 杜仲叶　　B. 银杏叶　　　C. 大青叶

D. 枇杷叶　　E. 枸骨叶

配伍选择题

A. 影响药物吸收　　B. 影响药物分布

C. 影响药物代谢　　D. 增加药物排泄

E. 减少药物排泄

5. 麻仁丸与红霉素联用，能

6. 冰硼散与磺胺类药物联用，能

参考答案

最佳选择题：1. E　2. A　3. D　4. B

配伍选择题：5. A　6. D

考点 9　中西药联用在药效学上的相互作用

1. 药效学的协同作用

香连丸+广谱抗菌增效剂甲氧苄啶——其抗菌活性增强16倍

2. 药理作用相加产生毒副作用

强心苷：（含蟾酥、罗布麻、夹竹桃等成分的中成药，如六神丸、救心丹）+强心苷：洋地黄，地高辛，毒毛旋花苷K等——加强强心苷毒性。

发汗解表药：荆芥、麻黄、生姜及其制剂（如防风通圣丸）+解热镇痛药：阿司匹林，安乃近——发汗太火，产生虚脱。

3. 药效学上的拮抗

（1）甘草、鹿茸（糖皮质激素样作用）（人参鹿茸丸、全鹿丸）+降糖药（磺酰脲类：胰岛素、甲苯磺丁脲、格列本脲）——拮抗反应，降低降糖效果——糖皮质激素，有水钠潴留和排钾效应，能促进糖原异生，加速蛋白质和脂肪的分解，使甘油、乳酸等各种糖、氨基酸转化成葡萄糖，使血糖升高，从而减弱降糖药的效果。

（2）麻黄碱（含麻黄的中成药：止咳喘膏、通宣理肺丸、防风通圣丸、大活络丸、人参再造丸）（有拟肾上腺素作用）+降压药（复方降压片、帕吉林）——拮抗反应——拟肾上腺素具有兴奋受体和收缩周围血管的作用，使降压药作用减弱，疗效降低，甚至使血压失去控制，严重者可加重高血压病患者的病情。

【真题再现】

最佳选择题

　　某男，因患慢性心衰，长期服用强心苷类药物，现咽喉红肿疼痛，喑哑失音。下列中成药中，不宜与强心苷类药物同用的中成药是（2016年A型28题）

A. 清音丸　　　B. 金果饮　　　C. 六神丸

D. 黄氏响声丸　　　E. 牛黄解毒片

答案：C

【强化练习】

最佳选择题

不能与含麻黄碱的中药合用的西药有

A. 喷托维林　　　　　　B. 强心药、降压药

C. 多酶片、胃蛋白酶　　D. 磺胺类

E. 对乙酰氨基酚

参考答案

最佳选择题：B

考点10　中西药协同增效的举例

　　（1）逍遥散或三黄泻心汤+西药催眠镇静药联用——提高失眠症的疗效，又可逐渐摆脱对西药的依赖性。

　　（2）石菖蒲、地龙+苯妥英钠等抗癫痫药联用——提高抗癫痫效果。

　　大山楂丸、灵芝片、癫痫宁+苯巴比妥联用——治疗癫痫有协同增效的作用。

　　（3）芍药甘草汤+西药解痉药——提高疗效。

　　（4）补中益气汤、葛根汤等具有免疫调节作用的中药+抗胆碱酯酶药联用——治疗肌无力。

　　（5）木防己汤、茯苓杏仁甘草汤、四逆汤+强心药地高辛联用——提高疗效和改善心功能不全患者的自觉症状。

　　（6）苓桂术甘汤、苓桂甘枣汤+普萘洛尔类抗心律失常药联用——即可增强治疗作用，又能预防发作性心动过速。

　　（7）钩藤散、柴胡加龙骨牡蛎汤+抗高血压甲基多巴、卡托普利——有利于改善对老年高血压的治疗作用。

　　（8）苓桂术甘汤、真武汤+脑血管疾病用药甲磺酸二氢麦角碱——增强对体位性低血压的治疗作用。

　　（9）桂枝茯苓丸、当归四逆加吴茱萸生姜汤+血管扩张药联用——增强作用，方剂对微循环系统的血管扩张特别有效。

　　（10）黄连解毒汤、大柴胡汤+抗动脉粥样硬化、降血脂剂联用——增强疗效。

　　（11）木防己汤、真武汤、越婢加术汤、分消汤+西药利尿药——增强利尿效果。

　　（12）枳实+庆大霉素——枳实能松弛胆道括约肌，有利于庆大霉素进入胆道，增强抗感染作用。

　　（13）小青龙汤、柴朴汤+氨茶碱、色甘酸钠联用——特高对支气管哮喘的疗效。

　　（14）麦门冬汤、滋阴降火汤+磷酸可奈因——增强老年久咳咳喘的镇咳作用。

　　（15）抗应激作用的中药如柴胡桂枝汤、四逆散、半夏泻心汤+治疗消化性溃疡的西药（H_2受体拮抗剂、制酸剂）联用——增强治疗效果。

　　（16）具有保护肝脏和利胆作用的茵陈蒿汤、茵陈五苓散、大柴胡汤+西药利胆药联用——相互增强作用。

　　（17）茵陈蒿及含茵陈蒿的复方+灰黄霉素联用——增强疗效（茵陈蒿所含的羟基苯丁酮能促进胆汁的分泌，而胆汁能增加灰黄霉素的溶解度，促其吸收，从而增强灰黄霉素的抗菌作用）。

　　（18）甘草+氢化可的松——在抗炎抗变态反应时有协同作用（甘草甜素有糖皮质激素样作用，并可抑制氢化可的松在体内的代谢灭活，使其在血液中浓度升高，从而使疗效增高）。

　　（19）丹参注射液+泼尼松——治疗结节性多动脉炎有协同作用。

　　（20）炙甘草汤、加味逍遥散+甲硫咪唑联用——可使甲状腺功能亢进症的各种自觉症状减轻。

　　四逆汤+左旋甲状腺联用——可使甲状腺功能低下症的临床症状迅速减轻。

　　（21）延胡索+阿托品制成注射液——止痛效果明显增加；若再加少量氯丙嗪、异丙嗪，

止痛效果更优。

洋金花+氯丙嗪、哌替啶等制成麻醉注射液——用于手术麻醉不但安全可靠，而且术后镇痛时间长。

（22）十全大补汤、补中益气汤、小柴胡汤+西药抗肿瘤药联用——提高疗效。（其中的中药可以提高自然杀伤细胞活性的能力，还可能有造血及护肝作用）。

（23）清肺汤、竹叶石膏汤、竹茹温胆汤、六味地黄丸+抗生素类药物——增强抗生素治疗呼吸系统反复感染的效果。

黄连、黄柏、葛根+抗生素类药物联用——增强抗菌作用。

（24）麻黄+青霉素——治疗细菌性肺炎，有协同增效作用；

黄连、黄柏+四环素、呋喃唑酮、磺胺脒联用——增强治疗菌痢的效果；

香连化滞丸+呋喃唑酮联用——增强治疗细菌性痢疾的效果；

碱性中药+苯唑西林、红霉素同服——碱性中药防止西药被胃酸破坏，增强肠道吸收，从而增强抗菌作用。

【真题再现】

配伍选择题

A. 枳实　　　B. 甘草　　　C. 延胡索
D. 洋金花　　E. 闹羊花

1. 与阿托品制成注射液治疗疼痛的是
2. 与氯丙嗪、哌替啶制成麻醉注射液麻醉效果更好的是

答案：1. C　2. D

【强化练习】

最佳选择题

1. 与西药催眠镇静药联用，即可提高对失眠症的疗效，又可逐渐摆脱对西药依赖性的是
A. 三黄泻心汤　　　B. 芍药甘草汤
C. 大山楂丸　　　　D. 补中益气汤
E. 地龙

2. 用苯妥英钠抗癫痫宜联用
A. 逍遥散或三黄泻心汤
B. 石菖蒲与地龙
C. 葛根汤与补中益气汤

D. 苓桂术甘汤与苓桂甘枣汤
E. 二陈汤与附子理中汤

3. 与苯巴比妥联用有协同增效作用的是
A. 大山楂丸　　　　B. 六君子汤
C. 逍遥散　　　　　D. 补中益气汤
E. 芍药甘草汤

4. 解痉类西药宜联用
A. 大山楂丸　　　　B. 六君子汤
C. 逍遥散　　　　　D. 补中益气汤
E. 芍药甘草汤

5. 用抗胆碱类药物治肌无力宜联用
A. 逍遥散或三黄泻心汤
B. 石菖蒲与地龙
C. 葛根汤与补中益气汤
D. 苓桂术甘汤与苓桂甘枣汤
E. 二陈汤与附子理中汤

6. 与地高辛联用，可改善心功能不全患者自觉症状的中成药是
A. 四逆汤　　B. 钩藤散　　C. 半夏泻心汤
D. 桂枝茯苓汤　　E. 竹叶石膏汤

7. 普萘洛尔类药抗心律失常宜联用
A. 逍遥散或三黄泻心汤
B. 石菖蒲与地龙
C. 葛根汤与补中益气汤
D. 苓桂术甘汤与苓桂甘枣汤
E. 二陈汤与附子理中汤

8. 何种中药与抗高血压药甲基多巴联用，有利于改善老年高血压的治疗效果
A. 葛根汤　　B. 木防己汤　　C. 茵陈汤
D. 苓桂术甘　　E. 柴胡加龙骨牡蛎汤

9. 甲磺酸二氢麦角碱对体位性低血压的治疗宜联用
A. 苓桂术甘汤与真武汤
B. 黄连解毒汤与大柴胡汤
C. 小青龙汤与柴朴汤
D. 麦门冬汤与滋阴降火汤
E. 麻黄汤与桂枝汤

10. 与血管扩张药联用，可增强作用的是
A. 栀子　B. 枳实　C. 木防己汤
D. 大柴胡汤　E. 桂枝茯苓丸

11. 降血脂类药抗动脉粥样硬化宜联用
A. 苓桂术甘汤与真武汤

B. 黄连解毒汤与大柴胡汤

C. 小青龙汤与柴朴汤

D. 麦门冬汤与滋阴降火汤

E. 麻黄汤与桂枝汤

12. 与西药利尿药联用，可以增强利尿效果的是

A. 栀子 B. 枳实 C. 木防己汤

D. 大柴胡汤 E. 桂枝茯苓丸

13. 用氨茶碱、色甘酸钠治疗支气管哮喘宜联用

A. 苓桂术甘汤与真武汤

B. 黄连解毒汤与大柴胡汤

C. 小青龙汤与柴朴汤

D. 麦门冬汤与滋阴降火汤

E. 麻黄汤与桂枝汤

14. 用庆大霉素抗胆道感染宜联用

A. 枳实 B. 甘草 C. 洋金花

D. 延胡索 E. 闹羊花

15. 用磷酸可待因治疗老年久咳宜联用

A. 苓桂术甘汤与真武汤

B. 黄连解毒汤与大柴胡汤

C. 小青龙汤与柴朴汤

D. 麦门冬汤与滋阴降火汤

E. 麻黄汤与桂枝汤

16. 何种中药与灰黄霉素联用，可增强灰黄霉素的吸收而增强疗效

A. 葛根汤 B. 茵陈汤 C. 木防己汤

D. 苓桂术甘汤 E. 柴胡加龙骨牡蛎汤

17. 用氢化可的松抗炎抗变态反应宜联用

A. 枳实 B. 甘草 C. 延胡索

D. 洋金花 E. 闹羊花

18. 泼尼松治疗结节性多动脉炎，宜联用

A. 麦门冬汤 B. 小柴胡汤 C. 丹参注射液

D. 十全大补汤 E. 六味地黄丸

19. 甲状腺功能亢进症治疗时与甲巯咪唑联用的是

A. 丹参注射液 B. 四逆汤

C. 加味逍遥散 D. 清肺汤

E. 香连化滞丸

20. 与西药抗肿瘤药联用，可以提高疗效的是

A. 小柴胡汤 B. 延胡索

C. 竹茹温胆汤 D. 木防己汤

E. 麻黄

21. 呼吸系统反复感染患者用抗生素治疗时，可同时服用

A. 丹参注射液 B. 四逆汤

C. 加味逍遥丸 D. 清肺汤

E. 香连化滞丸

22. 与抗生素类药物联用，可增强抗生素治疗呼吸系统反复感染效果的中成药是

A. 四逆汤 B. 钩藤散 C. 半夏泻心汤

D. 桂枝茯苓丸 E. 竹叶石膏汤

23. 青霉素治疗肺炎宜联用的中药是

A. 白及 B. 桑叶 C. 连翘

D. 银花 E. 麻黄

24. 与碱性中药同服可增强疗效的西药是

A. 四环素 B. 灰黄霉素 C. 奎宁

D. 苯唑西林 E. 克林霉素

25. 用磺胺咪治疗菌痢宜联用

A. 麻黄 B. 桂枝 C. 黄柏

D. 莨菪碱 E. 生物碱

参考答案

最佳选择题：1. A 2. B 3. A 4. E 5. C
6. A 7. D 8. E 9. A 10. E 11. B 12. C
13. C 14. A 15. D 16. B 17. B 18. C
19. C 20. A 21. D 22. E 23. E 24. D
25. C

考点 11 降低西药的不良反应的中西药联用举例

（1）柴胡桂枝汤等具有抗癫痫做的中药复方+西药抗癫痫药联用——可减少癫痫药的用量及肝损害、嗜睡等副作用。

（2）六君子汤+抗震颤麻痹药联用——可减轻其胃肠道副作用，但也有可能影响其吸收、代谢和排泄。

（3）抗抑郁药+相应的中药方剂联用——可减少口渴、嗜睡等副作用的产生。

（4）芍药甘草汤+解痉药联用——在提高疗效的同时，还能消除腹胀、便秘等副作用。

（5）小青龙汤、干姜汤、柴朴汤、柴胡桂枝汤+抗组胺药联用——减少西医的用量和嗜睡、口渴等副作用。

（6）木防己汤、真武汤、越婢加术汤、分

消汤+西药利尿药联用——减轻因应用西药利尿药而导致的口渴等副作用。

排钾性利尿药不宜与含甘草类的中药复方联用，以避免乙型醛固酮增多症。

（7）桂枝汤类、人参类方剂+皮质激素类药联用——可减少激素的用量和副作用。

（8）八味地黄丸、济生肾气丸、人参汤等中药+降血糖药联用——可使糖尿病患者的性神经障碍和肾功能障碍减轻。

（9）黄芪、人参、女贞子、刺五加、当归、山茱萸+西药化疗药联用——降低患者因化疗药而导致的对白细胞降低等不良反应。

（10）黄连、黄柏、葛根等具有较强抗菌作用的中药+抗生素类药联用——可减少抗生素的不良反应。

（11）黄精、骨碎补、甘草等+链霉素联用——可消除或减少链霉素引发的耳鸣、耳聋等不良反应。

（12）逍遥散+西药抗结核药联用——减轻西药抗结核药对肝脏的损害。

（13）含麻黄类中药+巴比妥类西药联用——治疗哮喘时，中药麻黄可以导致中枢神经兴奋，西药可以减轻此副作用。

（14）小柴胡汤、人参汤+丝裂霉素C联用——能减轻丝裂霉素对机体的副作用。

【真题再现】

最佳选择题

与抗震颤麻痹药联用，可减轻其胃肠道副作用，但也可能影响其吸收、代谢和排泄的是

A. 大山楂丸　　　B. 六君子汤

C. 逍遥散　　　　D. 补中益气汤

E. 芍药甘草汤

答案：B

【强化练习】

最佳选择题

1. 与西药抗癫痫药联用，可减少抗癫痫药的用量及肝损害、嗜睡等副作用的是

A. 小青龙汤　　　B. 木防己汤

C. 柴胡桂枝汤　　D. 六君子汤

E. 芍药甘草汤

2. 与解痉药联用，在提高疗效的同时，还能消除腹胀、便秘等副作用的是

A. 芍药甘草汤　　　B. 小青龙汤

C. 真武汤　　D. 六君子汤　　　E. 理中汤

3. 利尿类西药宜联用

A. 芍药甘草汤　　　B. 小青龙汤

C. 真武汤　　D. 六君子汤　　　E. 理中汤

4. 与皮质激素类药联用，可减少用量和副作用的是

A. 桂枝汤　　　B. 八味地黄丸

C. 黄柏　　　D. 山茱萸　　　E. 薄荷

5. 与化疗药联用可降低患者因化疗导致的白细胞降低等不良反应的中药是

A. 石菖蒲　　B. 牵牛子　　C. 柴胡

D. 人参　　E. 白芍

6. 与抗生素类药联用，可减少抗生素的不良反应的是

A. 桂枝汤　　　　　B. 八味地黄丸

C. 黄柏　　　D. 山茱萸　　　E. 薄荷

7. 链霉素宜与哪味中药联用，消除其引发的不良反应

A. 黄连　　B. 黄柏　　C. 骨碎补

D. 黄芩　　E. 黄芪

8. 抗结核类西药可联用的是

A. 人参汤　　B. 逍遥散　　C. 八珍颗粒

D. 参芪片　　E. 人参养荣丸

9. 用麻黄类中药治疗哮喘宜联用

A. 巴比妥类　　B. 珍氯片　　C. 四环素

D. 丝裂霉素C　　E. 左旋甲状腺素

10. 小柴胡汤、人参汤宜联用

A. 巴比妥类　　　B. 珍氯片

C. 四环素　　　　D. 丝裂霉素C

E. 左旋甲状腺素

参考答案

最佳选择题：1. C　2. A　3. C　4. A　5. D

6. C　7. C　8. B　9. A　10. D

考点12　降低药物疗效中西药不合理联用的举例

1. 含钙、镁、铁等金属离子的中药，如石膏、瓦楞子、牡蛎、龙骨、海螵蛸、石决明、代赭石、胆矾等及其中成药。

（1）不能与四环素类抗生素联用——形成

络合物，不宜被胃肠道吸收，降低疗效。

（2）不能与异烟肼联用——产生螯合效应，妨碍机体吸收，降低疗效。

（3）不能与左旋多巴联用——产生络合反应，影响其吸收，降低左旋多巴的生物效应。

2. 含雄黄类的中成药

不能与硫酸盐、硝酸盐、亚硝酸盐及亚铁盐类西药同服——阻止西药吸收，使中成药失去原有的疗效，并导致砷中毒。

3. 碱性较强的中药及中成药，如瓦楞子、海螵蛸、朱砂等

（1）不能与酸性药物如蛋白酶合剂、阿司匹林联用——疗效降低。

（2）不能与四环素族抗生素、奎宁等同用——减少四环素族抗生素及奎宁等在肠道的吸收，使其血液浓度降低。

（3）不能与维生素 B_1 同服——能中和胃酸而促使维生素 B_1 分解，降低药效。

4. 酸性较强的中药，如山楂、五味子、山茱萸、乌梅及中成药五味子糖浆、山楂冲剂

（1）不可与磺胺类药物联用——失去抗菌作用。

（2）不可与碱性较强的西药如氨茶碱、复方氢氧化铝、乳酸钠、碳酸氢钠等联用——降解或失去疗效。

5. 含鞣质较多的中药及其中成药，如五倍子、地榆、诃子、石榴皮、大黄等

（1）不可与胃蛋白酶合剂、淀粉酶、多酶片等消化酶类药物联用——引起消化不良、纳呆等症状。

（2）不可与维生素 B_1 合用——会在体内产生永久性结合物，并排出体外而丧失药效。

（3）不可与西药索米痛片、克感敏片同服——产生沉淀而不易被机体吸收。

（4）不可与西环素类抗生素及红霉素、利福平、灰黄霉素、制霉菌素、林可霉素、克林霉素、新霉素、氨苄西林等同用——生成鞣酸盐沉淀物，不易被吸收，从而降低药物的生物利用度与疗效。

（5）不可与麻黄碱、小檗碱、士的宁、奎宁、利血平及阿托品类药物合用——会结合生成难溶性鞣酸盐沉淀，不易被机体吸收而降低疗效。

（6）不可与含金属离子的西药如钙剂、铁剂、氯化钴等合用——可在回盲部结合，生成沉淀，致使机体难于吸收而降低药效。

6. 含有皂苷成分的中药，如人参、三七、远志、桔梗等

（1）不宜与酸性较强的药物合用——皂苷极易水解失效。

（2）不宜与含有金属离子的盐类药物如硫酸亚铁、碱式碳酸铋等合用——形成沉淀，致使机体难于吸收而降低疗效。

7. 含蒽醌类的中药，如大黄、虎杖、何首乌等

不宜与碱性西药联用——蒽醌类的化学成分在碱性溶液中易氧化失效。

8. 炭类中药及瓦楞子、牡蛎等

不宜与多酶片，胃蛋白酶等联用——炭类中药会吸收酶类制剂，降低疗效

9. 金银花、连翘、黄芩、鱼腥草等及其中成药

不宜与菌类制剂如乳酶生、促菌生联用——能抑制或降低西药菌类制剂的活性。

10. 蜂蜜、饴糖等含糖较多的中药及其制剂

不宜与胰岛素、格列本脲等治疗糖尿病的西药同用——影响药效。

【真题再现】

多项选择题

与氨茶碱合用会发生酸碱中和反应而降低或失去药效的中药是（2015 年 X 型 118 题）

A. 乌梅　　　B. 木瓜　　　C. 山楂
D. 麻黄　　　E. 女贞子
答案：ABCE

【强化练习】

最佳选择题

1. 不能与含雄黄类中成药联用的是
A. 含钙、镁、铁等金属离子的中药或中成药
B. 硫酸盐、硝酸盐、亚硝酸盐、亚铁盐类
C. 山楂、五味子、山茱萸
D. 含酸性成分的中成药

E. 含碱性成分的中成药

2. 不能与维生素 B_1 同服的是

A. 含钙、镁、铁等金属离子的中药或中成药

B. 硫酸盐、硝酸盐、亚硝酸盐、亚铁盐类

C. 山楂、五味子、山茱萸

D. 含酸性成分的中成药

E. 含碱性成分的中成药

3. 不可与磺胺类药物联用的是

A. 碱性较强的中药及中成药

B. 含鞣质较多的中药及其中成药

C. 酸性较强的中药

D. 含雄黄的中成药

E. 含半夏的中药及中成药

4. 不能与蒽醌类的中药合用的有

A. 含金属离子的西药

B. 菌类制剂西药

C. 碱性较强的西药

D. 具有还原性的西药

E. 胰岛素及磺脲类降糖西药

5. 不能与含糖较多的中药及其制剂同用的是

A. 阿司匹林   B. 胰岛素   C. 青霉素

D. 磺胺类   E. 奎宁丁

6. 不能与异烟肼联用的是

A. 含钙、镁、铁等金属离子的中药或中成药

B. 硫酸盐、硝酸盐、亚硝酸盐、亚铁盐类

C. 山楂、五味子、山茱萸

D. 含酸性成分的中成药

E. 含碱性成分的中成药

参考答案

最佳选择题：1. B 2. E 3. C 4. C 5. B
6. A

考点 13 产生或增加不良反应的中西药不合理联用的举例

1. 含汞类中药及其制剂——朱砂、轻粉、朱砂安神丸、仁丹、紫雪散、天王补心丹、磁朱丸。

（1）不能与溴化钾、三溴合剂、碘化钾、碘喉片同服——导致药源性肠炎或赤痢样大便（汞离子或碘离子在肠中相遇后，会生成有剧毒的溴化汞或碘化汞）。

（2）不能与含苯甲酸钠的咖溴合剂或以苯甲酸钠作为防腐剂的制剂同服——药源性汞中毒（同服产生可溶性苯汞盐）。

（3）不能与具有还原性的西药如硫酸亚铁、亚硝酸异戊酯同服——毒性增强。

2. 含乙醇的中成药——如各种药酒。

（1）不能与镇静剂（如苯巴比妥、苯妥英钠、安乃近）同服——引起呼吸困难、心悸、焦虑、面红等不良反应，严重者可导致死亡（联用后可产生具有毒性的醇合三氯乙醛）。

（2）不可与阿司匹林、水杨酸钠等抗风湿药同服——增加对消化道的刺激，严重者可导致胃肠道出血。

（3）不可与三环类抗抑郁药丙咪嗪、阿米替林、氯米帕明、多塞平等同服——增强三环类抗抑郁药毒性，甚至导致死亡（前者可加快后者的代谢）。

（4）不可与抑制乙醇代谢的氯丙嗪、奋乃静、氟奋乃静、三氟拉嗪等吩噻类西药同用——加重恶心、呕吐、头痛、颜面潮红等中毒症状（后者能使前者分解缓慢）。

（5）不可与胍乙啶、利血平、肼屈嗪、甲基多巴及妥拉唑啉等抗高血压药联用——引起体位性低血压（产生协同作用）。

（6）不可与对乙酰氨基酚同服——肝坏死及急性肾衰（同服后二者的代谢产物对肝脏损害严重）。

（7）不可与抗组胺类药入氯苯那敏同服——导致熟练技能障碍、困倦等不良反应（同用后能增强对中枢神经系统的抑制）。

（8）不可与胰岛素及磺脲类降糖西药同用——导致严重的低血糖，或头晕、呕吐，严重者可出现昏睡等酩酊反应，甚至出现不可逆性神经系统症状。

（9）不可与磺胺及呋喃类抗生素同用——出血酩酊反应（这两类西药均能抑制乙醇在体内的代谢，增加乙醇对机体的毒性）。

（10）不可与硝酸甘油等扩张血管类西药同用——致使心肌收缩力减弱，血管扩张，从而与硝酸甘油扩张血管作用产生协同作用，导致血压明显就降低（所含乙醇对交感神经和血管运动中枢有抑制作用）。

3. 海藻、昆布等含碘类的中药及其制剂

不可与治疗甲状腺功能亢进的西药联用（所含的碘能促进酪氨酸的碘化，使体内甲状腺的合成增加，不利于治疗）

4. 黄药子（有肝毒性）

不可与利福平，四环素，红霉素，氯丙嗪等本身也有肝毒性的西药联用，以免引发药源性肝病。

5. 含氰苷的中药（如杏仁，桃仁，枇杷叶）

不可长期与镇咳类西药，如喷托维林同服（因氰苷在酸性条件下，经酶水解后产生的氢氰酸虽有止咳功效，但在一定程度上抑制呼吸中枢，喷托维林等可加强其抑制作用，使呼吸功能受抑制）。

6. 含麻黄碱（如复方川贝精片、莱阳梨止咳糖浆、复方枇杷糖浆）

不可与强心药、降压药联用（麻黄碱会加强心肌收缩力，与洋地黄、地高辛等联用时，可使强心药的作用增强，毒性增强，易致心律失常及心衰等毒性反应；同时麻黄碱可收缩血管，使降压药作用减弱，疗效降低，表现为血压失去控制，加重高血压患者的病情）。

7. 含碱性成分的中药及其制剂

（1）不可与氨基糖苷类西药合用——影响前庭功能，导致暂时或永久性耳聋及行动蹒跚（碱性中药能使机体对氨基糖苷类抗生素吸收增加，排泄减少，虽能提高抗生素的抗菌药力，但却增加了其在脑组织中的药物浓度，使耳毒性作用增强）。

（2）不可与奎宁丁同用——引发奎宁丁中毒（碱性中药使尿液碱化，增加肾小管对奎宁丁的重吸收，从而使排泄减少，血药浓度增加）。

8. 含有机酸的中药及其制剂

（1）不可与磺胺类西药同服——易在肾小管中析出结晶，引起结晶尿、血尿，乃至尿闭，肾衰竭。

（2）不可与呋喃妥因、利福平、阿司匹林、吲哚美辛等同服——前者能增加后者在肾脏中的重吸收，从而加重对肾脏的毒性。

9. 含鞣质类中药（如诃子、五倍子、地榆、四季青）

（1）不能与对肝脏有一定毒性的西药如四环素、利福平、氯丙嗪、异烟肼、依托红霉素等联用——联用会加重对肝脏的毒性，导致药源性肝病的发生。

（2）不能与磺胺类西药同服——严重者可发生中毒性肝炎（鞣质能与磺胺类药物结合，影响磺胺的排泄，导致血及肝内磺胺药浓度增高）

10. 含钙较多的中药或中成药（如石膏、龙骨、牡蛎、珍珠、蛤蚧及瓦楞子）

不可与洋地黄类药物合用——增加洋地黄类药物的作用和毒性（与强心苷有协同作用）。

11. 含颠茄类生物碱的中药及其制剂（如蔓陀子、洋金花、天仙子、颠茄合剂）；含有钙离子的中药（如石膏、牡蛎、龙骨）

均不可与强心苷类药物联用——增加强心苷类药物的吸收和蓄积，故增加了毒性（颠茄类生物碱可松弛平滑肌，降低胃肠道的蠕动）。

【真题再现】

最佳选择题

下列哪类药物与较多含有还原性溴离子或碘离子的中成药如治癫灵片、双红抗喘丸、消瘰五海丸、消瘰顺气丸等长时间同服，会在肠内形成有刺激性的溴化汞或碘化汞，导致药源性肠炎、赤痢样大便

A. 含朱砂的中成药　　B. 含麻黄的中成药

C. 含牛黄的中成药　　D. 含甘草的中成药

E. 含天麻的中成药

答案：A

【强化练习】

最佳选择题

1. 不可与含乙醇的中成药如各种药酒联用的是

A. 阿托品　　　　B. 抗风湿药

C. 强心苷类药物　D. 喷托维林

E. 麻黄碱

2. 不能与海藻、昆布合用的是

A. 硝酸甘油　　　B. 降糖西药

C. 三环类抗抑郁药

D. 治疗甲状腺功能亢进的西药

E. 镇咳药

3. 不可与黄药子同服的是

A. 感冒药

B. 治疗甲状腺功能亢进症的西药

C. 镇痛药

D. 亚硝酸异戊酯

E. 利福平

4. 不能与含氰苷的中药合用的西药有

A. 喷托维林　　　　B. 磺胺类

C. 对乙酰氨基酚　　D. 阿司匹林、水杨酸钠

E. 多酶片、胃蛋白酶

5. 不能与含麻黄碱的中药合用的西药有

A. 喷托维林　　　　B. 磺胺类

C. 对乙酰氨基酚　　D. 强心药、降压药

E. 多酶片、胃蛋白酶

6. 不能与含碱性成分的中药及其制剂合用的是

A. 阿司匹林　B. 胰岛素　　C. 青霉素

D. 磺胺类　　E. 奎宁丁

7. 不可与含大量有机酸的中药及其制剂同服的是

A. 阿司匹林　B. 胰岛素　　C. 青霉素

D. 磺胺类　　E. 奎宁丁

8. 地榆与依托红霉素联用，会引起

A. 肾衰竭　　B. 心律不齐　C. 急性胃炎

D. 药源性肠炎　　E. 药源性肝炎

9. 与颠茄类生物碱的中药合用后可增加毒性的西药有

A. 异烟肼、氯丙嗪　　B. 强心苷类

C. 对乙酰氨基酚　　　D. 维生素 C

E. 氨茶碱、复方氢氧化铝、乳酸钠

10. 云南白药酊与对乙酰氨基酚同用，能

A. 形成络合物沉淀　　B. 引发肝脏损害

C. 产生永久性结合物　D. 引发永久性耳聋

E. 引发药源性肠炎

11. 下列中成药药组中联用降低西医的不良反应是

A. 逍遥丸与抗结核药

B. 大山楂丸与抗癫痫药

C. 莱阳梨止咳糖浆与强心药

D. 复方川贝精片与降压药

E. 防风通圣丸与解热镇痛药

参考答案

最佳选择题：1. B　2. D　3. E　4. A　5. D

6. E　7. A　8. E　9. B　10. B　11. C

考点 14　含西药组分的中成药

（一）内科用药

1. 抗感冒药

表 9-2

序号	药名	含西药成分
1	重感冒灵片	安乃近、马来酸氯苯那敏
2	速感康胶囊	对乙酰氨基酚、马来酸氯苯那敏、维生素 C
3	维 C 银翘片	对乙酰氨基酚、马来酸氯苯那敏、维生素 C
4	强力感冒片（强效片）	对乙酰氨基酚
5	感冒清片（胶囊）	对乙酰氨基酚、马来酸氯苯那敏、盐酸吗啉胍
6	速感宁胶囊	对乙酰氨基酚、马来酸氯苯那敏
7	感冒灵胶囊（冲剂）	对乙酰氨基酚、马来酸氯苯那敏、咖啡因
8	感特灵胶囊	对乙酰氨基酚、马来酸氯苯那敏、咖啡因
9	治感佳片（胶囊）	对乙酰氨基酚、马来酸氯苯那敏、盐酸吗啉胍
10	复方感冒灵片（胶囊）	对乙酰氨基酚、马来酸氯苯那敏、咖啡因
11	金羚感冒片	阿司匹林、马来酸氯苯那敏、维生素 C
12	新复方大青叶片	对乙酰氨基酚、维生素 C、咖啡因、异戊巴比妥
13	抗感灵片	对乙酰氨基酚
14	贯黄感冒颗粒	马来酸氯苯那敏
15	感冒安片	对乙酰氨基酚、马来酸氯苯那敏

2. 补虚药

表 9-3

序号	药名	含西药成分
1	力加寿片	维生素 E
2	维尔康胶囊	维生素 E、维生素 A、维生素 C、维生素 B_1
3	复方酸枣仁胶囊	四氢帕马丁

续表

序号	药名	含西药成分
4	健脾生血颗粒	硫酸亚铁
5	维血康糖浆	硫酸亚铁
6	益康胶囊	维生素 E、维生素 A
7	抗脑衰胶囊	维生素 E
8	脑力宝丸	维生素 E、维生素 B_1
9	更年舒丸	谷维素、维生素 B_6
10	更年灵胶囊	谷维素、维生素 B_6、维生素 B_1
11	五金方胶囊	盐酸普鲁卡因、苯甲酸、亚硫酸钾、维生素 B_1、维生素 E、磷酸二钙、维生素 C

3. 降压药

表 9-4

序号	药名	含西药成分
1	珍菊降压片	盐酸可乐定、氢氯噻嗪

4. 消化用药

表 9-5

序号	药名	含西药成分
1	复方田七胃痛片（胶囊）	氧化镁、碳酸氢钠
2	神曲胃痛片（胶囊）	氢氧化铝、碳酸氢钠
3	复方陈香胃片	碳酸氢钠、重质碳酸镁、氢氧化铝
4	珍黄胃片	碳酸钙
5	活胃胶囊（散）	碳酸氢钠、碳酸镁
6	胃宁康(心痛口服液)	碳酸氢钠、三硅酸镁
7	复方猴头冲剂	硫酸铝、碱式硝酸铋、三硅酸镁
8	溃疡宁片	维生素 U、硫酸阿托品、氢氯噻嗪、盐酸普鲁卡因
9	谷海生片	呋喃唑酮、甘珀酸钠、盐酸小檗碱
10	痢特敏片	甲氧苄啶
11	消炎止痢灵片	甲氧苄啶
12	陈香露白露片	碳酸氢钠、碱式硝酸铋、氧化镁、碳酸镁

5. 糖尿病药

表 9-6

序号	药名	含西药成分
1	消渴丸	格列本脲
2	消糖灵胶囊	格列本脲

6. 止咳、平喘、化痰药

表 9-7

序号	药名	含西药成分
1	痰咳净散	咖啡因
2	安嗽糖浆	盐酸麻黄碱、氯化铵
3	清咳散	盐酸溴己新
4	舒咳枇杷糖浆	氯化铵
5	苏菲咳糖浆	盐酸麻黄碱、氯化铵
6	舒肺糖浆	盐酸麻黄碱、氯化铵
7	海珠喘息定片	盐酸氯苯那敏、盐酸去氧肾上腺素
8	咳喘膏	盐酸异丙嗪
9	散痰宁糖浆	盐酸麻黄碱、氯化铵
10	天一止咳糖浆	盐酸麻黄碱、氯化铵
11	芒果止咳片	盐酸氯苯那敏
12	化痰平喘片	盐酸异丙嗪
13	镇咳宁糖浆	盐酸麻黄碱、酒石酸锑钾
14	消咳宁片	盐酸麻黄碱、碳酸钙
15	咳特灵片（胶囊）	马来酸氯苯那敏
16	消痰咳片	盐酸依普拉酮、甲氧苄啶、磺胺林

7. 心脑血管药

表 9-8

序号	药名	含西药成分
1	脂降宁片	维生素 C、氯贝酸铝
2	冠通片	维生素 C、猪去氧胆酸
3	脉君安片	氢氯噻嗪
4	脉络通颗粒	维生素 C、碳酸氢钠

8. 肝胆用药

表 9-9

序号	药名	含西药成分
1	复方五仁醇胶囊	碳酸钙
2	胆益宁	胆酸钠

9. 理气、理血药

表 9-10

序号	药名	含西药成分
	妇科十味片	碳酸钙

（二）五官科用药

表 9-11

序号	药名	含西药成分
1	鼻舒适片	马来酸氯苯那敏
2	鼻炎康片	马来酸氯苯那敏
3	康乐鼻炎片	马来酸氯苯那敏
4	苍鹅鼻炎片	马来酸氯苯那敏

（三）儿科用药

表 9-12

序号	药名	含西药成分
1	小儿解热栓	安乃近
2	婴儿散胶囊	碳酸氢钠
3	复方鹨鸪菜散	盐酸左旋咪唑
4	临江风药	对乙酰氨基酚
5	龙牡壮骨颗粒	维生素 D_2、葡萄糖酸钙
6	小儿止咳糖浆	氯化铵
7	复方小儿退热栓	对乙酰氨基酚

（四）外用药

表 9-13

序号	药名	含西药成分
1	坤净栓	呋喃唑酮
2	盆炎清栓	吲哚美辛

续表

序号	药名	含西药成分
3	蜈蚣追风膏	盐酸苯海拉明
4	创可贴	氧化钙、呋喃西林、对羟基苯甲酸乙酯
5	麝香活血化瘀膏	盐酸苯海拉明、盐酸普鲁卡因
6	顽癣净	苯甲酸、水杨酸
7	筋骨宁膏	水杨酸甲酯、盐酸苯海拉明
8	化痔栓	次没食子酸铋
9	骨友灵贴膏	马来酸氯苯那敏
10	复方鼻炎膏	盐酸麻黄碱、盐酸苯海拉明
11	烂耳散	氧化锌、磺胺二甲嘧啶
12	海呋龙散	呋喃西林
13	止咳灵气雾剂	克仑特罗
14	障翳散	小檗碱、核黄素

（五）其他类用药

表 9-14

序号	药名	含西药成分
1	消痔灵注射液	低分子右旋糖酐注射液
2	腰息痛胶囊	对乙酰氨基酚
3	新癀片	吲哚美辛
4	强力康胶囊	维生素 E

【真题再现】

最佳选择题

1. 因含有马来酸氯苯那敏, 司机和登高作业患者感冒时不宜服用的中成药是（2015 年 A 型 36 题）

A. 强力感冒片　　B. 金羚感冒片
C. 抗感灵片　　　D. 感冒清热颗粒
E. 舒肺糖浆

2. 下列治疗感冒的中成药中, 既含马来酸氯苯那敏又含安乃近的是（2016 年 A 型 21 题）

A. 维 C 银翘片　　B. 感特灵胶囊
C. 重感冒灵片　　D. 感冒灵胶囊
E. 复方感冒灵片

综合分析题

某男, 70 岁。长期服用西药降糖药, 血糖稳定。近日听人介绍又自行加服了中成药消渴丸。2日后，出现低血糖反应，遂去医院就诊。

3. 医师分析出低血糖反应的原因，与过量服用降糖药有关。并告知患者，在其所服的消渴丸中含有降糖类化学药，会与原用的降糖药产生叠加作用。消渴丸中所含的化学成分是（2015年C型107题）

A. 二甲双胍　　　B. 格列本脲

C. 阿卡波糖　　　D. 罗格列酮

E. 瑞格列奈

4. 进入冬季，患者加服中药膏方调补。一段时间后，出现血糖波动，时有升高。分析其原因，是与其所服膏方中的某些中药有关。下列中药，能使血糖升高的药组是（2015年C型108题）

A. 鹿茸甘草　　　B. 麦冬沙参

C. 天冬赤芍　　　D. 肉苁蓉肉桂

E. 何首乌熟地黄

参考答案

最佳选择题：1. B　2. C

综合分析题：3. B　4. A

【强 化 练 习】

最佳选择题

1. 以下含吲哚美辛的是

A. 冠心通　　B. 新癀片　　C. 抗感灵

D. 强力康　　E. 消渴定

2. 含盐酸麻黄碱的中成药是

A. 川贝止咳露　　B. 半夏露糖浆

C. 蛇胆川贝液　　D. 苏菲咳糖浆

E. 杏苏止咳糖浆

配伍选择题

A. 格列本脲　B. 麻黄碱　　C. 维生素

D. 矿物质　　E. 对乙酰氨基酚

3. 治疗糖尿病的中成药中含

4. 治疗感冒及解毒的中成药中含

5. 止咳平喘中成药中含

A. 氯苯那敏（扑尔敏）B. 维生素

C. 抗生素　　　　　D. 氢氯噻嗪

E. 氢氧化铝

6. 消化系统中成药中含

7. 降压中成药中含

8. 补虚中成药中含

A. 安乃近　　B. 维生素E　C. 胆酸钠

D. 碳酸氢钠　　E. 次没食子酸铋

9. 力加寿含的西药成分是

10. 胆益宁含的西药成分是

11. 婴儿散胶囊含的西药成分是

12. 化痔栓里含的西药成分是

多项选择题

13. 既含马来酸氯苯那敏又含对乙酰氨基酚的中成药是

A. 感冒清片　　　B. 速感宁胶囊

C. 感特灵胶囊　　D. 维C银翘片

E. 治感佳片

14. 含咖啡因的中成药是

A. 感特灵胶囊　　B. 复方感冒灵片

C. 新复方大青叶片　　D. 速感康胶囊

E. 金羚感冒片

参考答案

最佳选择题：1. B　2. D

配伍选择题：3. A　4. E　5. B　6. E　7. D

8. B　9. B　10. C　11. D　12. E

多项选择题：13. ABCDE　14. ABC

考点15　含西药组分的中成药使用注意事项

1. 含格列本脲成分

（1）磺胺过敏者禁用；

（2）白细胞减少患者禁用；

（3）孕妇及哺乳期妇女不宜使用；

（4）肝肾功能不全者慎用；

（5）体虚高热者慎用；

（6）甲状腺功能亢进者慎用；

（7）服用过量易致低血糖。

2. 含安乃近成分

（1）退热作用强，易致患者大汗淋漓，甚至发生虚脱；

（2）长期应用可能引起粒细胞缺乏症，血小板减少性紫癜，再生障碍性贫血；

（3）不可随意加大剂量，更不能长期使用；

（4）年老体弱者慎用；

（5）对安乃近，吡唑酮类及阿司匹林类药物过敏者禁用。

3. 含对乙酰氨基酚成分

（1）长期服用，尤其是肾功能低下时，出现肾绞痛或急性肾衰竭，少尿，尿毒症；

（2）若与肝药酶诱导剂尤其是巴比妥类并用，发生肝脏毒性反应的危险增加；

（3）肝肾功能不全的患者慎用，有增加肝肾毒性的危险；

（4）服用超量可出现恶心、呕吐、胃痛、胃痉挛、腹泻、多汗等症状。

4. 含马来酸氯苯那敏成分

（1）有嗜睡、疲劳乏力等不良反应；

（2）服药期间，不得驾驶车船，登高作业或操作危险的机器。

5. 含盐酸麻黄碱成分

（1）对于前列腺肥大者可引起排尿困难；

（2）大剂量或长期应用可引起震颤、焦虑、失眠、头痛、心悸、心动过速等不良反应；

（3）甲状腺功能亢进症、高血压病、动脉硬化、心绞痛患者禁用。

6. 含吲哚美辛成分

（1）胃肠道反应；

（2）中枢神经系统反应；

（3）造血系统损害：粒细胞、血小板减少；

（4）过敏反应；

（5）肝肾损害；

（6）溃疡病、哮喘、帕金森病、精神病患者、孕妇、哺乳期妇女禁用；

（7）14岁以下儿童一般不用；

（8）老年患者，心功能不全、高血压病、肝肾功能不全、出血性疾病患者慎用；

（9）不宜与阿司匹林、丙磺舒、钾盐、氨苯喋啶合用。

7. 含有氢氯噻嗪成分

（1）最常见不良反应为低血钾，血糖升高；

（2）肝肾疾病，糖尿病患者、孕妇及哺乳期妇女不宜服用。

【真 题 再 现】

综合分析题

某女，45岁。患有类风湿性关节炎，长期服用解热镇痛药。近期咽喉肿痛/牙痛，邻居介绍服用新癀片。患者购药时像药师咨询，希望了解该药的更多信息。药师咨询患者一般情况和用药目的后，结合病人既往治疗情况，阻止了该患者购买新癀片。

1. 因为新癀片含有解热镇痛药，为防止重复用药，药师阻止了患者购药。新癀片所含的化学成分是（2015年C型104题）

A. 双氯芬酸　　　B. 对乙酰氨基酚

C. 布洛芬　　　　D. 吲哚美辛

E. 安乃近

2. 药师进一步说明，若加服新癀片，造成解热镇痛药重复使用，会加大不良反应发生的可能性。关于该药发生了不良反应的说法，错误的是（2015年C型105题）

A. 有头痛、眩晕等中枢神经系统反应

B. 发生过敏反应常见为皮疹

C. 常具有胃肠道反应

D. 可引起肝肾损害

E. 可引起粒细胞增高

3. 接着，药师向患者介绍，服用该药的注意事项，正确的是（2015年C型106题）

A. 孕妇慎用　　　B. 肝肾功能不全者慎用

C. 哺乳期妇女慎用　　D. 精神病患者慎用

E. 溃疡病患者慎用

某男，76岁，患高血压服用吲达帕胺，后因血压控制不理想，自行加服珍菊降压片。近期感觉胸闷、心悸、乏力。到医院就诊。

4. 医师告知患者联合用药一定要了解药物的成分和作用。珍菊降压片是含有西药成分的中成药，所含降压药成分是（2016年C型102题）

A. 甲基多巴　　　B. 利血平

C. 盐酸可乐定　　D. 硝普钠

E. 氯沙坦

5. 医师进一步告知，珍菊降压片除含上述西药成分外，还含有（2016年C型103题）

A. 卡托普利　　　B. 硝苯地平

C. 氢氯噻嗪　　　D. 卡马西平

E. 米诺地尔

6. 医师认为患者出现的症状与其自行加服珍菊降压片有关。珍菊降压片和吲达帕胺合用，最常见的不良反应是

A. 低血糖　　　　B. 血小板减少

C. 低蛋白　　　　　D. 低血钾

E. 白细胞减少

参考答案

综合分析题：1. D　2. E　3. B　4. C　5. C　6. D

【强 化 练 习】

多项选择题

1. 含格列本脲成分的中成药使用注意事项是

A. 磺胺类过敏者禁用

B. 白细胞减少患者禁用

C. 孕妇及哺乳期妇女禁用

D. 高热及肝功能不全患者慎用

E. 甲状腺功能亢进症患者慎用

2. 安乃近长服会引起

A. 肝脾大　　　　　B. 肾功能减弱

C. 粒细胞缺乏症　　D. 再生障碍性贫血

E. 血小板减少性紫癜

3. 对乙酰氨基酚服用超量可出现

A. 恶心呕吐　B. 胃痛　C. 胃痉挛

D. 腹泻　　　E. 多汗

4. 含对乙酰氨基酚成分的中成药使用的注意事项

A. 肝功差者慎用　　　B. 肾功差者慎用

C. 忌与巴比妥类并用　D. 忌长期服用

E. 忌超量服用

5. 含马来酸氯苯那敏成分中成药的不良反应有

A. 嗜睡　　　B. 疲劳　　　C. 恶心

D. 呕吐　　　E. 耳鸣

6. 含马来酸氯苯那敏成分中成药使用注意是

A. 忌驾车　　　　B. 忌驾船

C. 忌高空作业　　D. 忌操作机器

E. 忌运动锻炼

7. 含盐酸麻黄碱中成药使用注意事项是

A. 高血压患者禁用

B. 动脉硬化患者禁用

C. 心绞痛患者禁用

D. 甲状腺功能亢进症患者禁用

E. 前列腺肥大患者

8. 超剂量或长服含盐酸麻黄碱成分的中成药不良反应有

A. 震颤　　　B. 焦虑　　　C. 失眠

D. 头痛　　　E. 心悸

9. 含氢氯噻嗪成分中成药的注意事项有

A. 糖尿病患者不宜　B. 肝脏疾病患者不宜

C. 肾脏疾病患者不宜

D. 孕妇不宜

E. 哺乳期妇女不宜

参考答案

多项选择题：1. ABCDE　2. CDE　3. ABCDE

4. ABCDE　5. AB　6. ABCD　7. ABCDE

8. ABCDE　9. ABCDE

【单 元 测 试】

一、最佳选择题（A型题）

每题1分。题干在前，选项在后。每道题的备选选项中，只有一个最佳答案，多选、错选或不均不得分。

1. 有关经济的含义是（考点1）

A. 经济实用　　　B. 创造收入

C. 使用廉价药品　D. 最满意疗效

E. 少量用药

2. 外感风寒常用的药引是（考点5）

A. 生姜汤　　B. 绿豆汤　　　C. 蜂蜜

D. 白酒　　　E. 淡盐水

3. 利胆中成药胆乐胶囊避免与下列哪种药物合用（考点6）

A. 利胆排石片　　　B. 胆宁片

C. 六应丸　　　　　D. 大活络丸

E. 天麻丸

4. 降血压的中成药如复方罗布麻片、降压片、珍菊降压片、牛黄降压丸等忌与哪类药物并用（考点6）

A. 含朱砂的中成药　　B. 含牛黄的中成药

C. 含甘草的中成药　　D. 含麻黄的中成药

E. 含天麻的中成药

5. 用氯氮平治疗精神分裂症宜配用（考点7）

A. 白虎汤　B. 石麦汤　　C. 理中汤

D. 逍遥丸　E. 泻心汤

6. 氯氮平配石麦汤用于精神分裂症总有效率达（考点7）

A. 53. 6%　　B. 63. 6%　　C. 73. 6%

D. 83. 6%　　E. 93. 6%

7. 地西泮与苓桂术甘汤联用，地西泮用量只需常规用量的（考点7）

A. 1/2   B. 1/3   C. 1/4

D. 1/5   E. 1/6

8. 用呋喃唑酮治疗肾盂肾炎，为降低副作用宜联用的中药是（考点7）

A. 甘草   B. 大黄   C. 黄连

D. 黄柏   E. 板蓝根

9. 用生脉散、丹参注射液治疗病态窦房结综合征宜联用（考点7）

A. 麻黄   B. 桂枝   C. 黄柏

D. 莨菪碱   E. 生物碱

10. 中西药联用会降低疗效的药组是（考点9）

A. 全鹿丸和格列本脲

B. 灵芝片与苯巴比妥

C. 四逆汤与地高辛

D. 小青龙合剂与氨茶碱

E. 丹参注射液与多巴胺

11. 与强心药地高辛等联用，可以提高疗效（考点10）

A. 钩藤散   B. 小青龙汤

C. 木防己汤   D. 真武汤

E. 苓桂甘枣汤

12. 甲基多巴宜联用（考点10）

A. 三黄泻心汤   B. 大山楂丸

C. 钩藤散   D. 葛根汤

E. 十全大补汤

13. 四逆汤治疗甲状腺功能低下症宜联用（考点10）

A. 巴比妥类   B. 延胡索

C. 四环素   D. 丝裂霉素 C

E. 左旋甲状腺素

14. 与抗生素类药联用，又增强抗生素治疗呼吸系统反复感染效果的中成药是（考点10）

A. 小柴胡汤   B. 延胡索

C. 竹茹温胆汤   D. 木防己汤

E. 麻黄

15. 与钩藤散合用后有利于改善对老年血压病治疗的西药是（考点10）

A. 抗癫痫药   B. 氢化可的松

C. 灰黄霉素   D. 卡托普利

E. 镇静药

16. 可以与四环素、呋喃唑酮协同增效的是（考点10）

A. 黄柏   B. 延胡索   C. 甘草

D. 天麻   E. 丙谷胺

17. 与西药化疗药联用，可降低患者因化疗而导致的白细胞降低等不良反应的是（考点11）

A. 桂枝汤   B. 八味地黄丸   C. 黄柏

D. 山茱萸   E. 薄荷

18. 与抗组胺药联用，不能减少西药的用量和嗜睡、口渴等不良反应的是（考点11）

A. 小青龙汤   B. 柴胡桂枝汤

C. 真武汤   D. 柴朴汤

E. 干姜汤

19. 与降糖药联用，可使糖尿病的性神经障碍和肾功能障碍减轻的是（考点11）

A. 桂枝汤   B. 八味地黄丸

C. 黄柏   D. 山茱萸   E. 薄荷

20. 不能与四环素类抗生素、奎宁等同服的是（考点12）

A. 含钙、镁、铁等金属离子的中药或中成药

B. 硫酸盐、硝酸盐、亚硝酸盐、亚铁盐类

C. 山楂、五味子、山茱萸

D. 碱性较强的中药及中成药

E. 含碱性成分的中成药

21. 不可与胃蛋白酶合剂、淀粉酶、多酶片等消化酶类药物联用的是（考点12）

A. 碱性较强的中药及中成药

B. 含鞣质较多的中药及其中成药

C. 酸性较强的中药

D. 含雄黄的中成药

E. 含半夏的中药及中成药

22. 朱砂与溴化钾联用，会引起（考点13）

A. 肾衰竭   B. 心律不齐

C. 急性胃炎   D. 药源性肝炎

E. 药源性肠炎

23. 不可与含汞的中药或中成药联用的是（考点13）

A. 感冒药

B. 治疗甲状腺功能亢进症的西药

C. 镇痛药   D. 亚硝酸异戊酯

E. 利福平

24. 磺胺类药物不宜联用的中药有（考点13）

A. 鞣质类　　B. 色素类　　C. 油脂类

D. 淀粉类　　E. 黏液类

25. 含咖啡因的中成药（考点 14）

A. 维 C 银翘片　　B. 金铃感冒片

C. 感冒灵胶囊　　D. 强力感冒片

D. 感冒清片

26. 既含对乙酰氨基酚，又含马来酸氯苯那敏的中成药是（考点 14）

A. 抗感灵片　　B. 重感冒灵片

C. 金羚感冒片　　D. 速感宁胶囊

E. 感冒清热颗粒

27. 含盐酸麻黄碱的中成药是（考点 14）

A. 川贝止咳露　　B. 半夏露糖浆

C. 蛇胆川贝液　　D. 苏菲咳糖浆

E. 杏苏止咳糖浆

二、配伍选择题（B 型题）

每题 1 分。备选答案在前，试题在后。每组若干小题。备选项可重复选用，也可不选用。每组题均对应同一组备选答案，每题只有一个正确答案。

A. 平胃散与二陈丸联用

B. 舟车丸与四君子丸联用

C. 六神丸与冰硼散联用

D. 脑力清胶囊（片）丸与六味地黄丸联用

E. 胆宁片与妙济丸联用

28. 属于功效相似的中成药治疗同一种疾病的是（考点 4）

29. 属于功效不同，一药为主，一药为辅的配伍应用是（考点 4）

30. 属于部分疾病必须采用不同的治疗方法的配伍应用的是（考点 4）

A. 影响药物吸收　　B. 影响药物分布

C. 影响药物代谢　　D. 增加药物排泄

E. 减少药物排泄

31. 地榆与乳酶生联用，可（考点 8）

32. 乌梅与阿司匹林联用，可（考点 8）

33. 石膏与四环素联用，可（考点 8）

三、综合分析题（C 型题）

每题 1 分，题目分为若干组，每组题目基于同一个临床情景病例，实例或者案例的背景信息逐题展开，每题的备选项中，只有 1 个最

符合题意。

患者，男，42 岁，经医生诊断为阳虚夹湿之泄泻，遂开附子理中丸，效果不理想。经询问，该患者因口舌生疮，一直服用牛黄解毒片。后向医院执业药师咨询，遂让患者立即停止服用牛黄解毒片。但效果仍不理想。于是建议医生加开了一种中成药，患者病愈。

34. 关于附子理中丸与牛黄解毒片，说法正确的是（考点 6）

A. 附子理中丸与牛黄解毒片联用属于中成药的合理应用

B. 附子理中丸与牛黄解毒片联用属于不同功效药物联用的禁忌

C. 附子理中丸与牛黄解毒片联用属于含有毒药物的联用

D. 附子理中丸与牛黄解毒片联用属于含"十八反""十九畏"药味中成药的配伍禁忌

E. 附子理中丸与牛黄解毒片联用属于药物的相互作用

35. 与附子理中丸联用属于合理用药的是（考点 6）

A. 川贝枇杷露　　　　B. 通宣理肺丸

C. 蛇胆川贝液　　　　D. 牛黄解毒片

E. 健脾丸

患者，男，65 岁，经医生诊断其患有高血压病。医生鉴于该患者年事较高，遂开珍菊降压片与西药盐酸可乐定同用；患者服用后症状得到了缓解。

36. 珍菊降压片与西药盐酸可乐定配伍使用属于（考点 7）

A. 中西药的不合理应用　　B. 协同增效

C. 减少剂量　　D. 降低毒副反应

E. 减少禁忌，扩大适应范围

37. 珍菊降压片所含西药组分是（考点 14）

A. 氢氯噻嗪

B. 盐酸可乐定、氢氯噻嗪

C. 格列本脲、盐酸可乐定

D. 马来酸氯苯那敏、克伦特罗

E. 对乙酰氨基酚、马来酸氯苯那敏、咖啡因

38. 珍菊降压片不能联用的是（考点 6）

A. 含麻黄的中成药　　B. 含附子的中成药

C. 含郁金的中成药　　D. 含丁香的中成药

E. 含朱砂的中成药

四、多项选择题（X 型题）

每题 1 分，题干在前，备选项在后。每道题备选项中至少有两个正确答案，多选、少选或不选不得分。

39. 不合理用药的主要表现形式为（考点 2）

A. 用药指征不明　B. 疗程长短适宜

C. 延误疾病治疗　D. 造成医疗纠纷

E. 引发药源性疾病

40. 不合理用药的后果（考点 3）

A. 浪费医疗资源　　B. 延误疾病治疗

C. 造成医疗纠纷　　D. 造成医疗事故

E. 引发药源性疾病

41. 附子理中丸不能联用的中成药有（考点 6）

A. 四神丸　　B. 归脾丸　　C. 黄连上清丸

D. 牛黄解毒片　　E. 金匮肾气丸

42. 珍菊降压片含的西药成分是（考点 7）

A. 盐酸可乐定　　B. 氢氯噻嗪

C. 盐酸异丙嗪　　D. 盐酸麻黄碱

E. 甲氧苄啶

43. 用黄连、黄柏治疗痢疾宜选配的西药有（考点 7）

A. 四环素　　　B. 呋喃唑酮

C. 磺胺甲基异恶唑　　D. 盐酸可乐定

E. 二甲双胍

44. 含氢氯噻嗪成分中成药的不良反应有（考点 15）

A. 造成低血钾　　B. 使血糖升高

C. 粒细胞减少　　D. 血小板减少

E. 白细胞减少

45. 含吲哚美辛成分中成药使用的注意事项是（考点 15）

A. 14 岁以下儿童一般不用

B. 心功能不全患者慎用

C. 高血压患者慎用

D. 肝肾功能不全患者慎用

E. 出血性疾病患者慎用

参考答案

最佳选择题：1. A　2. A　3. C　4. D　5. B　6. E　7. B　8. A　9. D　10. A　11. C　12. C　13. E　14. C　15. D　16. A　17. D　18. C　19. B　20. D　21. B　22. E　23. D　24. A　25. C　26. D　27. D

配伍选择题：28. D　29. A　30. C　31. C　32. E　33. A

综合分析题：34. B　35. E　36. C　37. B　38. A

多项选择题：39. AB　40. ABCDE　41. CD　42. AB　43. ABC　44. AB　45. ABCDE

第十章　特殊人群的中药应用

章　节　概　述

特殊人群的中药应用是一个内容少、重点突出、易拿分值的一个章节。

本章节共计分为4个小节，考试集中出题点在第一节老年人的中药应用的考点，其次为第四节肝肾功能不全者的中药应用。而这个小节的部分内容，又会与第十一章的内容有重合，故应重点掌握。

表 10-1

章节	内容	分值
第一节	老年人的中药应用	4分
第二节	妊娠期患者和哺乳期患者的中药应用	0分
第三节	婴幼儿患者的中药应用	3分
第四节	肝肾功能不全者的中药应用	1分
合计		8分

第一节　老年人的中药应用

考点1　老年人合理应用中药的原则——熟悉药品，恰当选择应用

（1）麝香保心丸（含蟾酥）与地高辛联合用药，由于化学结构上有相似之处，联合用药会造成相同或相似功效的累加，产生拟似效应，诱发强心苷中毒，出现频发性早搏等心律失常的不良反应

（2）复方丹参片、复方丹参滴丸、银杏叶片（含黄酮类）与法莫替丁片（抗酸类西药），同时服用可产生络合效应。以间隔1小时为宜。

（3）培元通脑胶囊、益心通脉颗粒、活血通脉片（含甘草、人参、鹿茸）与降糖药（二甲双胍、消渴丸、阿卡波糖和胰岛素），产生拮抗作用，导致降糖效果降低。

（4）人参、甘草、鹿茸（含糖皮质激素样物质）避免与阿司匹林合用，防止加重对胃黏膜的损伤。

参考答案

多项选择题：1. BC　2. ABC　3. CDE

考点 2　老年人合理应用中药的原则——选择合适的用药剂量

一般应从"最小剂量"开始。

（1）甘草：1~3g 能调和药性；

5~15g 能益气养心；

大量服用或小量长期使用，患者可出现水肿、低血钾、血压升高。

（2）大黄：1~5g 泻下；0.05~0.3g 收敛而便秘。

（3）苏木：量小和血；量大破血。

长期服用而产生不良反应。

（1）马兜铃酸——慢性肾功能衰竭

（2）黄花夹竹桃（含强心苷）——洋地黄样蓄积中毒。

（3）胖大海——大便溏泻、饮食减少、脘腹痞闷、消瘦。

（4）天王补心丹、朱砂安神丸、紫雪丹、至宝丹——慢性汞中毒。

要酌情减量。

（1）阿胶、熟地、玄参：汁厚滋腻，易滞胃膈。

（2）甘草、大枣、炙黄芪：甘味过重，使气壅中满。

（3）黄芩、黄连、黄柏：苦寒燥剂，易伤脾阳。

（4）川芎：耗气。

（5）红花：破血。

【真题再现】

多项选择题

老年慢性病患者长期服用中药应注意的事项有（2016 年 X 型 112 题）

A. 为增强疗效，可加大服用剂量，并坚持长期服用

B. 从小剂量开始服用

C. 辨证用药，严格掌握适应病证

D. 对体质较弱的患者不随意加药

E. 服用多种药物时，注意药物相互作用，间隔服药

答案：BCDE

【强化练习】

最佳选择题

1. 老年患者大量服用可出现水肿的中药是

A. 阿胶　　　B. 玄参　　　C. 甘草

D. 生地　　　E. 黄芪

配伍选择题

A. 熟地　　　B. 红花　　　C. 大枣

D. 黄芩　　　E. 川芎

2. 汁厚滋腻，易滞胃膈

3. 甘味过重，使气壅中满

4. 易耗气

5. 易破血

A. 泻下　　　B. 和血　　　C. 行气

D. 逐瘀　　　E. 破血

6. 苏木量小，可

7. 苏木量大，可

A. 泻下　　　B. 活血　　　C. 行气

D. 收敛　　　E. 补气

8. 大黄用量 1~5g，可

9. 大黄用量 0.05~0.3g，可

多项选择题

10. 容易伤人脾阳的药物有

A. 黄连　　　B. 黄芩　　　C. 黄柏

D. 地黄　　　E. 姜黄

参考答案

最佳选择题：1. C

配伍选择题：2. A　3. C　4. E　5. B　6. B

7. E　8. A　9. D

多项选择题：10. ABC

考点 3　老年人合理服用滋补药的注意事项

（1）肺阴虚：宜用西洋参、沙参，若用红参，会使病情加重。

（2）阴虚：生脉饮。

（3）阳虚：龟龄集。

（4）肾阴虚：六味地黄丸。

（5）心虚：人参归脾丸

【真题再现】

配伍选择题

A. 生脉饮　　　　　B. 龟龄集

C. 人参归脾丸　　D. 六味地黄丸

E. 西洋参

1. 心虚老人宜选用

2. 阳虚老人宜选用

3. 肾阴虚老人宜选用

答案：1. C　2. B　3. D

第二节　妊娠期患者和哺乳期患者的中药应用

考点4　妊娠期和哺乳期中药应用的注意事项

1. 妊娠期孕妇体温上升1.5℃就可以导致胎儿畸形。

2. 哺乳期禁用

（1）麦芽——麦芽回乳。

（2）复方甘草口服液——含可待因，乳汁含量较高。

【真题再现】

哺乳妇女忌服

A. 麻黄　　　B. 升麻　　　C. 麦芽

D. 马兜铃　　E. 黄芪

答案：C

【强化练习】

最佳选择题

妊娠妇女体温上升多少度就可以导致胎儿畸形

A. 0.5℃　　B. 1℃　　　C. 1.5℃

D. 2℃　　　E. 3℃

参考答案

最佳选择题：C

第三节　婴幼儿患者的中药应用

考点5　婴幼儿患者合理应用中药的原则

1. 用药及时，用量宜轻

2. 宜用轻清之品（大苦、大辛、大寒、大热、攻伐、药性猛烈慎用）

3. 宜佐健脾和胃之品

4. 宜佐凉肝定惊之品

5. 不宜滥用滋补之品

【真题再现】

婴幼儿脏腑娇嫩，形体未充，下列关于婴幼儿用药原则的表述，错误的是（2016 年 A 型 38 题）

A. 用量宜轻　　　B. 宜用轻清之品

C. 宜佐滋补之品　D. 宜佐凉肝定惊之品

E. 宜佐健脾和胃之品

答案：C

考点6　婴幼儿患者应用中药的注意事项

1. 体虚夹湿热，而有口臭，便秘，舌苔黄腻的患儿——先用清热除湿的藿香、黄芩、黄连、薏苡仁、陈皮，使热清湿化，然后再服调补中药。

2. 平时易感冒，多汗，属于气虚的儿童——可服用补气固表的黄芪、太子参、白术。

3. 消瘦、面色萎黄、厌食、大便稀溏，属于脾虚——可选用健脾和胃消食的山药、茯苓、白术、白扁豆、稻芽。

4. 面色苍白、神疲乏力、夜寐不安、舌质淡，属于气血两虚的儿童——给予益气养血的黄芪、党参、当归、黄精、首乌、大枣。

5. 儿童生长发育迟缓、尿频、面色苍白、舌胖，属于肾虚——用补肾的补骨脂、菟丝子、肉苁蓉、熟地。

【真题再现】

综合分析题

某患儿，5 岁，体弱多病，近日口臭，便秘，家长希望用中药调理。请根据就诊情况选择用药。

1. 初诊时见其舌苔黄腻、脉滑，治宜选用的中药是（2016 年 C 型 91 题）

A. 太子参、黄精　　　B. 藿香、薏苡仁

C. 黄芪、党参　　　　D. 菟丝子、肉苁蓉

E. 补骨脂、熟地黄

2. 近一段时间调理，患儿症状有所改善，但仍觉神疲乏力，易感冒，多汗，舌质淡，此时宜

选用的中药是

A. 黄芪、太子参　　B. 陈皮、茯苓

C. 藿香、薏苡仁　　D. 白扁豆、稻芽

E. 白芍、稻芽

参考答案

综合分析题：1. B　2. A

第四节　肝肾功能不全者的中药应用

考点7　肝肾功能不全者用药基本原则和注意事项

1. 明确疾病诊断和治疗目标。

2. 忌用有（肝）肾毒性的药物。

3. 注意药物相互作用，避免产生新的（肝）肾损害。

4. 坚持少而精的用药原则。

5. 定期检查，及时调整治疗方案。

【真题再现】

多项选择题

肾功能不全者用药原则及注意事项有

A. 定期检查，及时调整治疗方案

B. 忌用有肾毒性的药物

C. 注意药物相互作用，避免产生肾损害

D. 明确疾病的诊断和治疗目的

E. 坚持少而精的用药原则

答案：ABCDE

考点8　对肾功能有影响的中药

（一）植物类

1. **含生物碱**　雷公藤、草乌、益母草、蓖麻子、麻黄、北豆根；

雷公藤片、雷公藤总苷、昆明山海棠片。

2. **含马兜铃酸**　马兜铃、天仙藤、寻骨风。

3. **含蛋白类**　巴豆。

4. **含挥发油类**　土荆芥。

5. **含皂苷类**　土牛膝。

6. **含蒽酰苷类**　芦荟。

7. **含其他苷类**　苍耳子。

8. **中成药**　茴香桔梗丸、云南白药、葛根素注射液、复方丹参注射液。

（二）动物类

斑蝥、鱼胆、海马、蜈蚣、蜂毒；

牛黄解毒片、安宫牛黄丸、蚂蚁丸、蛔虫散。

（三）矿物类

1. **含砷类**　砒石、砒霜、雄黄、红矾；

牛黄解毒片、安宫牛黄丸、牛黄清心丸、六神丸、砒枣散。

2. **含汞类**　朱砂、升汞、轻粉、红粉；

安宫牛黄丸、牛黄清心丸、朱砂安神丸、天王补心丹、安神补脑丸、苏合香丸、人参再造丸、大活络丹。

【真题再现】

最佳选择题

临床使用不当可导致急性肾功能衰竭的中药是（2016年A型30题）

A. 南沙参　　B. 牡丹皮　　C. 瓜蒌皮

D. 马兜铃　　E. 北沙参

答案：D

【强化练习】

配伍选择题

A. 苍耳子　　B. 芦荟　　C. 土牛膝

D. 土荆芥　　E. 巴豆

1. 含蛋白类对肾有影响的是

2. 含挥发油对肾有影响的是

3. 含皂苷对肾有影响的是

多项选择题

4. 含有生物碱对肾有影响的是

A. 雷公藤　　B. 草乌　　C. 益母草

D. 蓖麻子　　E. 麻黄

5. 下列药物对肾有影响的是

A. 北豆根　　C. 昆明山海棠片

C. 云南白药　　D. 葛根素注射液

E. 复方丹参注射液

6. 下列对肾有影响的动物药是

A. 牛黄解毒片　　B. 安宫牛黄丸

C. 蚂蚁丸　　D. 蛔虫散

E. 人参再造丸

参考答案

配伍选择题：1. E　2. D　3. C

多项选择题：4. ABCDE 5. ABCDE 6. ABCD

考点9 对肝功能有影响的中药

（一）植物类

1. **生物碱类** 千里光属、款冬属、蜂斗菜属、泽兰属、紫草属、天芥菜属。

2. **苷类** 三七、商陆、黄药子（目前公认的肝脏毒性中药）。

3. **毒蛋白类** 苍耳子、蓖麻子、望江南子、相思豆。

4. **萜与内酯类** 川楝子（最典型）、黄药子、艾叶。

5. **鞣质类** 五倍子、石榴皮、诃子。

（二）动物类

蜈蚣、鱼胆、蟾酥、斑蝥、猪胆。

（三）矿物类

1. **含汞矿物药** 朱砂、银朱、红粉、轻粉、白降丹。

2. **含砷矿物药** 砒石、雄黄、代赭石。

3. **含铅矿物药** 铅丹、密陀僧。

【真题再现】

最佳选择题

1. 具有肝脏毒性的中药是（2015年A型38题）
A. 使君子　B. 黄药子　C. 女贞子
D. 车前子　E. 牛蒡子

多项选择题

2. 临床使用不当可引起肝损伤的动物类中药有（2015年X型BD题）
A. 海螵蛸　B. 蜈蚣　C. 鸡内金
D. 斑蝥　　E. 穿山甲

参考答案

最佳选择题：1. B
多项选择题：2. BD

【强化练习】

最佳选择题

1. 既有肾毒性又有肝毒性的中药是
A. 马兜铃　B. 黄药子　C. 苍耳子
D. 川楝子　E. 五倍子

多项选择题

2. 对肝功能有影响，含苷类的植物药是

A. 三七　　B. 商陆　　C. 黄药子
D. 巴豆　　E. 土荆芥

3. 对肝功能有影响，含萜与内酯类的植物药是
A. 川楝子　B. 马兜铃　C. 黄药子
D. 艾叶　　E. 芦荟

4. 对肝功能有影响，含鞣质类的植物药是
A. 五倍子　B. 大黄　　C. 石榴皮
D. 诃子　　E. 雷公藤

5. 对肝功能有影响，含毒蛋白类的植物药是
A. 苍耳子　B. 蓖麻子　C. 望江南子
D. 相思豆　E. 芦荟

6. 即有肝毒性又有肾毒性的动物性中药是
A. 蜈蚣　　B. 鱼胆　　C. 蟾酥
D. 斑蝥　　E. 猪胆

7. 即有肝毒性又有肾毒性的矿物类中药有
A. 雄黄　　B. 朱砂　　C. 红粉
D. 密陀僧　E. 铅丹

参考答案

最佳选择题：1. C
多项选择题：2. ABC　3. ACD　4. ACD
5. ABCD　6. ABD　7. ABC

【单元测试】

一、最佳选择题（A型题）

每题1分。题干在前，选项在后。每道题的备选选项中，只有一个最佳答案，多选、错选或不选均不得分。

1. 老年人用药时剂量的选择应（考点2）
A. 按说明书服用
B. 从最大剂量服用
C. 从最小剂量服用
D. 首次服用剂量减半
E. 首次服用剂量加倍

2. 哺乳期妇女最好不用的药是（考点4）
A. 柴黄颗粒　　　　B. 参苏片
C. 复方甘草口服液　D. 柴胡口服液
E. 双黄连口服液

3. 下列不属于婴幼儿合理使用中药的原则是（考点5）
A. 用药及时，用量宜轻
B. 宜用轻清之品

C. 宜佐健脾和胃之品

D. 宜佐凉肝定惊之品

E. 尽量多用滋补之品

二、配伍选择题（B型题）

每题1分。备选答案在前，试题在后。每组若干小题。备选项可重复选用，也可不选用。每组题均对应同一组备选答案，每题只有一个正确答案。

A. 调和药性　　B. 益气养心

C. 润肠泻下　　D. 导致便秘

E. 低钾水肿血压高

4. 甘草用量5~15g，可（考点2）

5. 甘草用量1~3g，可（考点2）

6. 甘草小量长服，可（考点2）

A. 生脉饮　　　　B. 龟龄集

C. 人参归脾丸　　D. 六味地黄丸

E. 西洋参

7. 阴虚老人宜选用（考点3）

8. 肺阴虚老人宜选用（考点3）

A. 苍耳子　　B. 芦荟　C. 土牛膝

D. 土荆芥　　E. 巴豆

9. 含蒽酰苷类对肾有影响的是（考点7）

10. 含其他苷类对肾有影响的是（考点7）

三、综合分析题（C型题）

每题1分，题目分为若干组，每组题目基于同一个临床情景病例，实例或者案例的背景信息逐题展开，每题的备选项中，只有1个最符合题意。

王某，女，3岁，体质虚弱，平时易感冒、消瘦、面色萎黄、厌食、大便稀溏。

11. 平时易感冒、多汗的儿童，宜选用

A. 山药　　　B. 藿香　　C. 补骨脂

D. 黄芪　　　E. 当归

12. 婴幼儿消瘦、面色萎黄、厌食、大便溏稀，属于脾虚，可选用的药物是

A. 人参　　　B. 山药　　C. 首乌

D. 补骨脂　　E. 熟地

四、多项选择题（X型题）

每题1分，题干在前，备选项在后。每到题备选项中至少有两个正确答案，多选、少选

或不选不得分。

13. 为防止胃黏膜的损伤，阿司匹林不能联用的是（考点1）

A. 人参　　　B. 鹿茸　　　C. 牛黄

D. 红花　　　E. 甘草

14. 服用含有甘草、人参、鹿茸等成分中成药的老年患者不宜联用下列哪些药物（考点1）

A. 阿司匹林　B. 消渴丸　　C. 二甲双胍

D. 阿卡波糖　E. 胰岛素

15. 长期服用胖大海会引起（考点2）

A. 大便溏泻　　　　B. 饮食减少

C. 脘腹痞闷　　　　D. 消瘦　　　E. 破血

16. 肝功能不全者用药原则及注意事项有（考点6）

A. 定期检查，及时调整治疗方案

B. 忌用有肝毒性的药物

C. 注意药物相互作用，避免产生肝损害

D. 明确疾病的诊断和治疗目的

E. 坚持少而精的用药原则

17. 下列对肾有影响的动物药是（考点7）

A. 斑蝥　　　B. 鱼胆　　　C. 海马

D. 蜈蚣　　　E. 蜂毒

18. 含马兜铃酸对肾有影响的是（考点7）

A. 苍耳子　　B. 马兜铃　　C. 天仙藤

D. 土荆芥　　E. 寻骨风

19. 对肝功能有影响，含鞣质类的植物药是（考点8）

A. 五倍子　　B. 大黄　　　C. 石榴皮

D. 诃子　　　E. 雷公藤

20. 引起肝损伤的含铅类的中药有（考点8）

A. 雄黄　　　B. 朱砂　　　C. 红粉

D. 密陀僧　　E. 铅丹

参考答案

最佳选择题：1. C　2. C　3. E

配伍选择题：4. B　5. A　6. E　7. A　8. E

9. B　10. A

综合分析题：11. D　12. B

多项选择题：13. ABE　14. ABCDE

15. ABCD　16. ABCDE　17. ABCDE

18. BDE　19. ACD　20. DE

第十一章 中药不良反应

章节概述

中药不良反应中的不良反应概念、分类及其监测与报告，在综合知识与技能中不作为一个重点考点，但在药事管理与法规是作为一个相对重要的考点。故考生可根据自己实际考试的科目来选择性复习。

本章节分为4个小节，分值8分左右，出分点多集中在第三节医疗用毒性中药的中毒反应和基本救治原则和第四节常见中药品种的不良反应。第三节的内容少，分值高，故应重点复习。其中含有有毒药品成分的中成药可与第十章有肝肾毒性的药物相结合复习。第四节，虽分值也高，但内容多，不易掌握，可选择性复习。

表 11-1

章节	内容	分值
第一节	药物不良反应概述	0~1分
第二节	中药不良反应常见的临床表现	0~1分
第三节	医疗用毒性中药的中毒反应和基本救治原则	3~4分
第四节	常见中药品种的不良反应	3~4分
合计		8~10分

第一节 药物不良反应概述

考点1 药物不良反应概念及其分类

（一）概念

合格药品在正常用法用量下出现的与用药目的无关的有害反应。

（二）分类

1. 与药物剂量有关的中药不良反应 ①副作用。②毒性作用。③继发反应。④首剂效应。⑤后遗作用。

2. 与药物剂量无关的中药不良反应 ①特异质反应。②变态反应（过敏反应）。

【真题再现】

最佳选择题

中药不良反应是

A. 合格药品过量服用时出现与用药目的无关的或意外的有害反应

B. 不合格药品出现的有害反应

C. 误服药品出现的有害反应

D. 有毒中药长期大量应用出现的有害反应

E. 合格药品在正常剂量服用时出现的与用药目的无关的或意外的有害反应

答案：E

第二节 中药不良反应常见的临床表现

考点2 肝肾损害的中毒表现

1. 肝损害

（1）纳差，乏力。

（2）恶心，厌油腻。

（3）尿黄，皮肤、巩膜黄染。

（4）肝区疼痛，肝脏压痛，肝肿大。

（5）血清总胆红素升高，转氨酶异常。

（6）甲、乙、丙、丁、戊肝炎病毒检验全阴性。

2. 肾损害

（1）现少尿或无尿，或非少尿性急性肾功能衰竭。

（2）肾性糖尿，低渗尿，低比重尿，肾小管性酸中毒。

（3）蛋白尿，尿中可见红细胞，白细胞，颗粒管型。

（4）神昏，头痛，嗜睡，发热，全身浮肿。

【真题再现】

最佳选择题

排除药物性肝损害的依据是（2015年A型39题）

A. 肝肿大　　　　B. 肝脏巨痛

C. 肝区疼痛　　　D. 转氨酶升高

E. 病毒检测阳性

答案：E

【强化练习】

多项选择题

肾脏药物中毒的症状有

A. 肾功衰竭　B. 肾性糖尿　C. 低比重尿

D. 神昏嗜睡　E. 头痛浮肿

参考答案

多项选择题：ABCDE

第三节　医疗用毒性中药的中毒反应和基本救治原则

考点3　医疗用毒性中药的中毒表现

1. **乌头类药材**　神经系统(尤其是迷走神经)、循环系统、消化系统；

麻：口舌、四肢及全身麻木，严重出现四肢抽搐，牙关紧闭，呼吸衰竭。

2. **马钱子**　士的宁惊厥——角弓反张(伸肌与屈肌同时极度收缩)；

面部肌肉紧张，吞咽困难；进而伸肌与屈肌同时做极度收缩，发生典型的士的宁惊厥、痉挛，甚至角弓反张，可因呼吸肌痉挛窒息或心力衰竭而死亡。

3. **蟾酥**　循环系统(心电图显示房室传导阻滞，)、消化系统；

胸闷，心悸，心律不齐，脉缓慢无力，心电图显示房室传导阻滞。

4. **雄黄**　消化系统（口中金属味）、各种出血、肝肾功能损伤、转氨酶升高。

5. **朱砂、轻粉、红粉**　消化系统（口中金属味）、泌尿系统，急性肾衰。

【真题再现】

配伍选择题

A. 口舌，四肢及全身麻木，头痛，头晕，精神恍惚，牙关紧闭

B. 头晕，头痛，烦躁不安，面部肌肉紧张，吞咽困难，伸肌与屈肌同时收缩

C. 喉咙干痛，烧灼感，口中金属味，流涎，腹痛腹泻，出现各种出血症状，黄疸

D. 胸闷，心悸，心律不齐，四肢厥冷，血压下降，心电图显示房室传导阻滞

E. 严重脱水，低蛋白血症，水肿，精神错乱，

幻觉，癫痫样发作

1. 马钱子中毒的主要临床表现为（2015 年 B 型 88 题）

2. 雄黄中毒的主要临床表现为（2015 年 B 型 89 题）

3. 蟾酥中毒的主要临床表现为（2015 年 B 型 90 题）

A. 恶心呕吐，口中有金属味；流涎，腹痛腹泻，口腔黏膜充血，牙龈肿胀溃烂

B. 胸闷，心悸，喉咙干痛，四肢无力，心电图显示房室传导阻滞

C. 头晕，头痛，烦躁不安，面部肌肉紧张；吞咽困难，伸肌与屈肌同时收缩

D. 严重脱水，低蛋白血症；水肿，精神错乱，幻觉，癫痫样发作

E. 口舌，四肢及全身麻木，头痛，头晕，精神恍惚，牙关紧闭，呼吸衰竭

4. 轻粉中毒的主要临床表现（2016 年 B 型 85 题）

5. 朱砂中毒的主要临床表现（2016 年 B 型 86 题）

6. 乌头中毒的主要临床表现（2016 年 B 型 87 题）

参考答案

配伍选择题：1. B　2. C　3. D　4. A　5. A　6. E

【强化练习】

配伍选择题

A. 面部肌肉紧张，痉挛，角弓反张

B. 四肢抽搐，牙关紧闭，心律失常

C. 大汗，头晕目眩，口唇黏膜糜烂脱发

D. 吐血，咯血，便血，尿血，黄疸

E. 口腔黏膜充血，牙龈肿胀，溃疡少尿

1. 过量服用含乌头类的中成药会引起

2. 过量服用含朱砂的中成药会引起

3. 过量服用含雄黄的中成药会引起

4. 过量服用含马钱子的中成药会引起

参考答案

配伍选择题：1. B　2. E　3. D　4. A

考点4　医疗用毒性中药的中毒机制

1. **乌头**　有毒成分为乌头碱，一般中毒量为 0. 2mg，致死量为 2～4mg（主要是对神经

系统尤其是迷走神经）。

2. **马钱子**　马钱子含番木鳖碱即士的宁，毒性大。成人服用 5～10mg 即可中毒，一次服用 30mg 即可致死。

3. **蟾酥**　主要毒性成分是强心苷（蟾酥毒素），还含有儿茶酚胺类化合物、肾上腺素、去甲肾上腺素。

蟾酥毒素有洋地黄样作用，小剂量能使心肌收缩力增强，大剂量则使心脏停于收缩期。

4. **雄黄**　雄黄主要成分含二硫化二砷（As_2S_2）及少量的三氧化二砷（As_2O_3）。

5. **朱砂、轻粉、红粉**　此类药物含汞，属汞中毒。

【真 题 再 现】

配伍选择题

A. 0.2mg　　　B. 2～4mg　　C. 5～10mg
D. 15～20mg　　E. 30mg

1. 马钱子中士的宁的成人中毒量为
2. 乌头的中毒量为

答案：1. C　2. A

【强 化 练 习】

配伍选择题

A. 强心苷　　B. 二硫化二砷
C. 汞　　　　D. 士的宁　　E. 乌头碱

1. 乌头中主要含有的有毒成分是
2. 蟾酥中主要含有的有毒成分是
3. 朱砂中主要含有的有毒成分是

参考答案
配伍选择题：1. E　2. A　3. C

考点5　医疗用毒性中药的中毒解救

1. **乌头类**　肌注阿托品，根据病情可注射数次。未见症状改善或出现阿托品毒性反应，可改用利多卡因静注或静滴。

2. **马钱子**　痉挛时可静注苯巴比妥钠。

3. **蟾酥**　注射阿托品，服用颠茄合剂。

4. **雄黄**　必要时可应用二巯基丙醇类。

5. **朱砂、轻粉、红粉**　可用二巯丙醇磺酸钠类、硫代硫酸钠等解毒。

【真 题 再 现】

配伍选择题

A. 肌内注射阿托品　　B. 静注苯巴比妥钠

C. 二巯基丙醇　　　　D. 茵栀黄注射液
E. 硫代硫酸钠

1. 乌头类中毒的解救选用
2. 马钱子中毒的解救选用
3. 雄黄中毒的解救选用

答案：1. A　2. B　3. C

考点6　含有有毒成分的中成药

1. **含乌头**　中药材：川乌、草乌、附子、雪上一枝蒿。

中成药：追风丸、追风透骨丸、三七伤药片、附子理中丸、金匮肾气丸、木瓜丸、小金丸、风湿骨痛胶囊、祛风止痛片、祛风舒筋丸、正天丸、右归丸等。

2. **含马钱子**　九分散、山药丸、舒筋丸、疏风定痛丸、伤科七味片等。

3. **含蟾酥**　六神丸、六应丸、喉症丸、梅花点舌丸、麝香保心丸、麝香通心滴丸等。

4. **含雄黄**　牛黄解毒丸（片）、六神丸、安宫牛黄丸、牛黄清心丸、牛黄镇惊丸、牛黄抱龙丸、追风丸、牛黄醒消丸、紫金锭等。

5. **含朱砂、轻粉、红粉**　牛黄清心丸、牛黄抱龙丸、抱龙丸、朱砂安神丸、天王补心丸、安神补脑丸、苏合香丸、人参再造丸、安宫牛黄丸、牛黄千金散、牛黄镇惊丸、紫雪丹、梅花点舌丸、紫金锭（散）、磁朱丸、更衣丸、复方芦荟胶囊等。

❖ 含乌头和雄黄：追风丸；
❖ 含蟾酥和雄黄：六神丸、喉症丸；
❖ 含雄黄和朱砂：安宫牛黄丸、牛黄清心丸、牛黄镇惊丸、牛黄抱龙丸、紫金锭。

【真 题 再 现】

最佳选择题

因含有雄黄，过量服用可致肝肾功能损害的中成药是（2015年A型37题）

A. 牛黄上清丸　　　　B. 牛黄降压片
C. 牛黄解毒丸　　　　D. 冠心苏合丸
E. 桂枝茯苓丸

答案：C

【强 化 练 习】

最佳选择题

1. 六应丸主要毒性成分是

A. 儿茶酚胺　B. 肾上腺素　C. 砷化物

D. 蟾酥毒素　E. 去甲肾上腺素

2. 含马钱子的中成药是

A. 追风丸　　B. 舒筋丸　　C. 紫金锭

D. 三七伤药片　　E. 祛风止痛片

3. 追风丸中除乌头类药物外的有毒中药是

A. 雄黄　　B. 朱砂　　C. 乌头类

D. 轻粉　　E. 蟾酥

4. 可致角弓反张的中成药是

A. 九分散　　B. 抱龙丸　　C. 正天丸

D. 六神丸　　E. 牛黄醒消丸

5. 金匮肾气丸所含的有毒中药是

A. 乌头类　　B. 蟾酥　　C. 雄黄

D. 黄药子　　E. 朱砂

6. 伤科七味片服用过量，其主要中毒表现为

A. 朱砂中毒特征　　B. 马钱子中毒特征

C. 雄黄中毒特征　　D. 蟾酥中毒特征

E. 千金子中毒特征

7. 小金丸含有的有毒中药材是

A. 蟾酥　　B. 红粉　　C. 朱砂

D. 乌头类　　E. 马钱子

配伍选择题

A. 木瓜丸　　B. 舒筋丸　　C. 苏合香丸

D. 独活寄生丸　　E. 三品

8. 含雄黄的中成药是

9. 含乌头的中成药是

10. 含朱砂的中成药是

A. 风湿定片　B. 右归丸　　C. 疏风定痛丸

D. 牛黄千金散　　E. 牛黄解毒丸

11. 含朱砂的中成药是

12. 含乌头的中成药是

13. 含雄黄的中成药是

14. 含马钱子的中成药是

A. 士的宁　　B. 强心苷　　C. 硫化汞

D. 硫化砷　　E. 乌头碱

15. 九分散中含有

16. 三品中含有

17. 正天丸中含有

18. 麝香通心滴丸中含有

A. 紫雪丹　　B. 雷公藤片　C. 祛风舒筋丸

D. 喉症丸　　E. 九分散

19. 可用硫代硫酸钠解毒的是

20. 可用阿托品或静脉注射利多卡因解毒的是

21. 可用静脉注射苯巴比妥解毒的是

22. 可注射阿托品或服用颠茄合剂解毒的是

多项选择题

23. 即含有朱砂又含有雄黄的中成药有

A. 安宫牛黄丸　　B. 牛黄清心丸

C. 牛黄镇惊丸　　D. 牛黄抱龙丸

E. 紫金锭

24. 追风丸里面含有的成分有

A. 乌头　　B. 马钱子　　C. 蟾酥

D. 雄黄　　E. 朱砂

25. 六神丸里面所含有的成分有

A. 乌头　　B. 马钱子　　C. 蟾酥

D. 雄黄　　E. 朱砂

参考答案

最佳选择题：1. D　2. B　3. A　4. A　5. A

6. B　7. D

配伍选择题：8. E　9. A　10. C　11. D　12. B

13. E　14. C　15. A　16. S　17. E　18. B

19. A　20. C　21. E　22. D

多项选择题：23. ABCDE　24. AD　25. CD

考点 7　中毒原因

1. 过量

2. 用法不当　乌头煎煮时间太短，或生用；马钱子炮制不当。

3. 泡酒服用　如乌头，雄黄。

4. 个体差异引起蓄积性中毒

【真 题 再 现】

多项选择题

使用乌头类药物引起中毒的原因有（2016 年 X 型 119 题）

A. 过量服用　　　B. 泡酒服用

C. 使用生品　　　D. 煎煮时间太短

E. 个体差异引起蓄积性中毒

答案：ABCDE

第四节　常见中药品种的不良反应

考点 8　中药饮片的不良反应

1. 香加皮

❖ **不良反应**：胃肠道症状（恶心，呕吐，

腹泻）；心血管系统症状（心律失常，如心率减慢，早搏，房事传导阻滞，心肌纤颤）。

❖ 中毒机制：含强心苷类化合物，选择性地作用于心脏。

❖ 中毒解救：禁用钙剂，拟肾上腺素素药。心跳过缓时注射阿托品，呼吸困难时，可用山梗菜碱尼可刹米。

2. 蓖麻子

❖ 不良反应：消化系统（恶心呕吐，腹痛腹泻），呼吸循环系统（呼吸，循环衰竭），网状皮内系统（低蛋白血症、水肿），血液（便血，尿血），泌尿系统（中毒肾病），神经系统（四肢麻木、昏迷、幻觉），有时可伴发过敏反应。

❖ 中毒机制：含有脂肪油和蓖麻毒素。

❖ 中毒解救：如有惊厥，可给予镇静剂苯巴比妥钠或水合氯醛

3. 雷公藤

❖不良反应：消化系统（恶心呕吐），血液系统，生殖系统（卵巢早衰），神经系统（嗜睡复视），泌尿系统（肾功能衰竭），心血管系统（心源性休克），皮肤黏膜损害。

❖ 中毒机制：雷公藤甲素与雷公藤醋酸乙酯。

❖ 中毒解救：急性肾衰，应用渗透性利尿剂，如20%甘露醇，或低分子右旋糖酐，快速输入，给药后仍无尿，可静脉滴注呋塞米。

4. 黄药子

❖ 不良反应：乏力，纳差，尿黄，头晕，厌油腻，有的伴有巩膜、皮肤黄染，瘙痒，大便灰白等，严重者表现为急性肝炎等，有的患者伴有胆囊炎。大剂量服用可引起恶心、呕吐、脱发等症状。

❖ 中毒机制：薯蓣皂苷，薯蓣毒皂苷，二萜内酯类成分。

❖ 中毒解救：腹痛，腹泻，呼吸困难，瞳孔缩小时，皮下注射阿托品。

5. 吴茱萸

❖ 不良反应：腹痛，腹泻，视力障碍，错觉，脱发，胸闷，头痛，眩晕或皮疹，孕妇易流产症状。

❖ 中毒机制：毒性成分可吴茱萸次碱，有肝肾毒性。

❖ 中毒解救：腹痛时应用阿托品或颠茄合剂。

6. 鸦胆子

❖ 不良反应：消化道症状（恶心呕吐），神经系统（体温增高），泌尿系统（双肾刺痛），心血管系统（心率增快），眼结膜充血，外用可引起过敏反应。

❖ 中毒机制：主要为水溶性鸦胆子苷，双氢鸦胆子苷，对中枢神经系统有抑制作用，对肝肾实质有损害作用，并能使内脏动脉显著扩张，引起出血。

❖ 中毒解救：如有剧烈腹痛时，皮下注射硫酸阿托品。

7. 白矾

❖不良反应：大剂量服用可引起口腔、喉头烧伤，呕吐腹泻，虚脱，甚至死亡。重度硫酸铝钾重度，表现为心率增快，血压降低，上腹部烧灼样痛。慢性中毒主要为明矾中的铝离子长期摄入导致的蓄积反应，如：神经毒性，骨骼，肝肾功能损伤，血液系统。

❖ 中毒机制：为含有金属离子的硫酸根电解质经口服后导致的消化道灼烧样症状，以及高血钾导致的心律失常等，严重者可休克致死。

❖ 中毒解救：口服阿拉伯胶或西黄芪胶浆，以保护消化道黏膜，减少毒物吸收。

8. 胆矾

❖ 不良反应：消化系统（恶心，流涎），血液系统（溶血性贫血），泌尿系统（急性肾衰竭），循环系统（心力衰竭），神经系统（中毒性脑炎）。

❖ 中毒机制：硫酸铜可直接对心、肝、肾造成损伤，同时具有肌肉神经毒性。

❖ 中毒解救：依地酸二钠。

9. 蜈蚣

❖ 不良反应：消化道症状（恶心呕吐），循环系统（血压下降），泌尿系统（尿量减少），血液系统（黑便），神经系统，过敏反应（过敏性皮疹）。

❖ 中毒机制：含有两种似蜂毒的毒性成分，即组织胺和溶血蛋白质，主要存在于躯干部。

❖ 中毒解救：过敏性休克，可将氢化可的松加入液体中静滴，并皮下注射肾上腺素。如呼吸困难，可选用山梗菜碱等呼吸兴奋剂。

10. 细辛

❖ 不良反应：头痛，呕吐，烦躁，出汗，

口渴，烦躁不安，面赤，呼吸急促，脉数，瞳孔散大，体温血压均升高，个别出现心慌，气短，胸闷。

❖ 中毒机制：有效成分是挥发油，直接作用于中枢神经系统，最终可因呼吸中枢完全麻痹而致死。

❖ 中毒解救：有惊厥、痉挛等症状时，可给安定或安宫牛黄丸，尿闭时进行导尿或口服氢氯噻嗪。

11. 苍耳子

❖ 不良反应：消化系统（恶心呕吐），神经系统（头痛头晕），循环系统（血压下降、房室传导阻滞），呼吸系统，泌尿系统（尿失禁）。

❖ 中毒机制：苍术苷，羟基苍术苷或其衍生物是苍耳子的主要毒性成分，它们引起的不良反应的重要机制之一是影响氧化应激。

❖ 中毒解救：肝脏明显损害时，可给糖皮质激素及保肝药物。在治疗期间暂禁脂肪类药物。

12. 苦杏仁

❖ 不良反应：眩晕，心悸，恶心，呕吐，重者出现昏迷，惊厥，瞳孔散大，对光反应消失，最后因呼吸麻痹而死亡。

❖ 中毒机制：成分为苦杏仁苷，内服后，在体内分解为氢氰酸和苯甲醛。

❖ 中毒解救：硫代硫酸钠。

13. 罂粟壳

❖ 不良反应：昏睡或昏迷，抽搐，呼吸浅表而不规律，恶心，呕吐，腹泻，脸色苍白，发绀，瞳孔极度缩小呈针尖样，血压下降。

❖ 中毒机制：含有吗啡，可待因，罂粟碱。对大脑皮质感觉区，延髓呼吸及咳嗽中枢均有抑制作用，严重者可因呼吸抑制而死亡。

❖ 中毒解救：可用烯丙吗啡对抗毒性，不可用士的宁，以免和咖啡因作用相加而导致惊厥。

【真题再现】

最佳选择题

1. 因服用过量而发生药物不良反应，可致呼吸麻痹而死亡的中药是（2015 年 A 型 40 题）

A. 细辛　　B. 使君子　　C. 胆矾

D. 雷公藤　　E. 香加皮

2. 罂粟壳中毒的典型症状是（2016 年 A 型 13 题）

A. 精神亢奋　　B. 呼吸急促

C. 血压升高　　D. 瞳孔极度缩小

E. 心跳加速

综合分析题

5 岁幼儿嗜食坚果，某日该儿童出现眩晕、恶心、呕吐等症状来医院就诊，来院后病情继续恶化，出现神志改变，惊厥。查体：瞳孔散大，对光反射迟钝。询问家长得知，患儿发病前服用过某种坚果。

3. 结合病情，医师推测患儿可能因误食某种坚果中毒。误食的坚果是（2015 年 C 型 109 题）

A. 桃仁　　B. 榛子　　C. 苦杏仁

D. 松子　　E. 甜苦杏

4. 若医师判断正确，患儿病情又进一步发展，可能出现的严重后果是（2015 年 C 型 109 题）

A. 黏膜出血　　B. 呼吸麻痹

C. 中毒性肝炎　　D. 急性肾衰竭

E. 中毒性休克

参考答案

最佳选择题：1. A　2. D

综合分析题：3. C　4. B

【强化练习】

多项选择题

1. 香加皮的中毒反应主要有

A. 恶心呕吐　B. 腹泻不适　C. 心律失常

D. 心肌纤颤　E. 口中流涎

2. 蓖麻子中毒的主要表现有

A. 恶心呕吐　B. 腹痛腹泻　C. 循环衰竭

D. 便血尿血　E. 中毒肾病

3. 雷公藤中毒的主要症状有

A. 恶心呕吐　B. 卵巢早衰　C. 嗜睡复视

D. 肾功能衰竭　　E. 心源性休克

4. 吴茱萸中毒的主要症状有

A. 腹痛腹泻　B. 视力障碍　C. 胸闷头痛

D. 孕妇流产　E. 皮疹脱发

5. 鸦胆子中毒的主要症状有

A. 恶心呕吐　B. 体温增高　C. 双肾刺痛

D. 心率增快　E. 结膜充血

6. 白矾中毒的主要症状有

A. 口腔烧灼　B. 呕吐腹泻　C. 血压下降

D. 尿量减少　E. 时有脱发

7. 胆矾中毒的主要症状有

A. 恶心，流涎　　B. 溶血性贫血

C. 急性肾衰竭　　D. 心力衰竭

E. 中毒性脑炎

8. 蜈蚣中毒的主要症状有

A. 恶心呕吐　B. 血压下降　C. 尿量减少

D. 黑便　　　　E. 过敏性皮疹

9. 苍耳子中毒的主要症状有

A. 恶心呕吐　B. 头痛头晕　C. 血压下降

D. 尿失禁　　E. 房室传导阻滞

参考答案

多项选择题：1. ABCD　2. ABCDE　3. ABCDE

4. ABCDE　5. ABCDE　6. ABCD　7. ABCDE

8. ABCDE　9. ABCDE

考点 9　中成药不良反应

1. 壮骨关节丸

❖ 不良反应：皮疹，瘙痒，恶心，呕吐，腹痛，腹泻，胃痛，血压升高，肝损害，胆汁淤积性肝炎。

❖ 用药指导：30 天为一疗程，长期服用者每疗程之间间隔 10～20 天。

2. 克银丸

❖ 不良反应：肝损害，剥脱性皮炎。

❖ 用药指导：儿童，老年人，孕妇及哺乳期妇女慎用；肝功能不全患者禁用。

3. 白蚀丸

❖ 不良反应：肝损害。

❖ 儿童，老年人及哺乳期妇女慎用，孕妇，肝功能不全患者禁用。

4. 痔血胶囊

❖ 不良反应：肝损害为主，另有腹痛，皮疹，过敏样反应，头晕，头痛。

❖ 用药指导：避免大剂量，长期连续用药；一旦出现纳差，尿黄，皮肤黄染等症状应及时停药就医，用药过程中密切监测肝功能。

5. 鼻炎宁颗粒

❖ 不良反应：过敏性休克，全身过敏反应，皮疹。

❖ 首次用药及用药后 30 分钟内加强用药监护，出现面色潮红，皮肤瘙痒等早起症状应

引起重视并密切观察。

6. 雷公藤制剂

❖ 不良反应：药物性肝炎，肾功能不全，粒细胞减少，白细胞减少，血小板减少，闭经，精子数量减少，心律失常等；严重者有药物性肝炎，肝肾功能异常，肾功能衰竭，胃出血，白细胞减少，血小板减少，闭经。

❖ 用药指导：一般连续用药不宜超过 3 个月，儿童，育龄期有孕育要求者，孕妇和哺乳期妇女禁用，心，肝，肾功能不全者禁用，严重贫血，白细胞和血小板降低者禁用，胃，十二指肠溃疡活动期及严重心律失常者禁用，老年有严重心血管病者慎用。

7. 维 C 银翘片

❖ 不良反应：皮肤损害（皮疹），消化系统损害（肝功能异常），过敏性休克，泌尿系统损害，血液系统损害（白细胞减少）。

❖ 用药指导

（1）本品含马来酸氯苯那敏、对乙酰氨基酚、维生素 C，对本品所含成分过敏禁用，过敏体质慎用。

（2）服用本品期间不得饮酒或含有酒精的饮料；不得同时服用与本品成分相似的其他抗感冒药。

（3）肝肾功能受损者慎用，膀胱颈梗阻、甲状腺功能亢进、青光眼、高血压和前列腺肥大者慎用；孕妇及哺乳期妇女慎用。服药期间不得驾驶机、车、船，不得从事高空作业，机械作业及操作精密仪器。

（4）避免超剂量，长期连续服药。

8. 珍菊降压片

❖ 不良反应：消化系统（肝功异常，黄疸，胰腺炎），精神神经系统（视物模糊），皮肤损害，代谢和营养障碍（低血钾），肾功能异常。

❖ 用药指导

（1）本品含有盐酸可乐定、氢氯噻嗪和芦丁成分的药品联用时，应分别计算各药品中相同组分的剂量，以避免药物过量。

（2）防止撤药反应：停用本品时应在 2～4 天缓慢减量。如已与 β 受体阻滞剂合用，应先停用 β 受体阻滞剂，再停用盐酸可乐定，避免与 β 受体阻滞剂序贯给药。

9. 复方青黛丸

❖ 不良反应：腹泻，腹痛，肝炎，肝功能异常，头晕等，严重临床主要表现为药物性肝损害和胃肠出血。

❖ 用药指导：孕妇禁用，肝脏生化指标异常，消化性溃疡，白细胞低者禁用。

【真题再现】

综合分析题

某女，56岁，因患类风湿关节炎，服永宁壮骨关节丸，每日服2次，每次6g。服药月余后，出血纳差，乏力，尿黄如浓茶色，皮肤黄染瘙痒，大便呈灰白色。遂收入院治疗。入院后进行各项检测出，化验检查：ALT316U/L，AST119U/L，ALP276U/L，GGT231U/L，TBiL171μmol/L 各项肝炎病毒学标志物检查均呈阴性。医师综合分析病情，考虑系药物不良反应，给予系统治疗。

1. 根据上述临床治疗，该患者发生的不良反应是（2016年C型100题）

A. 消化性溃疡　　B. 胆汁淤积性肝炎

C. 病毒学肝炎　　D. 急性胰腺炎

E. 急性胆囊炎

2. 上述案例提示，为避免或减少壮骨关节丸不良反应的发生，在患者用药前，药师应进行用药指导，重点强调服药疗程，间隔时间及相关检查。关于该药服用方法的描述，正确的是（2016年C型101题）

A. 疗程30天，间隔5天

B. 疗程30天，间隔7天

C. 疗程30天，间隔15天

D. 疗程60天，间隔7天

E. 疗程60天，间隔15天

参考答案

综合分析题：1. B　2. C

【强化练习】

多项选择题

1. 白蚀丸的不良反应症状有

A. 肝损害　　B. 肾损害　　　C. 皮疹

D. 心律失常　E. 血压升高

2. 痔血胶囊的不良反应症状有

A. 肝损害　　B. 腹痛　　　　C. 皮疹

D. 过敏　　　E. 头晕头痛

3. 鼻炎宁颗粒的不良反应症状有

A. 皮疹反应　　　　B. 全身过敏

C. 过敏性休克　　　D. 肝脏损害

E. 肾脏损害

4. 维C银翘片的不良反应症状有

A. 各种皮疹　　　　B. 白细胞减少

C. 肝功能异常　　　D. 过敏性休克

E. 泌尿系统损害

5. 珍菊降压片的不良反应有

A. 肝功异常　B. 胰腺炎症　C. 黄疸

D. 视物模糊　E 低钾血症

6. 复方青黛丸的不良反应有

A. 腹痛腹泻　B. 胃肠出血　C. 头痛头晕

D. 肝功异常　E. 肾功异常

参考答案

多项选择题：1. ABCDE　2. ABCDE　3. ABC

4. ABCDE　5. ABCDE　6. ABCD

考点 10　中药注射剂的不良反应

1. 清开灵注射液

❖ 不良反应：各种类型过敏反应。严重过敏反应包括过敏性休克，急性喉头水肿，过敏性哮喘，过敏性间质性肾炎。

❖ 用药指导：应单独使用，禁忌与其他药物混合配伍，谨慎联合用药。老年人，儿童患者应谨慎使用。

2. 双黄连口服液

❖不良反应：过敏性休克，高热，寒战，呼吸系统(呼吸困难、喉头水肿、支气管痉挛)，皮肤损害（药疹、血管神经性水肿、剥脱性皮炎、重症多形性红斑），肝肾功能损害。

❖ 用药指导：禁止与其他药物混合配伍，谨慎联合用药。

3. 参麦注射液

❖ 不良反应：心慌，气短，胸闷，颜面潮红，严重过敏反应如过敏性休克，呼吸困难。

❖ 用药指导：孕妇及老年人慎用，新生儿，婴幼儿禁用。本品含人参，不宜与含藜芦、五灵脂的药物同时使用。

4. 莲必治注射液

❖ 不良反应：表现为急性肾功能损害，皮

疹，头晕，胃肠道反应，过敏样反应。

❖ 用药指导：老年人、儿童、孕妇、哺乳期妇女以及有肾脏疾患的患者应避免使用；用药后出现腰痛、腰酸等症状，应立即到医院就诊，检查肾功能情况。

5. 穿琥宁注射液

❖ 不良反应：过敏性休克（发热，寒战），呼吸系统损害（胸闷气促），皮肤黏膜损害（重症药疹），血小板减少，紫癜，急性肾衰竭。

❖ 用药指导：儿童慎用。

6. 炎琥宁注射液

❖ 不良反应：主要表现为过敏性休克（高热、乏力），呼吸系统损害（呼吸困难），皮肤损害（重症药疹），低血压，四肢麻痹，昏迷，药物性肝炎。

❖ 用药指导：严格按照说明书规定的用法用量给药，不得超剂量使用，尤其是儿童患者。

7. 生脉注射液

❖ 不良反应：发热，寒战，过敏性休克，呼吸系统（呼吸困难，喉头水肿），心血管系统（胸闷不适），皮肤损害。

❖ 用药指导：静脉输注时不应与其他药品混合使用，并避免快速输注.

8. 香丹注射液

❖ 不良反应：过敏样反应（休克、发绀、发热、寒战、晕厥），呼吸系统（呼吸困难、喉头水肿），心血管系统，中枢及外周神经系统损害，皮肤损害，胃肠道损害。

❖ 用药指导：静脉输注时不应与其他药品混合使用，并避免快速输注。

9. 脉络宁注射液

❖ 不良反应：呼吸系统（呼吸困难、喉头水肿），全身性损害（寒战、发热、过敏性休克），心血管系统损害（胸闷、低血压、高血压）

❖ 用药指导：静脉输注时不应与其他药品混合使用，并避免快速输注。

10. 喜炎平注射液

❖ 不良反应：全身心损害（过敏性休克），呼吸系统（呼吸困难），皮肤损害（全身皮疹），心血管系统（发绀）。

❖ 用药指导：孕妇禁用，老人，儿童，肝肾功能异常等特殊人群慎用。

11. 红花注射液

❖ 不良反应：表现为呼吸困难，胸闷，过敏样反应，过敏性休克，寒战，发热，心悸。

❖ 用药指导：凝血功能不正常及有眼底出血的糖尿病患者禁用，孕妇，哺乳期妇女及儿童禁用。

【真题再现】

最佳选择题

1. 临床使用清开灵注射液应特别监护的严重不良反应是（2016 年 B 型 40 题）

A. 肝损害　　B. 过敏性休克　　C. 骨髓抑制

D. 肾损害　　E. 脑卒中

多项选择题

2. 临床使用双黄连注射剂应特别监护的严重不良反应有（2015 年 X 型 120 题）

A. 过敏性休克　　B. 血管神经性水肿

C. 剥脱性皮炎　　D. 重症多形性红斑

E. 支气管痉挛

最佳选择题：1. A

多项选择题：2. ABCDE

【强化练习】

多项选择题

1. 清开灵注射液的不良反应有

A. 过敏性休克　　B. 过敏性哮喘

C. 过敏性肾炎　　D. 喉头水肿

E. 过敏性肝炎

2. 双黄连注射液的不良反应有

A. 过敏性休克　　B. 高热寒战　　C. 呼吸困难

D. 喉头水肿　　E. 气管痉挛

3. 双黄连注射液的不良反应有

A. 皮肤发疹　　B. 剥脱性皮炎　　C. 血管水肿

D. 肝功能损害　E. 肾功能损害

4. 参麦注射液的不良反应有

A. 胸闷气短　　B. 心中发慌　　C. 颜面潮红

D. 呼吸困难　　E. 过敏性休克

5. 莲必治注射液的不良反应有

A. 肾功损害　　B. 皮肤药疹　　C. 头晕头痛

D. 胃肠不适　　E. 过敏反应

6. 穿琥宁注射液的不良反应有

A. 过敏性休克　　B. 发热寒战　　C. 胸闷气粗

D. 皮肤药疹　　E. 血小板减少

7. 炎琥宁注射液的不良反应有
A. 过敏性休克　B. 高热乏力　C. 呼吸困难
D. 重症药疹　E. 血压降低
8. 生脉注射液的不良反应有
A. 发热寒战　B. 过敏性休克　C. 呼吸困难
D. 胸闷不适　E. 喉头水肿
9. 香丹注射液的不良反应有
A. 过敏性休克　B. 发热发绀　C. 寒战晕厥
D. 呼吸困难　E. 喉头水肿
10. 脉络宁注射液的不良反应有
A. 呼吸困难　B. 喉头水肿　C. 寒战发热
D. 胸闷休克　E. 血压不稳
11. 喜炎平注射液的不良反应有
A. 呼吸困难　B. 过敏性休克　C. 全身皮疹
D. 出现发绀　E. 肝脏损伤
12. 红花注射液的不良反应有
A. 呼吸困难　B. 过敏性休克　C. 胸闷心悸
D. 寒战发热　E. 过敏皮疹

参考答案
多项选择题：1. ABCD　2. ABCDE　3. ABCDE
4. ABCDE　5. ABCDE　6. ABCDE　7. ABCDE
8. ABCDE　9. ABCDE　10. ABCDE 11. ABCD
12. ABCD

【单元测试】

一、最佳选择题（A型题）

每题1分。题干在前，选项在后。每道题
的备选选项中，只有一个最佳答案，多选、错
选或不选均不得分。
1. 与用药剂量无关的中药不良反应是(考点1)
A. 副作用　B. 毒性作用　C. 继发反应
D. 过敏反应　E. 首剂效应
2. 既含雄黄又含朱砂的中成药是（考点6）
A. 六神丸　B. 抱龙丸　C. 天王补心丹
D. 牛黄清心丸　E. 朱砂安神丸
3. 具有肝脏毒性的中药是（考点8）
A. 使君子　B. 黄药子　C. 女贞子
D. 车前子　E. 牛蒡子

二、配伍选择题（B型题）

每题1分。备选答案在前，试题在后。每

组若干小题。备选项可重复选用，也可不选用。
每组题均对应同一组备选答案，每题只有一个
正确答案。
A. 服用含轻粉的中成药
B. 服用含马钱子的中成药
C. 服用含蟾酥的中成药
D. 服用含天南星的中成药
E. 服用含马兜铃酸成分的中成药
4. 中毒表现为惊厥，痉挛，甚至角弓反张，是
因为（考点3）
5. 中毒表现味口中有金属味，甚至牙龈肿烂，
是因为（考点3）
6. 中毒表现为胸闷，心悸，心律不齐，心电图
显示房室传导阻滞，是因为（考点3）
A. 0.2mg　　B. 2～4mg　　　C. 5～10mg
D. 15～20mg　E. 30mg
7. 马钱子中番木鳖碱的成人一次性致死量为
（考点4）
8. 乌头的致死量为（考点4）
A. 强心苷　　B. 二硫化二砷
C. 汞　　D. 士的宁　　E. 乌头碱
9. 雄黄中主要含有的有毒成分是（考点4）
10. 马钱子中主要含有的有毒成分是（考点4）
A. 肌内注射阿托品　B. 静注苯巴比妥钠
C. 二巯基丙醇　　D. 茵栀黄注射液
E. 硫代硫酸钠
11. 蟾酥中毒的解救选用（考点5）
12. 朱砂中毒的解救选用（考点5）
A. 雄黄　　B. 朱砂　　C. 黄药子
D. 蟾酥　　E. 马钱子
13. 伤科七味片含有有毒中药材是（考点6）
14. 人参再造丸含有有毒中药材是（考点6）
15. 六应丸含有有毒中药材是（考点6）
A. 硫化砷　B. 硫化汞　C. 乌头碱
D. 蟾酥毒素　E. 士的宁
16. 山药丸中含有（考点6）
17. 麝香保心丸含有（考点6）
18. 天王补心丹含有（考点6）
19. 牛黄解毒片含有（考点6）

三、综合分析题（C型题）

每题1分，题目分为若干组，每组题目基于同

一个临床情景病例,实例或者案例的背景信息逐题展开,每题的备选项中,只有1个最符合题意。

患者,男,45岁,用香加皮、当归、川芎、红花自制药酒,服后出现恶心、呕吐、腹痛、腹泻、心律失常等症状。医生诊断为香加皮中毒的不良反应。拟制定香加皮中毒的解救措施和方案。

20. 香加皮中毒,出现心律不齐的处理是注射(考点8)

A. 阿托品　　B. 苯巴比妥　C. 山梗菜碱

D. 尼可刹米　E. 二硫基丙醇

21. 香加皮中毒,解救时禁用的药物是(考点8)

A. 钾制剂　　B. 钠制剂　　C. 钙制剂

D. 镁制剂　　E. 铁制剂

22. 香加皮中毒,出现呼吸困难处理用药是(考点8)

A. 山梗菜碱　B. 水合氯醛　C. 甘露醇

D. 抗生素　　E. 葡萄糖

患者,女,50岁,中医诊断为气血亏虚型眩晕。服用中医汤剂,有好转,但有口干、夜寐不安等症。静脉注射参麦注射液100ml,数分钟后患者突然四肢麻木、头晕、胸闷、汗出、心悸、全身不适等症状。诊断为参麦注射液的过敏反应。使用参麦注射液,应熟悉其用药指导。

23. 使用参麦注射液,不能同时使用的药物是(考点10)

A. 甘遂　　　B. 大戟　　　C. 芫花

D. 海藻　　　E. 五灵脂

24. 参麦注射液,使用时应加强监护,慎用的人群是(考点10)

A. 新生儿　　B. 婴幼儿　　C. 老年人

D. 肝功差　　E. 肾功差

25. 参麦注射液禁用的人群是(考点10)

A. 孕妇　　　B. 老年人　　C. 婴幼儿

D. 肝功差　　E. 肾功差

四、多项选择题(X型题)

每题1分,题干在前,备选项在后。每道题备选项中至少有两个正确答案,多选、少选或不选不得分。

26. 肝脏药物中毒症状有(考点2)

A. 肝区压痛　B. 纳差乏力　C. 恶心严油

D. 皮肤发黄　E. 巩膜黄染

27. 使用马钱子药物引起中毒的原因有(考点7)

A. 过量服用　B. 炮制不当　C. 误服

D. 个体差异　E. 长期久服

28. 罂粟壳中毒的主要症状有(考点8)

A. 恶心呕吐　B. 昏迷抽搐　C. 腹泻发绀

D. 瞳孔变小　E. 血压下降

29. 壮骨关节丸的不良反应有(考点9)

A. 恶心呕吐　B. 皮疹瘙痒　C. 腹痛腹泻

D. 血压升高　E. 肝脏损害

30. 克银丸的不良反应有(考点9)

A. 肝脏损害　B. 剥脱皮炎　C. 肾脏损害

D. 脾脏损害　E. 胃部损害

31. 清开灵注射液使用注意事项有(考点10)

A. 老人慎用　B. 儿童慎用　C. 不得超量

D. 忌与他药混用　E. 有异常反应停药

32. 香丹注射液使用注意事项有(考点10)

A. 儿童慎用　B. 老人慎用　C. 孕妇慎用

D. 注意监护　E. 注意过敏史

33. 莲必治注射液的使用注意事项有(考点10)

A. 老人不宜　B. 儿童不宜　C. 孕妇不宜

D. 哺乳期不宜　E. 肾功差者不宜

34. 喜炎平注射液使用注意事项有(考点10)

A. 孕妇禁用　B. 过敏禁用　C. 老年人慎用

D. 儿童慎用　E. 过敏体质慎用

35. 红花注射液使用注意事项有(考点10)

A. 孕妇禁用　B. 儿童禁用　C. 哺乳者禁用

D. 过敏体质慎用　E. 过敏史者禁用

参考答案

最佳选择题:1. D　2. D　3. B

配伍选择题:4. B　5. A　6. C　7. E　8. B

9. B　10. D　11. A　12. E　13. E　14. B

15. D　16. E　17. D　18. B　19. A

综合分析题:20. A　21. C　22. A　23. E

24. C　25. C

多项选择题:26. ABCDE　27. ABCDE

28. ABCDE　29. ABCDE　30. AB

31. ABCDE　32. DE　33. ABCD　34. ABCDE

35. ABCDE

模 拟 试 题

模拟试题（一）

一、最佳选择题（A型题）

共 40 分。每题 1 分。题干在前，选项在后。每道题的备选选项中，只有一个最佳答案，多选、错选或不选均不得分。

1. 下列表述中属于症的是
A. 咳嗽　　　B. 恶寒　　　C. 肺痈
D. 水肿　　　E. 消渴

2. "阴在内，阳之守也；阳在外，阴之使也"说明了阴阳的哪种关系
A. 互根互用　B. 对立制约　C. 消长平衡
D. 相互交感　E. 相互转化

3. 具有推动呼吸和血行功能的气是
A. 元气　　　B. 宗气　　　C. 卫气
D. 肾气　　　E. 营气

4. 具有"主胞胎"功能的奇经是
A. 任脉　　　B. 带脉　　　C. 冲脉
D. 督脉　　　E. 阳维脉

5. 在养生防病时，对阳盛体质的宜忌是
A. 宜寒忌温　B. 宜凉忌热　C. 宜温忌寒
D. 宜泻忌补　E. 宜平忌消

6. 侵犯人体可引起关节疼痛重着症状的邪气是
A. 风邪　　　B. 寒邪　　　C. 暑邪
D. 湿邪　　　E. 火邪

7. 中医诊断用以分辨疾病部位的纲领是
A. 阴阳　　　B. 表里　　　C. 寒热
D. 虚实　　　E. 气血

8. 风热感冒应采用的治法是
A. 宣肺止咳解表　B. 清热散寒解表
C. 养阴清肺散寒　D. 益气清热解表
E. 清热宣肺解表

9. 可参考喘证辨证论治的西医疾病是
A. 上呼吸道感染　B. 多种神经症
C. 慢性肾脏疾病　D. 肺源性心脏病
E. 胃食管反流病

10. 胸痹症见胸痛彻背，感寒痛甚，胸闷气短，心悸，形寒肢冷，面白，舌苔白，脉沉迟。证属
A. 痰瘀痹阻　B. 气滞血瘀　C. 气虚血瘀
D. 气阴两虚　E. 寒凝心脉

11. 肝胃不和型胃痛宜用
A 丹栀逍遥散合左金丸　　　B 保和丸
C 柴胡疏肝散　D 黄芪建中汤　E 良附丸

12. 患者高血压病史 3 年，近日生气后出现头晕，头两侧胀痛，心烦易怒，夜眠不宁，胁痛，面红口苦，舌红苔薄黄，脉弦有力。证属
A 羚角钩藤汤　　　B 川芎茶调散
C 桑菊饮　　　D 八珍汤　　　E 通窍活血汤

13. 多思善虑，心悸胆怯，少寐健忘，面色不华，头晕神疲，食少纳呆，舌淡，脉细弱。证属
A. 痰气郁结　B. 肾阴亏虚　C. 心脾两虚
D. 肝气郁结　E. 惊恐伤肾

14. 痤疮患者皮疹颜色暗红，以结节，脓肿，囊肿，瘢痕为主，经久难消，伴胸闷腹胀，舌质暗红或有瘀斑，苔黄腻，脉弦滑。适宜的方剂为
A. 二陈汤　　　B. 枇杷清肺饮
C. 茵陈蒿汤　D. 防风通圣散
E. 桃红四物汤

15. 小儿 6 岁，纳呆，食无味，或拒食，形体尚可，常伴嗳气泛恶，胸闷脘痞，大便不调，面色少华，精神正常，舌苔薄白或薄腻，脉尚有力。应采用的治法是
A. 不换金正气散　　　B. 异功散
C. 养胃增液汤　　　　D. 健脾丸
E. 人参归脾丸

16. 胆经郁热型鼻渊适宜的方剂
A. 泻白散合辛夷清肺饮　　　B. 龙胆泻肝丸
C. 补中益气汤　　　D. 荆防败毒散
E. 银翘散

17. 能疏肝解郁、利胆退黄、消炎解毒的藏药方剂是

A. 十味黑冰片丸　　　B. 七十味珍珠丸

C. 二十五味松石丸　　D. 二十五味珊瑚丸

E. 大月晶丸

18. 形成酸味的元素有

A. 火、土　　B. 土、水　　C. 火、气

D. 水、火　　E. 土、气

19. 女性血红蛋白参考值是

A. 120～160g/L　　　　B. 180～190g/L

C. 110～150g/L　　　　D. 100～160g/L

E. 70～100g/L

20. 中性粒细胞增多，最常见的原因是

A. 急性、化脓性感染　　　B. 伤寒

C. 再生障碍性贫血　　　　D. 副伤寒

E. 流感

21. 有"众方之祖"之称的专著是

A. 《伤寒论》　　B. 《金匮要略》

C. 《瘟疫论》　　D. 《巢氏诸病源候论》

E. 《黄帝内经》

22. 处方一般当日有效，特殊情况下有效可延长，但最长不得超过（2015 年 A 型 22 题）

A. 2 天　　　B. 3 天　　　C. 5 天

D. 7 天　　　E. 10 天

23. 处方直接写药品需蜜制的有

A. 马兜铃　　　B. 地榆　　　C. 延胡索

D. 益智仁　　　E. 木香

24. 服用银翘解毒丸，宜用的药引是

A. 盐水　　B. 米汤　　C. 清茶

D. 姜汤　　E. 芦根汤

25. 人参畏

A. 牵牛子　　B. 海藻　　C. 三棱

D. 郁金　　　E. 五灵脂

26. 孕妇禁用的中药是

A. 淫羊藿　　B. 商陆　　C. 天冬

D. 华山参　　E. 滑石

27. 哺乳期妇女忌用

A. 麻黄　　　B. 麦芽　　　C. 马兜铃

D. 黄药子　　E. 升麻

28. 调配饮片时，每剂中药的重量误差应控制在

A. ±1%以内　　　B. ±2%以内

C. ±3%以内　　　D. ±5%以内

E. ±10%以内

29. 属妊娠禁用的中成药是

A. 附子理中丸　　　B. 牛黄上清丸

C. 人参再造丸　　　D. 防风通圣丸

E. 沉香化气丸

30. 储存药品相对湿度为

A. 3%～5%　　B. 5%～10%　　C. 7%～13%

D. 14%～16%　E. 35%～75%

31. 贵重药饮片，应

A. 通风干燥处贮存　　B. 缸，罐中密闭贮存

C. 密闭容器中贮存

D. 分开贮藏，专人管理

E. 凉爽处贮存

32. 有关经济性的含义是

A. 经济实用　　　　B. 创造收入

C. 使用廉价药品　　D. 最满意疗效

E. 少量用药

33. 降血压的中成药如复方罗布麻片、降压片、珍菊降压片、牛黄降压丸等忌与哪类药物并用

A. 含朱砂的中成药　　B. 含牛黄的中成药

C. 含甘草的中成药　　D. 含麻黄的中成药

E. 含天麻的中成药

34. 中成药合理利用正确的组合是

A. 天麻丸与川贝枇杷胶囊

B. 六味地黄丸与脑力清

C. 珍菊降压片与大活络丸

D. 苏合香丸与胆宁片

E. 大活络丸与通宣理肺丸

35. 红灵散与庆大霉素同用，能

A. 形成络合物沉淀　　B. 引发肝脏损害

C. 产生永久性结合物　D. 引发永久性耳聋

E. 引发药源性肠炎

36. 以下含吲哚美辛的是

A. 冠心通　　B. 新癀片　　C. 抗感灵

D. 强力康　　E. 消渴定

37. 既有肾毒性又有肝毒性的中药是

A. 马兜铃　　B. 黄药子　　C. 苍耳子

D. 川楝子　　E. 五倍子

38. 肾功能不全慎用的是

A. 苦杏仁　　B. 艾叶　　C. 雷公藤

D. 忍冬藤　　E. 夜交藤

39. 中药不良反应是

A. 合格药品过量服用时出现与用药目的无关

的或意外的有害反应

B. 不合格药品出现的有害反应

C. 误服药品出现的有害反应

D. 有毒中药长期大量应用出现的有害反应

E. 合格药品在正常剂量服用时出现的与用药目的无关的或意外的有害反应

40. 白蚀丸的不良反应症状有

A. 肝损害　　B. 肾损害　　C. 皮疹

D. 心律失常　E. 血压升高

二、配伍选择题（B 型题）

共 50 分。每题 1 分。备选答案在前，试题在后。每组若干小题。备选项可重复选用，也可不选用。每组题均对应同一组备选答案，每题只有一个正确答案。

A. 心　　B. 肺　　C. 脾　　D. 肝　　E. 肾

41. 下列称为"娇脏"的是

42. 称为"刚脏"的是

A. 实寒证　　B. 实热证　　C. 虚寒证

D. 虚热证　　E. 亡阳证

43. 阴偏盛病机表现的临床证候是

44. 阴偏衰病机表现的临床证候是

A. 神志清楚，两眼灵活

B. 登高而歌，弃衣而走

C. 本已意识不清，突然精神转"佳"

D. 表浅淡漠，闷闷不乐，哭笑无常

E. 循衣摸床，撮空理线

45. 癫病多表现为

46. 狂病多表现为

47. 属得神的表现为

A. 痿软舌　　B. 瘦薄舌　　C. 齿痕舌

D. 裂纹舌　　E. 芒刺舌

48. 热盛津伤可见

49. 脾虚湿盛可见

A. 恶寒发热　B. 但寒不热　C. 但热不寒

D. 寒热往来　E. 长期低热

50. 半表半里证常见的症状是

51. 虚寒证多见的症状是

52. 外感表证多见的症状是

A. 通宣理肺丸　　B. 二母宁嗽丸

C. 蛇胆川贝液　　D. 固本止咳片

E. 小青龙合剂

53. 治疗咳嗽燥邪伤肺证，宜选用的中成药是

54. 治疗咳嗽风寒犯肺证，宜选用的中成药是

55. 治疗咳嗽痰热壅肺证，宜选用的中成药是

A. 保和丸　　B. 香连丸　　C. 参苓白术散

D. 四神丸　　E. 清宁丸

56. 食伤肠胃型泄泻宜选用的中成药是

57. 脾胃气虚型泄泻宜选用的中成药是

58. 脾肾阳虚型泄泻宜选用的中成药是

A. 桂附地黄丸　　　　B. 四物汤

C. 附子理中丸　　　　D. 四君子汤

E. 沙参麦冬汤

59. 治疗虚劳阳虚证，宜选用的方剂是

60. 治疗虚劳血虚证，宜选用的方剂是

61. 治疗虚劳气虚证，宜选用的方剂是

A. 圣愈汤合血安胶囊　B. 固冲汤

C. 调肝汤　　D. 逐瘀止崩汤　　E. 止带方

62. 脾不统血崩漏，宜选用的方剂是

63. 瘀血阻络崩漏，宜选用的方剂是

A. 麸炒品　　B. 炒焦品　　C. 盐炙品

D. 烫制品　　E. 炭制品

64. 处方开鳖甲应付

65. 处方开山楂应付

A. 白及　　B. 白芍　　C. 丁香

D. 五灵脂　　E. 京大戟

66. 川乌反

67. 甘草反

A. 附子　　B. 徐长卿　　C. 车前子

D. 鹿角胶　　E. 羚羊角

68. 宜先煎的药是

69. 宜后下的药是

70. 宜包煎的药是

A. 土鳖虫、川楝子　　B. 车前子、地肤子

C. 天南星、雄黄　　　D. 草乌、斑蝥

E. 枇杷叶、侧柏叶

根据《中国药典》对有毒中药的分类

71. "小毒"中药是

72. "有毒"中药是

73. "大毒"中药是

A. 0.1～0.5g　　B. 3～5g　　C. 0.9～1.2g

D. 3～6g　　E. 3～9g

74. 朱砂的用量

75. 苍耳子的用量

A. 不超过 20℃　　B. 避光且不超过 20℃

C. 2℃～10℃　　D. 10℃～30℃　　E. 2℃～8℃

76. 冷处所指的环境条件是

77. 阴凉处所指的环境条件是

A. 牡丹皮　　B. 花椒　C. 绿豆

D. 大蒜　　　E. 细辛

78. 泽泻对抗养护宜选

79. 人参对抗养护宜选

A. 胆宁片与妙济丸联用

B. 归脾丸与人参养荣丸联用

C. 乌鸡白凤丸与香砂六君丸联用

D. 金匮肾气丸与参蛤散联用

E. 艾附暖宫丸和十香暖脐膏联用

80. 属属于一种中成药能明显的抑制或消除另一种中成药的偏性和副作用的是

81. 属于功效不同，一药为主，一药为辅的配伍应用是

A. 乌梅汤与阿司匹林

B. 乌贝散与头孢拉定

C. 石膏与四环素

D. 麻黄与呋喃唑酮

E. 大黄与利福平

82. 能减少药物排泄的中西药联用药组是

83. 能发生酶抑反应的中西药联用药组是

84. 影响药物透过生物膜吸收的的中西药联用药组是

A. 熟地　　B. 红花　　　C. 大枣

D. 黄芩　　E. 川芎

85. 汁厚滋腻，易滞胃膈

86. 易耗气

87. 易破血

A. 肌内注射阿托品　　B. 静注苯巴比妥钠

C. 二巯基丙醇　　　　D. 茵栀黄注射液

E. 硫代硫酸钠

88. 乌头类中毒的解救选用

89. 马钱子中毒的解救选用

90. 雄黄中毒的解救选用

三、综合分析题（C 型题）

共 20 分。每题 1 分，题目分为若干组，每组题目基于同一个临床情景病例，实例或者案例的背景信息逐题展开，每题的备选项中，只有 1 个最符合题意。

某女，32 岁。平素性情急躁易怒，月经不调。因胃痛 1 周就诊。胃脘灼痛，痛势急迫，烧心泛酸，口苦口干，舌红苔黄，脉弦。

91. 该患者舌红提示属于

A. 虚寒证　　B. 实热证　　C. 虚热证

D. 瘀血证　　E. 痰湿证

92. 该患者弦脉提示病位相关之脏是

A. 肝　B. 心　C. 脾　D. 肺　E. 肾

某男，65 岁。哮喘 10 余年。气短乏力，痰多清稀，食纳减少，腹胀便溏，足面浮肿。舌淡苔白，脉细弱。

93. 中医辨证是

A. 肾不纳气　B. 肺肾两虚　C. 心肾两虚

D. 心肺两虚　E. 肺脾两虚

94. 辨证要点是既有咳喘，食少，又兼见

A. 气虚　　　B. 气滞　　　C. 血虚

D. 阴虚　　　E. 阳虚

95. 根据八纲辨证，该证属于

A. 表证　　　B. 寒证　　　C. 热证

D. 虚证　　　E. 阳证

患者，男，40 岁，咳嗽咯痰 2 周，痰黄黏稠，伴发热，咽痛，头痛，舌红，苔薄黄，脉浮数。根据病例回答以下问题

96. 该患者应诊断为

A. 感冒　　B. 咳嗽　　　C. 头痛

D. 喘证　　E. 发热

97. 该患者应辨为何证

A. 风寒犯肺　B. 燥邪伤肺　C. 风热犯肺

D. 痰热郁肺　E. 风热感冒

98. 针对此证，应采用的治法是

A. 辛温解表，宣肺散寒

B. 疏散风寒，宣肺解表

C. 辛凉清润，宣肺解表

D. 宣肺解表，清热解毒

E. 辛凉解表，宣肺清热

99. 治疗方剂应选用

A. 银翘散　　B. 荆防败毒散

C. 桑杏汤　　D. 桑菊饮　　E. 杏苏散

患者喘息咳嗽反复发作 30 余年，每年寒冷季节发作，本次因外感复发，加重 1 周入院，患者现症见喘息胸闷，动则喘甚，呼多

吸少，气不得续，夜卧难平，神疲畏寒，汗出肢冷，面唇青紫，双下肢轻度浮肿，舌淡苔薄，脉沉弱。

100. 其中医的诊断及辨证应为下列哪项

A. 喘证——肾不纳气

B. 喘证——久喘肺虚

C. 咳嗽——肺肾阴虚

D. 咳嗽——痰湿阻肺

E. 喘证——风寒闭肺

101. 应采用的治法是

A. 宣肺散寒　B. 滋阴补肾　C. 补肾纳气

D. 清热化痰　E. 补肺益肾

102. 治疗宜选用

A. 麻黄汤　　B. 六君子汤　C. 桑白皮汤

D. 归脾汤　　E. 金匮肾气丸

103. 治疗宜选用的中成药

A. 通宣理肺丸　　B. 二母宁嗽丸

C. 蛇胆川贝液　　D. 固本咳喘片

E. 小青龙合剂

　　患者，男，65岁，经医生诊断其患有高血压病。医生鉴于该患者年事较高，遂开珍菊降压片与西药盐酸可乐定同用；患者服用后症状得到了缓解。

104. 珍菊降压片与西药盐酸可乐定配伍使用属于

A. 中西药的不合理应用　　B. 协同增效

C. 减少剂量　D. 降低毒副反应

E. 减少禁忌，扩大适应范围

105. 珍菊降压片所含西药组分是

A. 氢氯噻嗪　B. 盐酸可乐定、氢氯噻嗪

C. 格列本脲、盐酸可乐定

D. 马来酸氯苯那敏、克伦特罗

E. 对乙酰氨基酚、马来酸氯苯那敏、咖啡因

106. 珍菊降压片不能联用的是

A. 含麻黄的中成药　　B. 含附子的中成药

C. 含郁金的中成药　　D. 含丁香的中成药

E. 含朱砂的中成药

　　患者，男，45岁，用香加皮，当归，川芎，红花自制药酒，服后出现恶心，呕吐，腹痛，腹泻，心律失常等症状。医生诊断为香加皮中毒的不良反应。拟制定香加皮中毒的解救措施和方案。

107. 香加皮中毒，出现心律不齐的处理是注射

A. 阿托品　　B. 苯巴比妥　C. 山梗菜碱

D. 尼可刹米　　E. 二巯基丙醇

108. 香加皮中毒，解救时禁用的药物是

A. 钾制剂　　B. 钠制剂　　C. 钙制剂

D. 镁制剂　　E. 铁制剂

　　5岁幼儿嗜食坚果，某日该儿童出现眩晕、恶心、呕吐等症状来医院就诊，来院后病情继续恶化，出现神志改变，惊厥。查体：瞳孔散大，对光反射迟钝。询问家长得知，患儿发病前服用过某种坚果。

109. 结合病情，医师推测患儿可能因误食某种坚果中毒。误食的坚果是

A. 桃仁　　　　B. 榛子　　　C. 苦杏仁

D. 松子　　　　E. 甜苦杏

110. 若医师判断正确，患儿病情又进一步发展，可能出现的严重后果是

A. 黏膜出血　B. 呼吸麻痹　C. 中毒性肝炎

D. 急性肾衰竭　　E. 中毒性休克

四、多项选择题（X型题）

　　共10分。每题1分，题干在前，备选项在后。每道题备选项中至少有两个正确答案，多选、少选或不选不得分。

111. 依据五行相克规律确定的治法有

A. 培土制水法　　B. 滋水涵木法

C. 泻南补北法　　D. 佐金平木法

E. 抑木扶土法

112. 既病防变的原则

A. 人工免疫　B. 个人卫生　C. 疾病的传变

D. 早期诊治　E. 康复复方

113. 下列属于逆治法的是

A. 寒者热之　B. 热者寒之　C. 热因热用

D. 虚则补之　E. 实则泻之

114. 治疗石淋，可选用的中成药有

A. 排石颗粒　B. 石淋通片

C. 复方金钱草颗粒　　D. 金匮肾气丸

E. 五子衍宗丸

115. 执业药师承接患者咨询的内容主要有

A. 用药方法　　B. 用药剂量

C. 药品不良反应　D. 药品相互作用

E. 汤剂煎煮方法

116. 罂粟壳的使用注意是

A. 不宜常服　B. 孕妇禁用　C. 儿童禁用

D. 运动员慎用　　E. 老年人禁用

117. 保证合理用药的主要措施

A. 配伍用药得当　B. 合理用药疗程

C. 看有无过敏史　D. 选择给药途径

E. 掌握剂量用法

118. 与氨茶碱合用会发生酸碱中和反应而降低或失去药效的中药是

A. 乌梅　　　B. 木瓜　　　C. 山楂

D. 麻黄　　　E. 女贞子

119. 引起肝损伤的含铅类的中药有

A. 雄黄　　　B. 朱砂　　　C. 红粉

D. 密陀僧　　E. 铅丹

120. 红花注射液的不良反应有

A. 呼吸困难　B. 过敏性休克

C. 胸闷心悸　D. 寒战发热

E. 过敏皮疹

参考答案

最佳选择题：1. B　2. A　3. B　4. A　5. B

6. D　7. B　8. E　9. D　10. E　11. C　12. A

13. C　14. B　15. A　16. B　17. C　18. A　19.

C　20. A　21. A　22. B　23. A　24. E　25. E

26. B　27. A　28. D　29. C　30. E　31. D

32. A　33. D　34. D　35. D　36. B　37. C

38. C　39. E　40. A

配伍选择题：41. B　42. D　43. A　44. D　45.

D　46. B　47. A　48. D　49. C　50. D　51. B

52. A　53. B　54. A　55. C　56. A　57. C　58.

D　59. A　60. B　61. D　62. B　63. D　64. D

65. B　66. A　67. E　68. A　69. B　70. C　71. A

72. C　73. D　74. A　75. B　76. C　77. A　78. A

79. E　80. D　81. C　82. A　83. D　84. E　85. A

86. E　87. D　88. A　89. B　90. C

综合分析题：91. B　92. A　93. E　94. A　95.

D　96. B　97. C　98. E　99. D　100. A　101.

C　102. E　103. D　104. C　105. B　106. A

107. A　108. C　109. C　110. B

多项选择题：111. ACDE　112. CD　113.

ABDE　114. ABC　115. ABCDE　116.

ABCD　117. ABCDE　118. ABCE　119.

ED　120. ABCD

模拟试题（二）

一、最佳选择题（A 型题）

共 40 分。每题 1 分。题干在前，选项在后。每道题的备选选项中，只有一个最佳答案，多选、错选或不选均不得分。

1. 属证的是

A. 发热恶寒　B. 肝胃不合　C. 胸胁胀满

D. 头身疼痛　E. 纳呆食少

2. "阳损及阴，阴损及阳"体现阴阳的哪种关系

A. 对立制约　B. 互相转化　C. 互根互用

D. 阴阳消长　E. 阴阳平衡

3. 主要由肾精所化生的气是

A. 营气　　　B. 卫气　　　C. 元气

D. 后天精气　E. 宗气

4. 称为"阳脉之海"的经脉是

A. 带脉　　　B. 冲脉　　　C. 任脉

D. 督脉　　　E. 阴维脉

5. 偏阳体质者易于表现为

A. 疲劳　　　B. 急躁　　　C. 喜热

D. 少动　　　E. 喜静

6. 怒则

A. 气上　　　B. 气下　　　C. 气缓

D. 气结　　　E. 气乱

7. 八纲辨证的总纲领是

A. 阴阳　　　B. 表里　　　C. 寒热

D. 虚实　　　E. 气血

8. 虚人感冒应采用的治法是

A. 宣肺解表　B. 清热解表　C. 养阴散寒

D. 益气解表　E. 散寒解表

9. 可参考胸痹辨证论治的西医疾病是

A. 高血压病　B. 支气管炎　C. 冠心病

D. 支气管扩张病　E. 病毒性肺炎

10. 胸痛隐隐，遇劳则发，神疲乏力，气短懒言，心悸自汗。舌胖有齿痕，色淡暗，苔薄白，脉弱而涩，或结，代。证属

A. 气虚血瘀　B. 气滞血瘀　C. 寒凝心脉

D. 气阴两虚　E. 心肾阳虚

11. 肝胃郁热型胃痛宜用

A. 丹栀逍遥散合左金丸　B. 保和丸

C. 柴胡疏肝散　　D. 黄芪建中汤

E. 良附丸

12. 近日天气炎热，某患者因调摄不慎，而出现头痛而胀，甚则头痛如裂，恶风发热，面红目赤，舌红苔黄，脉浮数。适宜的方剂为

A. 羚角钩藤汤　　B. 川芎茶调散

C. 桑菊饮　　D. 八珍汤　　E. 通窍活血汤

13. 咽中不适，如有梗阻，咽之不下，咯之不出，胸中闷窒，或兼胁痛，苔白腻，脉弦滑。证属

A. 痰气郁结　B. 肾阴亏虚　C. 心脾两虚

D. 肝气郁结　E. 惊恐伤肾

14. 痤疮患者颜面，胸背皮肤油腻，丘疹红肿疼痛，伴口臭，便秘，尿黄，舌质红，苔黄腻，脉滑数。适宜的方剂为

A. 二陈汤　　B. 枇杷清肺饮　C. 茵陈蒿汤

D. 防风通圣散　E. 桃红四物汤

15. 小儿，4 岁，口干多饮，纳呆食少，皮失润泽，大便偏干，小便短黄，甚则烦躁少寐，手足心热。舌偏红少津，苔少或化剥，脉细数。应采用的治法是

A. 不换金正气散　B. 异功散　C. 养胃增液汤

D. 健脾丸　E. 人参归脾丸

16. 风热蕴肺型鼻渊适宜的方剂

A. 泻白散合辛夷清肺饮　　B. 龙胆泻肝丸

C. 补中益气汤　　D. 荆防败毒散 E. 银翘散

17. 能醒脑开窍，舒筋通络，化瘀止痛的藏药方剂是

A. 十味黑冰片丸　B. 七十味珍珠丸

C. 二十五味松石丸　　D. 二十五味珊瑚丸

E. 大月晶丸

18. 形成甘味的元素有

A. 火、土　B. 土、水　　C. 火、气

D. 水、火　E. 土、气

19. 空腹血糖的正常参考值是

A. 3.0～7.1mmol/L　　B. 2.8～6.5mmol/L

C. 3.9～6.1mmol/L　　D. 3.2～7.8mmol/L

E. 4.1～6.6mmol/L

20. 尿路感染患者可出现哪项指标明显异常

A. 尿沉渣管型　　B. 尿葡萄糖

C. 尿蛋白　　D. 尿中白细胞　　E. 尿酮体

21. 奠定了中医学理论基础的是

A.《伤寒论》　　B.《金匮要略》

C.《温疫论》　　D.《巢氏诸病源候论》

E.《黄帝内经》

22. 处方的有效期是

A. 当天　　B. 2 天　　C. 3 天

D. 5 天　　E. 7 天

23. 处方补骨脂应付

A. 麸炒品　　B. 炒焦品　　C. 盐炙品

D. 烫制品　　E. 炭制品

24. 服用川芎茶调散，宜用的药引是

A. 盐水　　B. 米汤　C. 清茶

D. 姜汤　　E. 芦根汤

25. 藜芦反

A. 白及　　B. 白芍　　C. 丁香

D. 五灵脂　　E. 京大戟

26. 妊娠慎用的中药是

A. 桂枝　　B. 麻黄　　C. 防风

D. 连翘　　E. 黄芩

27. 湿盛胀满水肿患者忌用

A. 升麻　　B. 甘草　　C. 黄药子

D. 马兜铃　　E. 麻黄

28. 中成药和西药联合用药，通常服用时间应间隔

A. 1 小时　　B. 0.5 小时　　C. 2 小时

D. 2.5 小时　　E. 1.5 小时

29. 妊娠慎用的中成药是

A. 六味地黄丸　　B. 天王补心丹

C. 牛黄上清丸　　D. 六味安消散

E. 九味羌活丸

30. 最利于害虫生长繁殖的温度是

A. 15～25℃　B. 20～30℃　C. 25～36℃

D. 18～35℃　E. 20℃～38℃

31. 酒制，醋制饮片，应

A. 通风干燥处贮存　　B. 缸、罐中密闭贮存

C. 密闭容器中贮存

D. 分开贮藏，专人管理

E. 凉爽处贮存

32. 合理用药基本原则中首要考虑的是

A. 有效　　B. 安全　　C. 经济

D. 使用方便　E. 便与贮存

33. 某男，56 岁。遍体浮肿，腹胀，二便不利，服用峻下逐水的舟车丸，为防伤正气，可联用的中成药是

A. 二陈丸　　B. 麻仁丸　　C. 四君子丸

D. 附子理中丸　　E. 六味地黄丸

34. 中成药合理利用正确的组合是

A. 天麻丸与川贝枇杷膏

B. 附子理中丸与四神丸

C. 珍菊降压片与大活络丸

D. 苏合香丸与胆宁片

E. 大活络丸与通宣理肺丸

35. 地高辛与下列哪种药物联用应降低剂量

A. 杜仲叶　　B. 银杏叶　　C. 大青叶

D. 枇杷叶　　E. 枸骨叶

36. 含盐酸麻黄碱的中成药是

A. 川贝止咳露　　B. 半夏露糖浆

C. 蛇胆川贝液　　D. 苏菲咳糖浆

E. 杏苏止咳糖浆

37. 临床使用不当可导致急性肾功能衰竭的中药是

A. 南沙参　　B. 牡丹皮　　C. 瓜蒌皮

D. 马兜铃　　E. 北沙参

38. 具有肝脏毒性的中药是

A. 使君子　　B. 黄药子　　C. 女贞子

D. 车前子　　E. 牛蒡子

39. 少尿或无尿，常伴有肾性糖尿，低渗尿等，见于

A. 急性肝损害　　B. 急性肾功能衰竭

C. 慢性肾功能衰竭　　D. 皮肤症状

E. 神经系统的毒性反应

40. 临床使用清开灵注射液应特别监护的严重不良反应是

A. 肝损害　　B. 过敏性休克　　C. 骨髓抑制

D. 肾损害　　E. 脑卒中

二、配伍选择题（B型题）

共 50 分。每题 1 分。备选答案在前，试题在后。每组若干小题。备选项可重复选用，也可不选用。每组题均对应同一组备选答案，每题只有一个正确答案。

A. 心　B. 脾　C. 肺　D. 肝　E. 肾

41. 主藏血功能的脏是

42. 主气，司呼吸的是

A. 阴阳亡失　B. 阴损及阳　C. 阳损及阴

D. 阳盛格阴　E. 阴盛格阳

43. 阴寒之邪壅盛于内，逼迫阳气于外的病理状态是

44. 邪热过盛伏阳于里，不能透达于外的病理状态是

A. 面色淡黄，枯槁无泽　B. 面、目、身俱黄

C. 面色黄而虚浮　　D. 黄而鲜明如橘子色

E. 黄而晦暗如烟熏

45. "萎黄"是指

46. "阴黄"是指

47. "阳黄"是指

A. 齿痕舌　　B. 胖大舌　　C. 芒刺舌

D. 痿软舌　　E. 瘦薄舌

48. 根据中医望诊理论，热邪亢盛可见

49. 根据中医望诊理论，脾肾阳虚可见

A. 谵语　　B. 郑声　　C. 独语

D. 错语　　E. 狂言

50. 神志不清，语言重复，语声低弱，为

51. 神志不清，语无伦次，声高有力，为

52. 精神错乱，语无伦次，狂躁妄为，为

A. 风寒犯肺　B. 燥邪伤肺　C. 风热犯肺

D. 痰热壅肺　E. 肺肾阴虚

53. 干咳无痰，鼻燥咽干，舌红少津，脉细数。证属

54. 咳嗽气粗，痰多黄稠，烦热口干，舌红，苔黄腻，脉滑数。证属

55. 咳嗽，痰中带血，午后发热，盗汗，舌红少苔，脉细数。证属

A. 泻下粪便臭如败卵，伴未消化食物，嗳腐吞酸

B. 泻下急迫，泻下不爽，肛门灼热，小便短黄

C. 大便时溏时泻，稍进油腻食物，便次明显增多

D. 黎明之时，脐腹作痛，肠鸣即泻，泻后则安

E. 泄泻清稀，甚则如水样，腹痛肠鸣，脘闷食少

56. 泄泻脾肾阳虚证的临床症状是

57. 泄泻湿热内蕴证的临床症状是

58. 泄泻食伤肠胃证的临床症状是

A. 防风汤　　B. 乌头汤　　C. 薏苡仁汤

D. 桃红饮合独活寄生汤

E. 附子理中汤

59. 治疗行痹，宜选用的方剂是

60. 治疗痛痹，宜选用的方剂是

61. 治疗着痹，宜选用的方剂是
A. 温经汤　　B. 丹栀逍遥散
C. 固阴煎　　D. 膈下逐瘀汤
E. 固冲汤

62. 治疗痛经阳虚内寒证，宜选用的方剂是
63. 治疗痛经气滞血瘀证，宜选用的方剂是
A. 煨制品　　B. 霜制品　　C. 姜制品
D. 炭制品　　E. 酒制品

64. 处方开木香应付
65. 处方开半夏应付
A. 芒硝　　　B. 川乌　　C. 官桂
D. 人参　　　E. 水银

66. 石脂不能配用的是
67. 砒霜不能配用的是
A. 龟甲　　　B. 钩藤　　　C. 旋覆花
D. 龟鹿二仙胶　　E. 水牛角

68. 宜包煎的药是
69. 宜烊化的药是
70. 宜另煎的药是
A. 川楝子、苦杏仁　　B. 车前子　地肤子
C. 附子、雄黄　　D. 巴豆、草乌
E. 枇杷叶　侧柏叶

根据《中国药典》对有毒中药的分类
71. "小毒"中药是
72. "有毒"中药是
73. "大毒"中药是
A. 0.002～0.004g　　B. 0.03～0.06g
C. 0.3～0.6g　　　D. 0.015～0.03g
E. 0.05～0.1g

74. 砒石的用量
75. 斑蝥的用量
A. 常温　　　B. 冷处　　　C. 暗处
D. 凉暗处　　E. 阴凉处

76. 10～30℃的环境是指
77. 避光不超过20℃的环境是指
A. 牡丹皮　　B. 花椒　　C. 绿豆
D. 大蒜　　　E. 细辛

78. 硼砂对抗养护宜选
79. 土鳖虫对抗养护宜选
A. 山楂与磺胺嘧啶　　B. 金银花与青霉素
C. 山茱萸与林可霉素　　D. 五倍子与多酶片
E. 石麦汤与氯氮平

80. 具有协同增效作用的中西药联用药组是
81. 能降低药物毒副作用的中西药联用药组是
A. 影响药物吸收　　B. 影响药物分布
C. 影响药物代谢　　D. 增加药物排泄
E. 减少药物排泄

82. 麻仁丸与红霉素联用，能
83. 冰硼散与磺胺类药物联用，能
84. 地榆与乳酶生联用，可
A. 生脉饮　　B. 龟龄集　C. 人参归脾丸
D. 六味地黄丸　　E. 西洋参

85. 心虚老人宜选用
86. 阳虚老人宜选用
87. 肾阴虚老人宜选用
A. 强心苷　　B. 二硫化二砷
C. 汞　　D. 士的宁　　E. 乌头碱

88. 乌头中主要含有的有毒成分是
89. 蟾酥中主要含有的有毒成分是
90. 朱砂中主要含有的有毒成分是

三、综合分析题（C型题）

共20分。每题1分，题目分为若干组，每组题目基于同一个临床情景病例，实例或者案例的背景信息逐题展开，每题的备选项中，只有1个最符合题意。

某女，32岁，口舌生疮，烦躁焦虑，口干舌燥，小便短赤。舌尖红，苔薄黄，脉数。

91. 口舌生疮，舌尖红，病位在
A. 心　B. 肝　C. 胃　D. 肺　E. 肾

92. 脉数主病是
A. 虚证　　　B. 热证　　　C. 阴证
D. 寒证　　　E. 表证

患者表现有腰膝酸软，头晕耳鸣，五心烦热，潮热盗汗，舌红，脉细数。根据脏腑辨证，回答以下问题

93. 该患者应辨证为
A. 肾阴虚　　B. 肾精不足　C. 肾气不固
D. 肾不纳气　E. 肾阳虚

94. 若伴随虚烦失眠，心悸健忘，多梦遗精等，应辨证为
A. 心肾阳虚　B. 脾肾阳虚　C. 心肾不交
D. 肺肾阴虚　E. 肝肾阴虚

95. 若出现咳嗽咳血，两颧潮红，盗汗遗精等，

最易辨证为

A. 心肾阴虚　B. 肾不纳气　C. 肺肾气虚

D. 肺肾阴虚　E. 肝火犯肺

患者，男，40岁，长期胸前憋闷，近日加重伴胸痛，痛有定处如刺，平素形体肥胖，常感头晕，肢体沉重，胃脘痞胀纳呆，痰多易咯，舌色暗红，苔腻，脉滑。根据病例请回答以下问题

96. 该病应诊断为

A. 痹证　　　B. 胸痹　　　C. 胃痛

D. 眩晕　　　E. 咳嗽

97. 应辨证为

A. 气滞血瘀　B. 气虚血瘀　C. 痰瘀痹阻

D. 寒凝心脉　E. 心肾阳虚

98. 针对此证，应采用的治法是

A. 行气活血　B. 益气活血　C. 温补心肾

D. 温阳散寒　E. 豁痰化瘀

99. 治疗宜选用的中成药是

A. 冠心苏合丸　　B. 右归丸

C. 通心络胶囊　　D. 丹蒌片

E. 复方丹参滴丸

患者泄泻反复发作6年余，每于黎明之前，脐腹作痛，肠鸣即泻，泻后则安，腹部喜温，形寒肢冷，腰膝酸软，舌淡苔白，脉沉细。根据病例回答以下问题

100. 该患者应诊断为

A. 虚劳　　　B. 腰痛　　　C. 胃痛

D. 泄泻　　　E. 呕吐

101. 该患者应辨为何证

A. 食伤肠胃　B. 肝郁脾虚　C. 脾肾阳虚

D. 脾胃气虚　E. 湿热内蕴

102. 针对此证，应采用的治法是

A. 消食导滞止泻　B. 温肾健脾，固涩止泻

C. 疏肝健脾止泻　D. 健脾益气，化湿止泻

E. 清热除湿止泻

103. 方剂应选用

A. 保和丸　　　B. 葛根芩连汤

C. 参苓白术散　　D. 四神丸

E. 六磨汤

某女，45岁。患有类风湿性关节炎，长期服用解热镇痛药。近期咽喉肿痛/牙痛，邻居介绍服用新癀片。患者购药时向药师咨询，希望了解该药的更多信息。药师咨询患者一般情况

和用药目的后，结合病人既往治疗情况，阻止了该患者购买新癀片。

104. 因为新癀片含有解热镇痛药，为防止重复用药，药师阻止了患者购药。新癀片所含的化学成分是

A. 双氯芬酸　B. 对乙酰氨基酚

C. 布洛芬　　D. 吲哚美辛　E. 安乃近

105. 药师进一步说明，若加服新癀片，造成解热镇痛药重复使用，会加大不良反应能发生的可能性。关于该药发生了不良反应的说法，错误的是

A. 有头痛. 眩晕等中枢神经系统反应

B. 发生过敏反应常见为皮疹

C. 常具有胃肠道反应

D. 可引起肝肾损害

E. 可引起粒细胞增高

106. 接着，药师向患者介绍，服用该药的注意事项，正确的是

A. 孕妇慎用　B. 肝肾功能不全者慎用

C. 哺乳期妇女慎用　　D. 精神病患者慎用

E. 溃疡病患者慎用

患者，女，50岁，中医诊断为气血亏虚型眩晕。服用中医汤剂，有好转，但有口干，夜寐不安等症。静脉注射参麦注射液100ml，数分钟后患者突然四肢麻木，头晕，胸闷，汗出，心悸，全身不适等症状。诊断为参麦注射液的过敏反应。使用参麦注射液，应熟悉其用药指导。

107. 使用参麦注射液，不能同时使用的药物是

A. 甘遂　　　B. 大戟　　　C. 芫花

D. 海藻　　　E. 五灵脂

108. 参麦注射液，使用时应加强监护，慎用的人群是

A. 新生儿　　B. 婴幼儿　　C. 老年人

D. 肝功差　　E. 肾功差

某女，56岁，因患类分湿关节炎，服永宁壮骨关节丸，每日服2次，每次6g。服药月余后，出血纳差，乏力，尿黄如浓茶色，皮肤黄染瘙痒，大便呈灰白色。遂收入院治疗。入院后进行各项检测出，化验检查：ALT316U/L，AST119U/L，ALP276U/L，GGT231U/L，TBiL171μmol/L 各项肝炎病毒学标志物检查均呈阴性。医师综合分析病情，考虑系药物不良

反应，给予系统治疗。

109. 根据上述临床治疗，该患者发生的不良反应是

A. 消化性溃疡 B. 胆汁淤积性肝炎
C. 病毒学肝炎 D. 急性胰腺炎
E. 急性胆囊炎

110. 上述案例提示，为避免或减少壮骨关节丸不良反应的发生，在患者用药前，药师应进行用药指导，重点强调服药疗程，间隔时间及相关检查。关于该药服用方法的描述，正确的是

A. 疗程 30 天，间隔 5 天
B. 疗程 30 天，间隔 7 天
C. 疗程 30 天，间隔 15 天
D. 疗程 60 天，间隔 7 天
E. 疗程 60 天，间隔 15 天

四、多项选择题（X 型题）

共 10 分。每题 1 分，题干在前，备选项在后。每道题备选项中至少有两个正确答案，多选，少选或不选不得分。

111. 根据五行相生规律确立的治法有

A. 抑木扶土法 B. 培土生金法
C. 滋水涵木法 D. 金水相生法
E. 益火补土法

112. 培养正气，提高抗病能力的方法有

A. 精神调养 B. 讲究卫生 C. 锻炼身体
D. 控制传变 E. 人工免疫

113. 下列属反治法的是

A. 热因热用 B. 寒因寒用 C. 塞因塞用
D. 通因通用 E. 三因制宜

114. 心脾两虚型阳痿适宜的中成药

A. 六味地黄丸 B. 归脾丸
C. 龙牡固精丸 D. 安神健脑液
E. 济生肾气丸

115. 以下哪些特殊情况需要特别提示

A. 患者同时使用 2 种或 2 种以上含同一成分的药品时，或合并用药较多时
B. 用药后出现不良反应时，或既往有曾发生过不良反应史
C. 患者正在使用的药物中有配伍禁忌或配伍不当时
D. 使用麻醉药品、精神药品的患者或应用特殊药物者
E. 同一种药品有多种适应证或用药剂量范围较大时

116. 中药罂粟壳

A. 不宜常服 B. 孕妇不宜 C. 儿童不宜
D. 不宜单用 E. 运动员慎用

117. 合理用药的原则是

A. 安全 B. 经济 C. 简便
D. 有效 E. 快速

118. 含乙醇类中成药不宜联用的西药有

A. 安乃近 B. 胰岛素 C. 对乙酰氨基酚
D. 丙咪嗪 E. 硝酸甘油

119. 下列对肾有影响的动物药是

A. 斑蝥 B. 鱼胆 C. 海马
D. 蜈蚣 E. 蜂毒

120. 参麦注射液的不良反应有

A. 胸闷气短 B. 心中发慌 C. 颜面潮红
D. 呼吸困难 E. 过敏性休克

参考答案

最佳选择题：1. B 2. C 3. C 4. D 5. B
6. A 7. A 8. D 9. C 10. A 11. A 12. C
13. A 14. C 15. C 16. A 17. D 18. B
19. C 20. D 21. A 22. A 23. C 24. C
25. B 26. A 27. C 28. B 29. C 30. D
31. C 32. B 33. C 34. B 35. B 36. D
37. D 38. B 39. B 40. B

配伍选择题：41. D 42. C 43. E 44. D
45. A 46. E 47. A 48. C 49. B 50. E
51. A 52. E 53. C 54. B 55. B 56. D
57. B 58. A 59. A 60. B 61. C 62. A
63. D 64. A 65. C 66. C 67. C 68. C
69. D 70. E 71. A 72. C 73. D 74. A
75. B 76. A 77. C 78. E 79. D 80. B
81. E 82. A 83. D 84. C 85. C 86. B
87. D 88. E 89. A 90. C

综合分析题：91. A 92. B 93. A 94. C
95. D 96. B 97. C 98. E 99. D 100. D
101. C 102. B 103. D 104. D 105. E
106. B 107. E 108. C 109. B 110. C

多项选择题：111. BCDE 112. ACE 113. ABCD
114. BD 115. ABCDE 116. ABCDE 117.
ABCD 118. ABCDE 119. ABCDE 120. ABCDE